U0279528

上海市"十三五"重点图书出版规划项目

THE ATLAS OF
BONE CELLS &
CELL CULTURE

▼

# 骨细胞图谱与体外培养

名誉主编 | 主 编
王洪复 | 朱国英

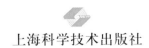

上海科学技术出版社

**图书在版编目(CIP)数据**

骨细胞图谱与体外培养 / 朱国英主编. —上海：
上海科学技术出版社, 2018.1
ISBN 978-7-5478-3759-7

Ⅰ.①骨…　Ⅱ.①朱…　Ⅲ.①骨细胞–细胞培养–体
外培养–图谱　Ⅳ.①R329.2–64

中国版本图书馆CIP数据核字 (2017) 第267140号

------------------------------------------------------------

本书出版由上海科技专著出版资金资助

------------------------------------------------------------

**骨细胞图谱与体外培养**

名誉主编　王洪复　主编　朱国英

------------------------------------------------------------

上海世纪出版(集团)有限公司
上 海 科 学 技 术 出 版 社 　 出版、发行
(上海钦州南路71号　邮政编码200235　www.sstp.cn)
上海中华商务联合印刷有限公司印刷
开本787×1092　1/16　印张20.25
字数 400千字
2018年1月第1版　2018年1月第1次印刷
ISBN 978-7-5478-3759-7/Q・55
定价：148.00元

------------------------------------------------------------

本书如有缺页、错装或坏损等严重质量问题,请向工厂联系调换

# 内容提要

本书从生动直观的骨细胞图谱入手,辅以骨细胞培养的最新研究进展,概括了骨细胞培养技术、形态、生物学功能和基因分子调节机制,以及生物力学、电离辐射、增龄衰老等带来的细胞效应、病理改变和相关药效研究的最新进展,直观且系统地展现骨细胞体外分离培养技术、鉴定、功能检测的最新技术与理念。本书分三部分:第一部分为骨细胞图谱,总共200余幅照片,所有照片均为作者实验室或本人制作,部分照片在国内外均属罕见,异常珍贵。第二部分介绍骨细胞体外分离培养技术、鉴定、功能检测技术与方法。第三部分为骨细胞体外培养技术在骨细胞病理学和药效学研究中的应用,概括和研讨了作者的学术认识和论点。

本书内容全面、实用性强,对从事骨代谢基础研究的科研工作者而言,是一本难得的工具书,也是骨质疏松症等代谢性骨病临床诊治医师值得一读的参考书。

# 编委会名单

**名誉主编**

王洪复

**主　编**

朱国英

**主　审**

钟慈声　章振林

**副主编**

于明香　王拥军　张克勤　汪　纯　盛　辉　于志锋　陈　晓

# 编　委

（按姓氏笔画顺序排列）

于志锋　于明香　王拥军　王洪复　曲新华　朱国英　汪　纯

张克勤　张　岩　陈军祥　陈　晓　赵东峰　赵　宁　赵辰荷

高艳虹　唐德志　盛　辉　梁　璟　舒　冰

# 学术秘书

陈　晓　翟江龙

# 主编简介

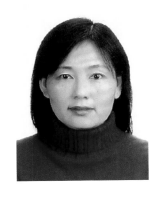

朱国英，女，1965年3月出生，浙江舟山人，1987年7月毕业于原上海医科大学公共卫生学院，2000年获复旦大学放射医学博士学位。现任复旦大学放射医学研究所研究员，博士生导师，中华医学会放射医学与防护学分会委员、上海市医学会职业病与环境医学专科分会委员、上海市职业病鉴定专家库放射卫生组专家，《中华骨质疏松和骨矿盐疾病杂志》编委，《国际放射医学核医学杂志》通讯编委，*Journal of Radiation Research* 和 *Food and Chemical Toxicology* 等杂志审稿人。曾任中华医学会骨质疏松和骨矿盐疾病学分会委员、上海市医学会骨质疏松专科分会副主任委员等学术职务。

长期致力于骨代谢基础与临床应用研究和教学工作，尤其是在环境因子和电离辐射致骨代谢损伤效应与机制研究、职业照射防护研究等方面有专长。荣获上海市科技进步二等奖、上海市医学科技奖二等奖、中华预防医学会科学技术奖三等奖等学术奖项。主编《电离辐射防护基础与应用》，参编《骨矿与临床》《骨质疏松诊断》《现代毒理学》等学术专著，发表SCI和核心期刊论文50余篇。重视实验室平台建立，已建成在国内具有一定影响力的骨代谢基础研究实验室，尤其是在骨组织细胞培养与生物学效应研究、骨组织形态计量学研究技术等方面居国内领先水平，培养了多名博士和硕士研究生。

# 序 一

　　骨细胞（成骨细胞、破骨细胞和骨陷窝细胞）生物学功能对人体骨代谢平衡和骨结构及功能的健康发育至关重要。近半个世纪以来，随着细胞体外培养实验技术和分子生物学实验技术的发展，骨细胞体外培养实验技术也得到迅速发展，并应用于骨细胞生物学的分子机制和骨质疏松症等代谢性骨病的病理机制研究，取得了长足进步。成骨细胞和破骨细胞是一类生物学功能很活跃的细胞，其骨吸收和骨形成功能受全身骨代谢调节激素和局部因子的调节，并通过耦联机制调控，维持骨重建在生理水平。细胞和分子水平上的骨代谢基础研究进展促进了对代谢性骨病病理机制的认识和骨质疏松症防治药物的研究。

　　复旦大学上海医学院（原上海医科大学）放射医学研究所骨代谢研究室在国内较早开展骨细胞体外培养和生物学功能实验技术研究，在骨细胞形态结构、功能表达，以及骨质疏松症骨细胞病理、防治药效研究等领域取得显著进展。《骨细胞图谱与体外培养》是研究者及其团队多年实验研究的经验和成果积累，是一本难得的工具书。该书编委会由以朱国英研究员为主编的21名作者组成，这是一支活跃在上海市骨代谢学科研究前沿的中青年专家，他们紧随国际骨代谢学科前沿，在细胞、基因分子水平上对骨细胞生物学和骨代谢异常相关疾病的病理机制、诊断和防治开展研究，成果丰硕。该书图谱部分涵盖了成骨细胞、破骨细胞和骨陷窝细胞等较多骨细胞照片，细胞形态与功能相结合，丰富多彩，表达清楚；方法学部分涵盖了细胞诱导培养、共培养、基因分析、力学效应、放射效应等新颖技术。该书还参考国内外文献，论述了骨重建生理调控机制、生物力学效应、放射骨损伤病理机制、增龄衰老骨细胞病理、骨质疏松症中西药防治药效和骨细胞体外培养新技术等诸多方面的应用和进展,便于读者参考。

本书是一本面貌全新的骨细胞生物学专著,希望这部专著的出版能对我国骨代谢基础研究和代谢性骨病临床诊治起到进一步的推动作用。

陈家伦

上海交通大学医学院附属瑞金医院教授

上海市内分泌研究所名誉所长

2017 年 7 月

# 序 二

骨细胞体外培养技术的建立对深入研究骨细胞生物学至关重要。本书作者应用建立的培养技术，对培养骨组织细胞（破骨细胞、成骨细胞和骨陷窝细胞）的形态结构、生物学功能进行观察研究和检测，研究骨质疏松症等代谢性骨病的骨细胞病理机制和防治药物的骨细胞药效，并对骨转换调控和基因分子调节机制以及生物力学、电离辐射、增龄衰老等细胞效应进行研究，推动了骨质疏松症等代谢性骨病病理机制和临床防治认识的提高。近20余年来，国内外在骨细胞培养技术、分子病理机制和防治药物等诸多方面的研究取得了明显进展。本书在2001年出版的《骨细胞图谱与骨细胞体外培养技术》基础上，扩充了实验室积累的骨细胞精选照片，引入细胞培养和生物学功能检测的先进技术，使全书面貌一新。作者所在实验室在进行骨细胞体外分离培养实验技术中，操作技术规范，质控严格，具有严谨性和科学性。

本书作者在国内较早建立成骨细胞和破骨细胞体外培养实验技术，并建立培养细胞的鉴定和生物学功能检测方法，收集了在近30年基础研究中积累不同功能状态下的骨组织细胞照片，资料十分珍贵，对推动中国骨矿盐疾病研究，以及在骨质疏松症的临床和基础、药师筛选和药效预估都发挥了引领作用。书中的骨质疏松等代谢性骨病的骨细胞病理机制和防治药物药效及其机制的最新研究进展，概括和研讨了作者的学术认识和论点。本书不仅是骨矿代谢实验室研究工作者的重要读物，而且也是临床医师和医学生从细胞水平认识、学习、了解骨矿代谢疾病的入门参考书，具有广泛的应用性。

　　我国骨代谢基础研究和骨质疏松症等代谢性骨病临床诊治研究正日益得到重视，本书的出版对推动我国骨代谢基础和临床研究，无疑会起到一定的促进作用，值得基础研究者和临床工作者仔细阅读。

复旦大学附属华东医院主任医师、内科教授

上海市老年医学研究所

复旦大学老年医学中心、老年骨代谢和骨质疏松研究室

2017年8月

# 前　言

　　我国于1990年前后开始重视骨代谢基础研究,骨细胞体外培养和生物学功能研究是其重要组成部分。原上海医科大学放射医学研究所(现为复旦大学放射医学研究所)于1992年在上海首先建立以骨细胞体外培养实验室为主的骨代谢研究室,先后成功建立了成骨细胞、破骨细胞、骨髓间充质干细胞体外培养和鉴定、功能测定等技术,并应用于骨质疏松症骨细胞病理机制、增龄衰老骨细胞改变和中西药物防治药效学研究之中,对促进我国骨代谢基础研究和骨质疏松症等代谢性骨病临床防治研究起到了积极推动作用。

　　近20年来,国内外在骨细胞培养和生物学功能及其基因分子生物学机制等研究方面取得了长足进展。为深入推进我国骨代谢基础和代谢性骨病临床防治研究,本书特邀内分泌学、骨代谢基础、骨质疏松症临床专科、老年病学和中医药学等学科前沿专家组成编委会,在2001年出版的《骨细胞图谱与骨细胞体外培养技术》的基础上,参考国内外骨细胞生物学研究进展,进一步扩充了骨细胞培养技术、形态、生物学功能和基因分子调控机制,以及生物力学、电离辐射、增龄衰老等带来的细胞效应、病理改变和相关药效研究新进展,引入先进技术,为读者提供一本内容全面、新颖、技术先进和更为实用的骨代谢基础研究和代谢性骨病临床研究与应用的工具书。

　　本书分三部分。第一部分为骨细胞图谱,包括成骨细胞、骨陷窝细胞和破骨细胞的活体观察、电镜观察、超微结构、细胞化学染色、功能表达和病理改变等形态照片,共

200余幅。第二部分介绍骨细胞体外分离培养技术（大鼠、人骨标本等），如酶消化法、组织贴块法、诱导培养法、共培养法等，并介绍培养细胞的鉴定和功能测定技术与方法。第三部分为骨细胞体外培养技术在骨细胞病理学和药效学研究中的应用与进展，着重介绍骨质疏松症等代谢性骨病的成骨细胞、破骨细胞的病理机制和有关药物的药效反应，并概括作者的学术认识和论点。书中图谱部分所收录照片是作者所在实验室多年积累所得，其中部分成骨细胞、破骨细胞、骨陷窝细胞及其前体细胞等照片为本书所特有，非常珍贵。本书可供骨细胞生物学、骨代谢相关学科基础研究工作者参考，亦可供骨科、代谢内分泌科、老年病科、骨质疏松症专科和其他代谢性骨病临床医师参考，并可作为相关学科研究生培养参考书。

　　本书特邀我国著名内分泌学专家、上海市内分泌研究所前所长、上海交通大学医学院附属瑞金医院内分泌科专家陈家伦教授，以及复旦大学附属华东医院老年医学、骨质疏松症专家朱汉民教授为本书作序。特邀复旦大学上海医学院病理形态学专家钟慈声教授和上海交通大学医学院附属第六人民医院内分泌学、骨质疏松症专家章振林教授为本书主审。谨致诚挚感谢！

2017年7月

# 总　目　录

# 骨细胞图谱目录

## 第1章　成骨细胞图谱

## 第2章　破骨细胞图谱

## 第3章　骨陷窝细胞图谱

# 第 1 篇
# 骨细胞图谱

# 第 1 章
## 成骨细胞图谱

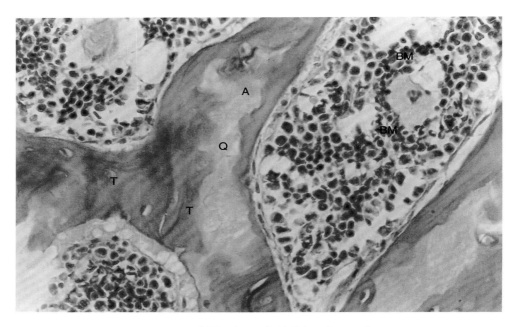

图1-1　成骨细胞组织切片染色图（100×）
大鼠椎骨纵切面HE染色显示组织中静息成骨细胞（Q）、
活跃成骨细胞（A）、骨小梁（T）和骨髓（BM）

Fig.1-1　A histological section of rat vertebra (HE stain) showing the quiescent (Q), the active (A) osteoblasts, the trabecular (T) bone and the bone marrow (BM) (100×)

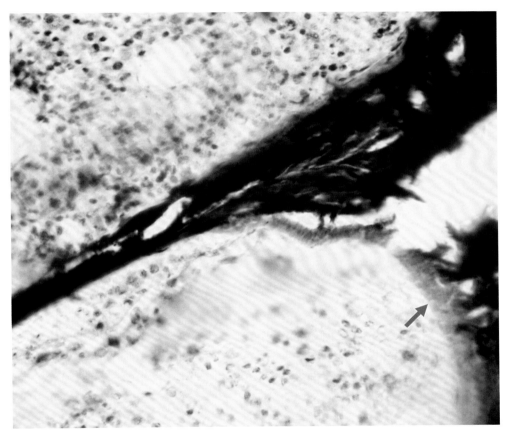

**图 1-2　成骨细胞组织切片染色图（40×）**
大鼠胫骨切片 Goldner-Trichrome 三色法染色显示小梁表面整齐排成列的成骨细胞
（红色箭头所示）

Fig.1-2　Goldner-Trichrome staining showing the well-arranged osteoblast (OB) on the
trabecular surface of rat tibia (as indicated by the red arrows, 40×)

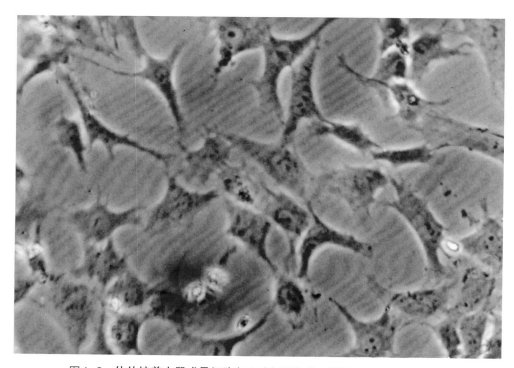

图1-3　体外培养大鼠成骨细胞（1天）倒置相差显微镜活体观察（100×）
倒置相差显微镜观察显示大鼠成骨细胞体外培养1天后细胞贴壁展开

Fig.1-3　A inverted phase-contrast micrograph of rat calvaria-derived osteoblasts *in vitro*, osteoblasts showing attachment and spread after 1 day of culture (100×)

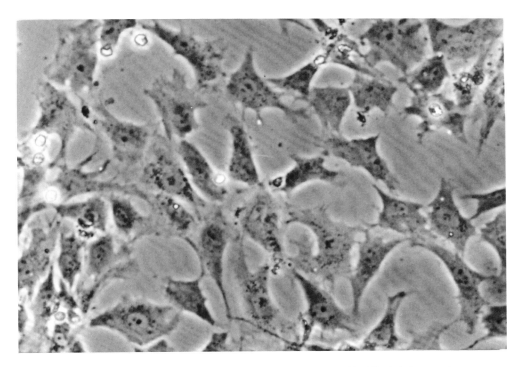

图1-4　体外培养大鼠成骨细胞（3天）倒置相差显微镜活体观察（100×）
倒置相差显微镜观察显示大鼠成骨细胞体外培养3天后细胞增殖旺盛

Fig.1-4　A inverted phase-contrast micrograph of rat calvaria-derived osteoblasts *in vitro*, osteoblasts showing the active proliferation after 3 days of culture (100×)

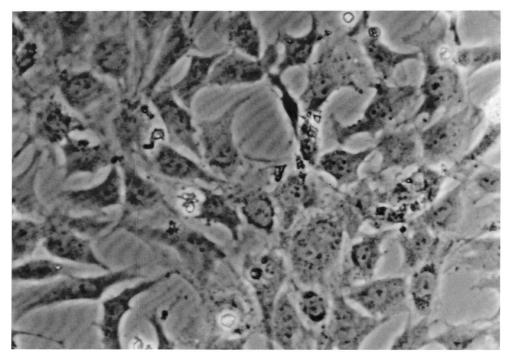

图1-5 体外培养大鼠成骨细胞(5天)倒置相差显微镜活体观察(100×)
倒置相差显微镜观察显示大鼠成骨细胞体外培养5天后细胞半汇合

Fig.1-5 A inverted phase-contrast micrograph of rat calvaria-derived osteoblasts *in vitro*, osteoblasts showing half-confluence after 5 days of culture (100×)

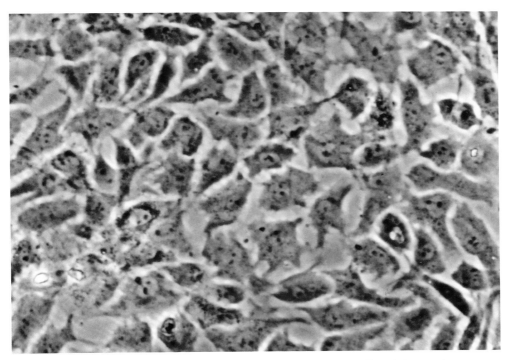

图 1-6 体外培养大鼠成骨细胞(7天)倒置相差显微镜活体观察(100×)
倒置相差显微镜观察显示大鼠成骨细胞体外培养7天后细胞汇合,呈铺路石状

Fig.1-6 A inverted phase-contrast micrograph of rat calvaria-derived osteoblasts *in vitro*, osteoblasts showing confluence and slabstone-shape after 7 days of culture (100×)

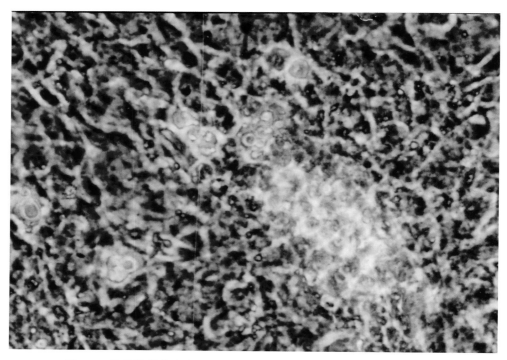

图1-7　体外培养大鼠成骨细胞（12天）倒置相差显微镜活体观察（40×）
倒置相差显微镜观察显示大鼠成骨细胞体外培养12天后细胞结节形成、基质堆积

Fig.1-7　A inverted phase-contrast micrograph of rat calvaria-derived osteoblasts *in vitro*, osteoblasts showing cell node formation and matrix deposit after 12 days of culture (40×)

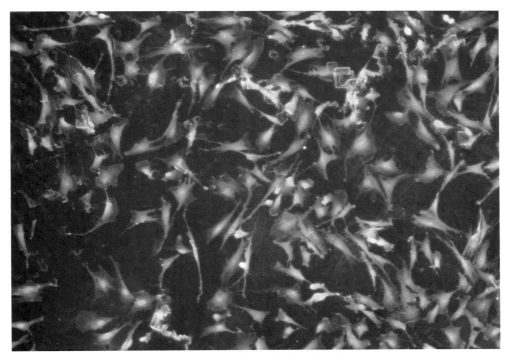

图 1-8 成骨细胞荧光染色图(盐酸四环素,100×)
四环素染色细胞呈黄色荧光

Fig.1-8 A confocal laser scanning microscopy of rat calvaria-derived osteoblasts (tetracycline fluorescence staining, 100×) showing the yellow fluorescence

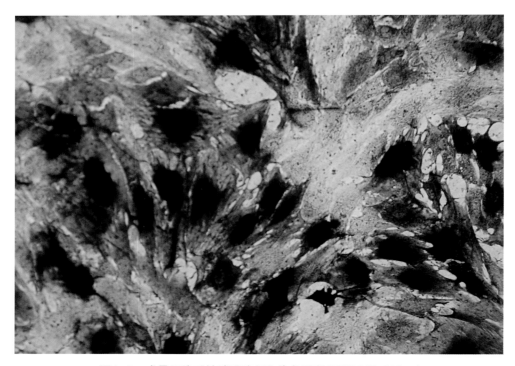

图 1-9　成骨细胞碱性磷酸酶组化染色图（NBT/BCIP，200×）
显示大鼠成骨细胞的细胞质内蓝紫色阳性颗粒

Fig.1-9　Cytochemical staining for ALP (nitrogen-couple staining) in rat calvaria-derived osteoblasts showing blue deposits in cytoplasm (200×)

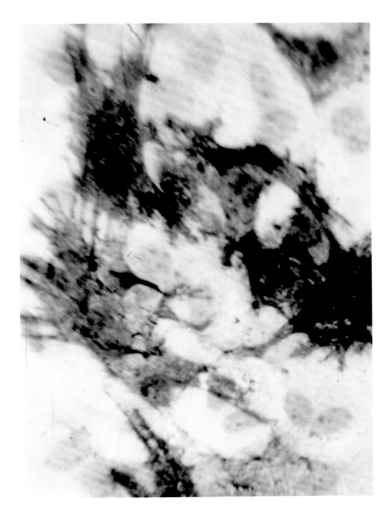

图 1-10　成骨细胞碱性磷酸酶组化染色图（钙钴法，200×）
显示大鼠成骨细胞的细胞质内灰黑色颗粒或块状沉淀

Fig.1-10　Cytochemical staining for ALP (Gomori method) in rat calvaria-derived osteoblasts showing black deposits in cytoplasm (200×)

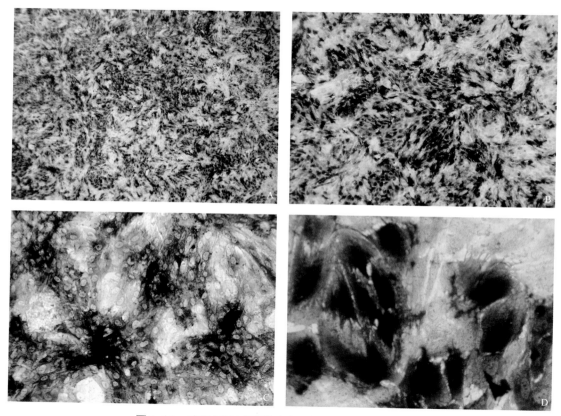

图1—11　成骨细胞碱性磷酸酶组化染色图（NBT/BCIP）
显示大鼠成骨细胞的细胞质内蓝色阳性颗粒。A. 20×；B. 40×；C. 100×；D. 400×

Fig.1—11　Cytochemical staining for ALP in rat calvaria-derived osteoblasts showing blue deposits in cytoplasm (nitrogen-couple staining). (A) 20×, (B) 40×, (C) 100×, (D) 400×

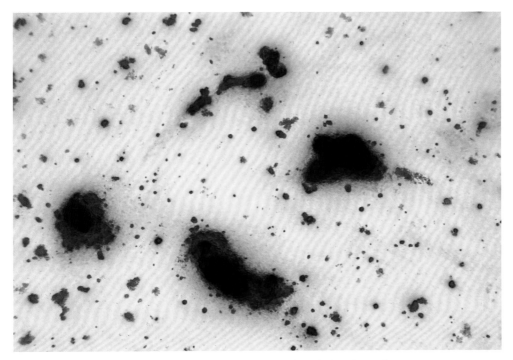

图1-12　成骨细胞矿化结节茜素红染色图（40×）
大鼠成骨细胞矿化结节茜素红染色显示红色钙化基质

Fig.1-12　A light micrograph of mineralized nodes showing the red calcificated extracellular matrix (ARS staining, 40×)

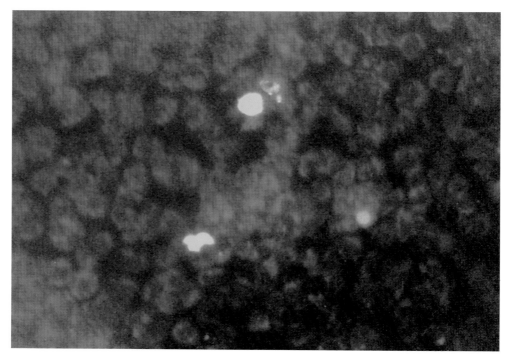

图1-13 成骨细胞矿化结节四环素染色图（40×）
大鼠成骨细胞矿化结节四环素染色后荧光显微镜观察显示矿化结节呈黄色阳性发光

Fig.1-13 A fluorescent micrograph showing yellow mineralized nodes (tetracycline staining, 40×)

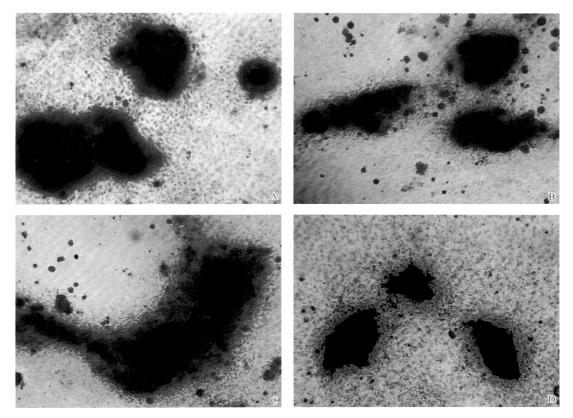

图1–14　成骨细胞矿化结节茜素红染色图（100×）
大鼠成骨细胞矿化结节茜素红染色显示不同形态矿化结节。
A、B、C. 显示基质矿盐沉积；D. 显示不透光矿化结节

Fig.1–14　Light micrograph showing mineralized nodes in different shape (ARS staining, 100×) (A)(B)(C) showing matrix and mineral deposition, (D) showing the lighttight mineralization nodules

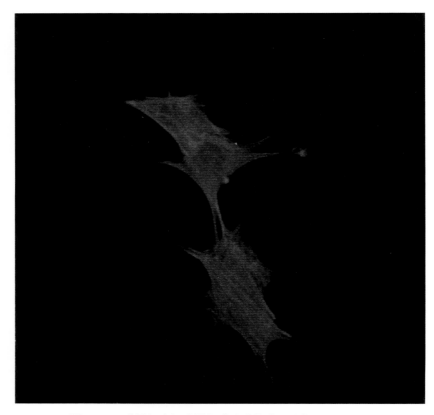

图1-15　成骨细胞细胞骨架激光共聚焦显微镜图(200×)
大鼠成骨细胞经罗达明-鬼笔环肽染色显示F肌动蛋白呈红色荧光

Fig.1-15　A confocal laser scanning micrograph of F-actin stained by
rhodamine-phalloidin in rat calvaria-derived osteoblasts (200×)

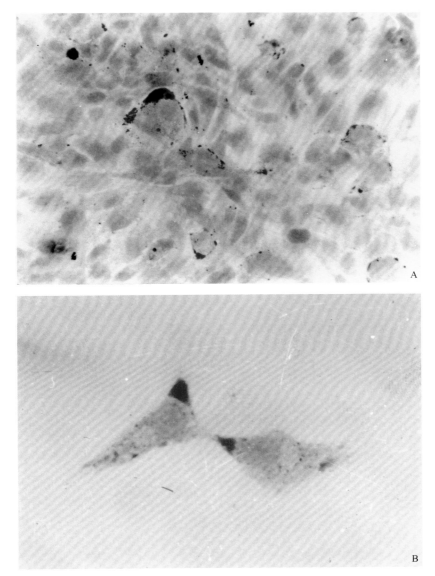

图1-16　成骨细胞基质前体PAS染色图（过碘酸-Schiff细胞化学染色）
显示大鼠成骨细胞的细胞质内红色阳性颗粒。A. 200×；B. 400×

Fig.1-16　PAS staining micrograph for pro-matrix (periodic acid Schiff cytochemical staining) in rat calvaria-derived osteoblasts showing red deposits in cytoplasm. (A) 200×, (B) 400×

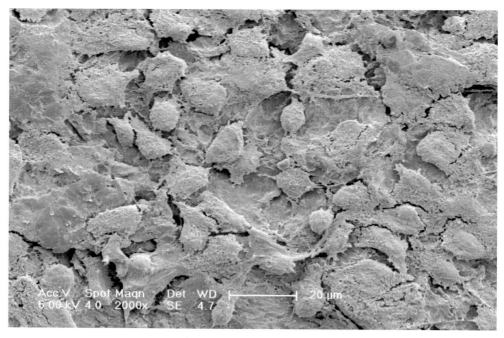

图1-17　成骨细胞扫描电镜图（2 000×）
扫描电镜（SEM）观察显示体外培养大鼠成骨细胞突起的连接

Fig.1-17　A scanning electron micrograph (SEM) of rat calvaria-derived osteoblasts *in vitro* showing the junction of cell protrusions (2 000×)

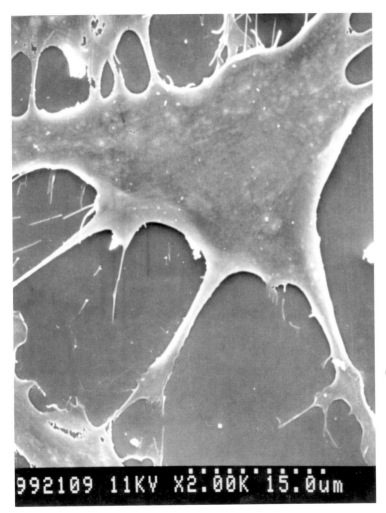

992109 11KV X2.00K 15.0um

图 1-18　成骨细胞扫描电镜图
（2 000×）
扫描电镜（SEM）观察显示体外培
养大鼠成骨细胞表面多突起结构

Fig.1-18　A scanning electron
micrograph (SEM) of
rat osteoblast *in vitro*
showing protrusions
(2 000×)

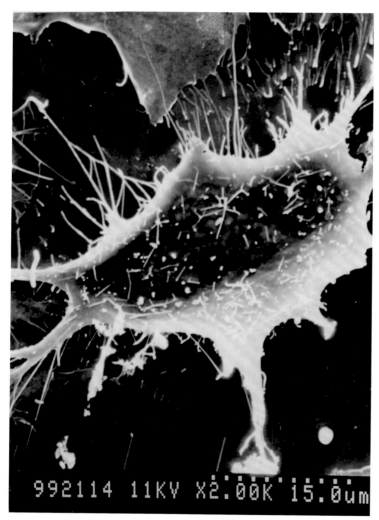

图1-19　分裂相成骨细胞扫描
电镜图（2 000×）
扫描电镜（SEM）观察显示大鼠成
骨细胞表面大量针状突起

Fig.1-19　A scanning electron
micrograph of a
fissional osteoblast
showing abundant
microvilli (2 000×)

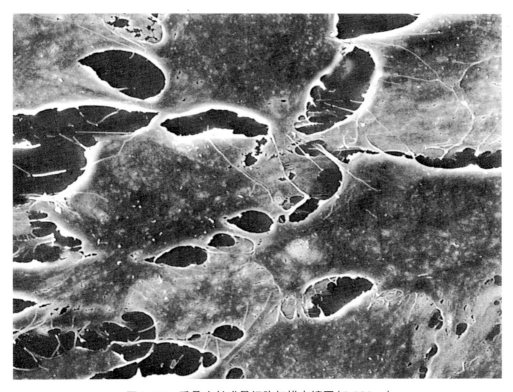

图1-20 重叠生长成骨细胞扫描电镜图（2 000×）
扫描电镜（SEM）观察显示大鼠成骨细胞突起的连接

Fig.1-20 A scanning electron micrograph (SEM) of overlapping osteoblasts showing the junction of cell protrusions (2 000×)

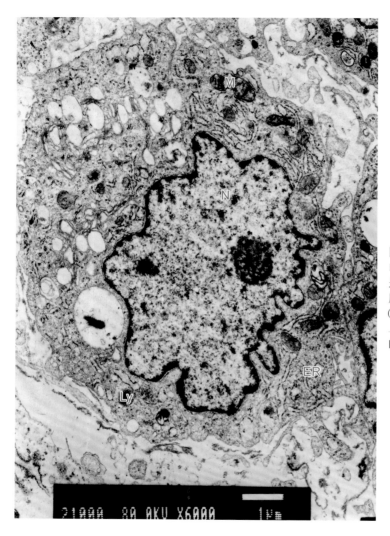

图1–21　游离状态成骨细胞透射电镜图（大鼠，第2继代，6 000×）
透射电镜观察显示大鼠成骨细胞核（N）、线粒体（M）、内质网（ER）、溶酶体（Ly）等结构

Fig.1–21　A transmission electron micrograph of dissociative osteoblasts, 2nd generations. The ultrastructure of rat osteoblast showing nucleus (N)、mitochondria (M)、endoplasmic reticulum (ER)、lysosome (Ly) (6 000×)

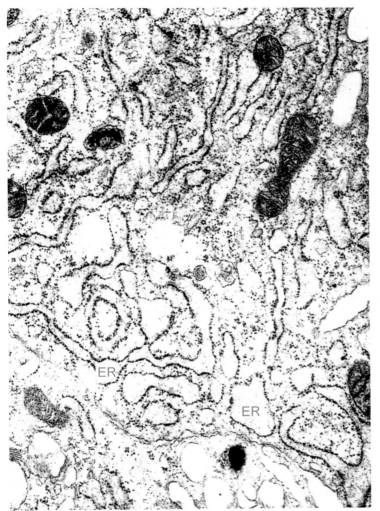

图1-22　游离状态成骨细胞透射电镜图（大鼠，第2继代，6 000×）
透射电镜观察显示大鼠成骨细胞内质网（ER）扩张

Fig.1-22　A transmission electron micrograph of dissociative osteoblasts, 2nd generations. The ultrastructure of rat osteoblast showing expanded endoplasmic reticulum (ER) (6 000×)

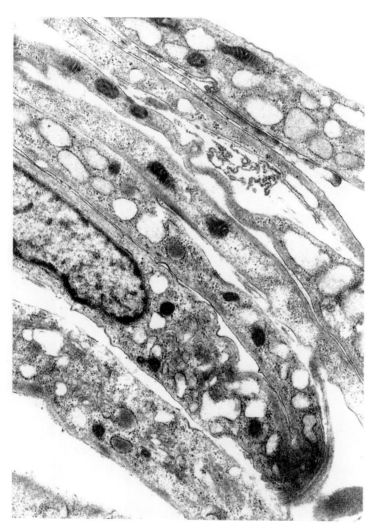

图1-23　贴壁状态成骨细胞透射电镜图（大鼠，第2继代，6 000×）
透射电镜观察显示大鼠成骨细胞

Fig.1-23　A transmission electron micrograph of attached osteoblasts (6 000×)

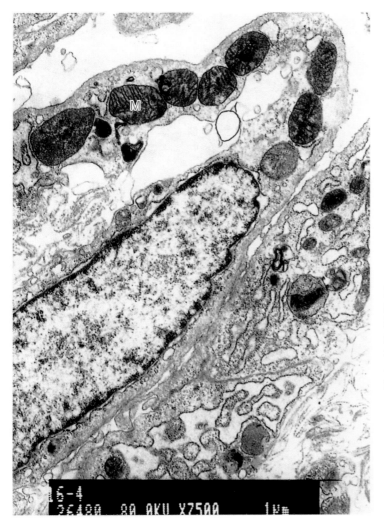

图1-24　诱导分化成骨细胞透射电镜图（7 500×）
透射电镜观察显示大鼠成骨细胞经 β-甘油磷酸钠和维生素C（抗坏血酸）诱导后线粒体（M）丰富

Fig.1-24　A transmission electron micrograph of differentiated osteoblasts induced by β-glycerol phosphate and ascorbic acid in the culture showing abundant mitochondria (M) (7 500×)

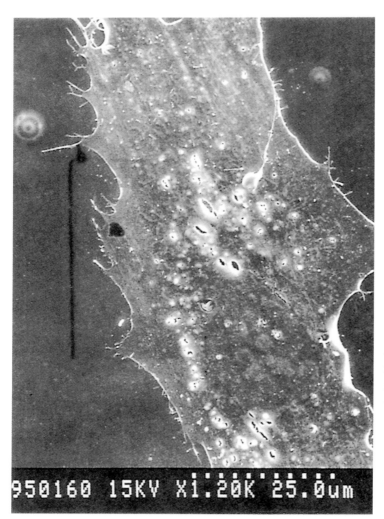

图1-25 衰老成骨细胞扫描电镜图（大鼠，第25继代，1 200×）
扫描电镜观察显示大鼠衰老成骨细胞胞体扁平、突起减少

Fig.1-25 A scanning electron micrograph of aged osteoblast of rat at the 25th generations. It shows flat cell body and fewer microvillus (1 200×)

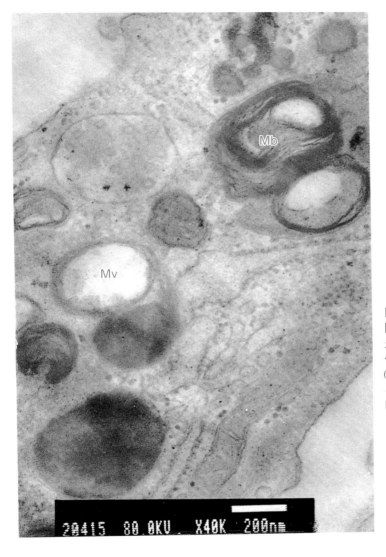

图1-26 衰老成骨细胞透射电镜图（大鼠，第25继代，40 000×）
透射电镜观察显示大鼠衰老成骨细胞多泡体（Mv）和髓样小体（Mb）增加

Fig.1—26 A transmission electron micrograph of aged osteoblasts of rat at the 25th generations. It shows increased multivesicular body (Mv) and myelinated body (Mb) (40 000×)

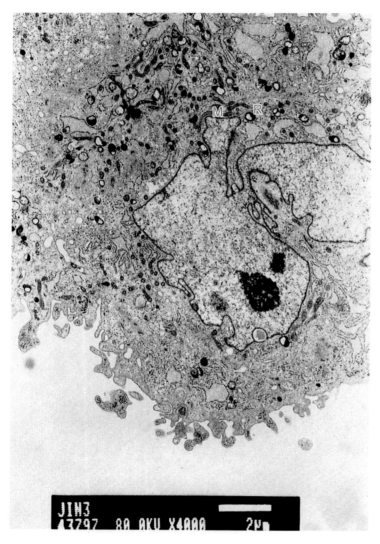

图1-27　人成骨细胞透射电镜
图（49岁，男性，4 000×）
透射电镜观察显示人成骨细胞内
残体（R）增加和较多线粒体（M）

Fig.1-27　A transmission
electron micrograph
of human osteoblast
(49 years old, male).
It shows an increase
in residual bodies (R)
and mitochondria (M)
(4 000×)

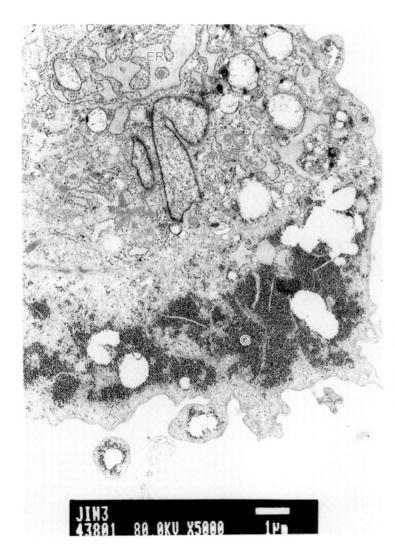

图 1-28　人成骨细胞透射电镜
图（49 岁，男性，5 000×）
透射电镜观察显示人成骨细胞内
内质网（ER）扩张和糖原颗粒（G）
增加

Fig.1-28　A transmission
electron micrograph
of human osteoblast
(49 years old, male).
It shows an expanded
endoplasmic reticulum
(ER) and increased
hepatin granules (G)
(5 000×)

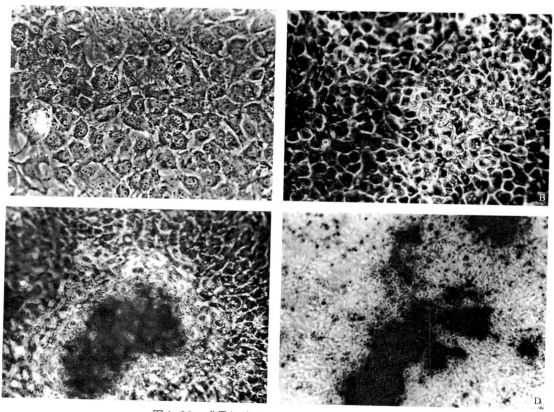

图1-29　成骨细胞矿化结节形成过程（100×）
倒置相差显微镜定点观察大鼠成骨细胞显示：A. 细胞汇合呈铺路石状；B. 细胞基质堆积；
C. 基质矿盐沉积；D. 多个矿化结节融合

Fig.1-29　Phase-contrast micrographs showing the formation process of mineralized nodes (100×).
(A) osteoblasts in monolayer confluence, (B) matrix nodes formation, (C) mineralization of
node, (D) fusion of nodes

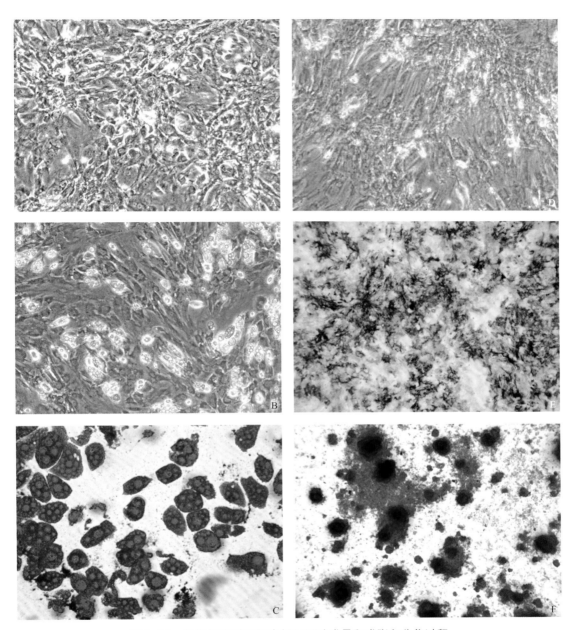

图 1-30　骨髓间充质干细胞（BMSC）成骨和成脂向分化过程

A. BMSC 形态（100×）; B. 经成脂诱导 14 天后形态改变（200×）; C. 经成脂诱导 14 天后油红 O 染色阳性（200×）; D. 经成骨诱导 7 天后形态改变（100×）; E. 经成骨诱导 7 天后 ALP 染色阳性（40×）; F. 经成骨诱导 21 天后矿化结节形成（茜素红染色，40×）

Fig.1-30　Osteogenic and adipogenic differentiation of bone marrow mesenchymal stem cells (BMSC). Showing (A) BMSC morphology (100×), (B) Morphology changes after 14 days of adipogenic induction (100×), (C) The oil red O staining positive after 14 days of adipogenic induction (200×), (D) Morphology changes after 7 days of osteogenic induction (100×), (E) The ALP staining positive after 7 days of osteogenic induction (100×), (F) The mineralized node formed after 7 days of osteogenic induction ( ARS staining, 40×)

# 第 2 章
# 破骨细胞图谱

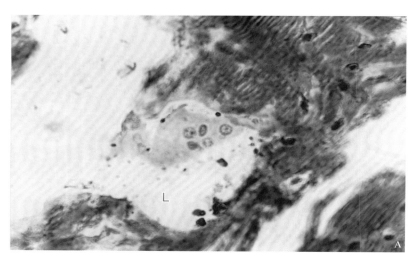

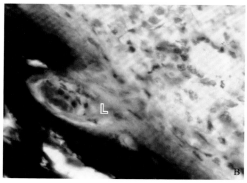

图 2-1　破骨细胞组织切片染色图

A. 大鼠股骨切片甲苯胺蓝染色显示陷窝（L）内活跃的破骨细胞（OC）（100×）; B. 大鼠胫骨切片 Goldner-Trichrome 三色法染色显示陷窝（L）内活跃的破骨细胞（OC）（40×）

Fig.2-1　A histological section showing the active osteoclast (OC) in lacuna (L). (A) rat femur stained by toluidine blue (100×), (B) rat tibia stained by Goldner-Trichrome (40×)

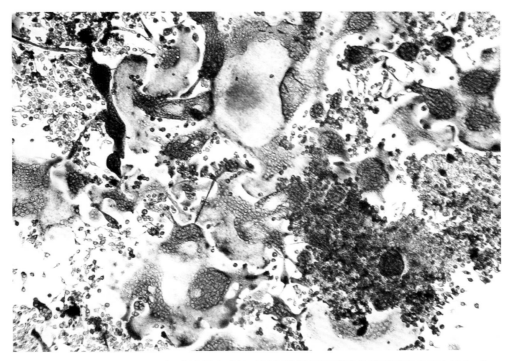

图2-2 小鼠RAW 264.7细胞诱导生成的破骨细胞抗酒石酸酸性磷酸酶染色图（100×）
显示破骨细胞的细胞质内紫红色阳性颗粒

Fig.2-2 Cytochemical staining for tartrate-resistant acid phosphatase (TRAP) in osteoclast induced from murine RAW 264.7 cells, showing intense reaction of purple-red granules (100×)

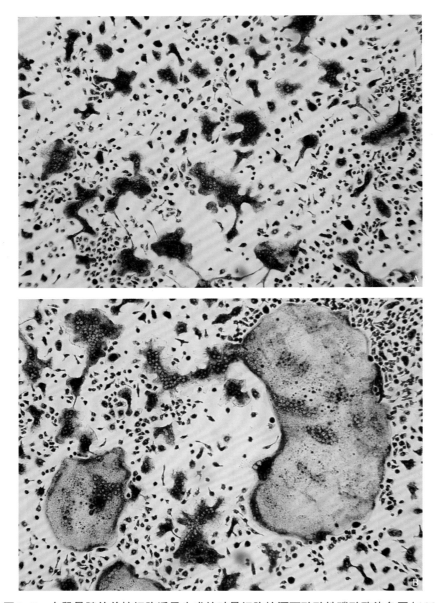

图2-3　大鼠骨髓幼单核细胞诱导生成的破骨细胞抗酒石酸酸性磷酸酶染色图（100×）
显示破骨细胞的细胞质内紫红色阳性颗粒。
A. 早期破骨细胞；B. 成熟破骨细胞

Fig.2-3　Cytochemical staining for tartrate-resistant acid phosphatase (TRAP) in osteoclast induced from rat bone marrow promonocytes, showing intense reaction of purple-red granules (100×). (A) Early osteoclast, (B) Mature osteoclast

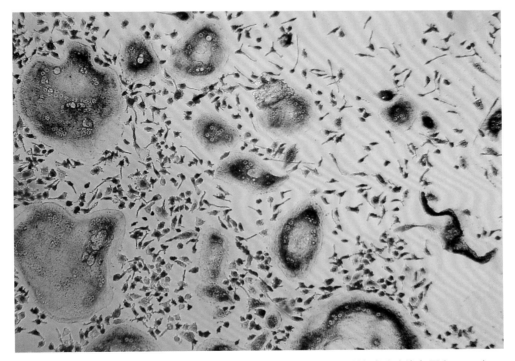

图2-4　人外周血单个核细胞诱导生成的破骨细胞抗酒石酸酸性磷酸酶染色图（100×）
显示破骨细胞的细胞质内紫红色阳性颗粒

Fig.2-4　Cytochemical staining for tartrate-resistant acid phosphatase (TRAP) in osteoclast induced from human peripheral blood mononuclear cells (hPBMC), showing intense reaction of purple-red granules (100×)

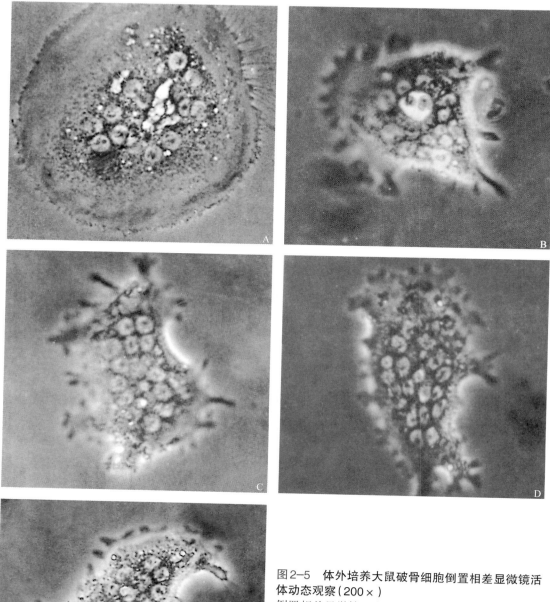

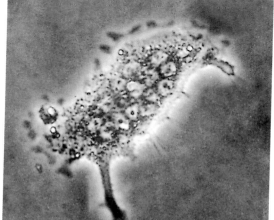

图2-5 体外培养大鼠破骨细胞倒置相差显微镜活体动态观察（200×）
倒置相差显微镜观察显示体外培养大鼠破骨细胞形态变化：A. 培养3小时；B. 培养8小时；C. 培养10小时；D. 培养13小时；E. 培养18小时

Fig.2-5 Phase-contrast micrographs showing the appearance of a rat osteoclast (200×) in different culture time: 3hrs (A), 8hrs (B), 10hrs (C), 13hrs (D), and 18hrs (E)

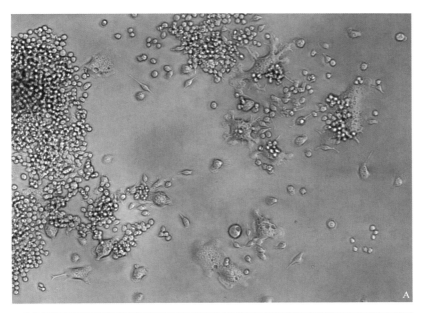

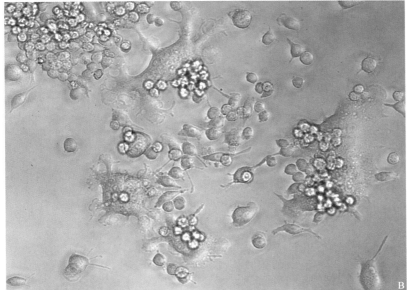

图2-6 体外培养小鼠破骨细胞倒置相差显微镜活体动态观察
倒置相差显微镜观察显示小鼠RAW 264.7细胞在RANKL诱导培养4天后
形成不规则多核细胞。A. 100×；B. 200×

Fig.2-6 Phase-contrast micrographs showing RANKL induced murine
RAW 264.7 cells into irregular multinucleate cells after 4 days of
culture, (A) 100×, (B) 200×

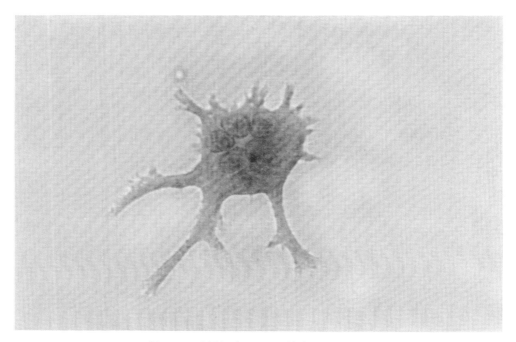

图2-7　破骨细胞Giemsa染色图（200×）
显示清晰的伪足和细胞核

Fig.2-7　A light micrograph of a rat femur-derived osteoclast stained by Giemsa showing pseudopods and nuclei (200×)

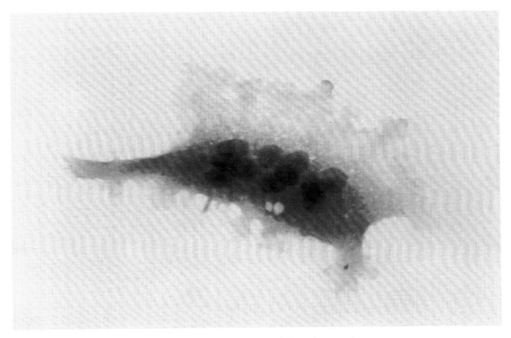

图2-8 破骨细胞HE染色图（200×）
显示伪足、亮区和细胞核

Fig.2-8 A light micrograph of a rat femur-derived osteoclast stained by HE showing pseudopods, clear zone and nuclei (200×)

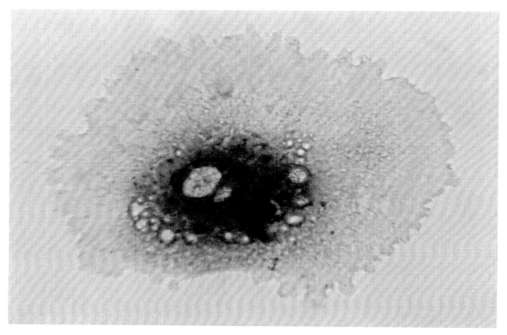

图2-9 破骨细胞甲苯胺蓝染色图（200×）
显示亮区结构

Fig.2—9 A light micrograph of a rat femur-derived osteoclast stained by toluidine blue showing the clear zone (200×)

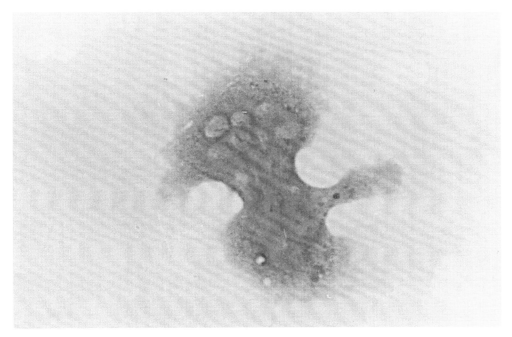

图2-10　破骨细胞酸性磷酸酶（ACP）染色图（200×）
显示细胞质内红色阳性颗粒

Fig.2-10　Cytochemical staining for ACP in a rat femur-derived osteoclast showing red deposits (200×)

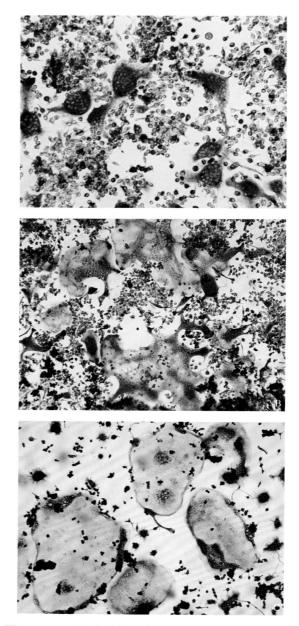

图2-11　不同状态破骨细胞抗酒石酸酸性磷酸酶染色图

细胞质内紫红色阳性颗粒。A. 显示游走破骨细胞伪足多,细胞质收缩和深染（200×）; B. 显示活跃的破骨
细胞胞质透亮区和多核（100×）; C. 显示吸收后破骨细胞大量空泡和伪足消失（100×）

Fig.2-11　Cytochemical staining for tartrate-resistant acid phosphatase (TRAP) of osteoclast in different states, showing intense reaction of purple-red granules. (A) wandering osteoclast, showing multi pseudopods, shrinking cytoplasm and intense reaction (200×), (B) absorptive osteoclast, showing clear zone and nuclei (100×), (C) complete absorption osteoclast, showing abundant vacuole and pseudopod disappearance (100×)

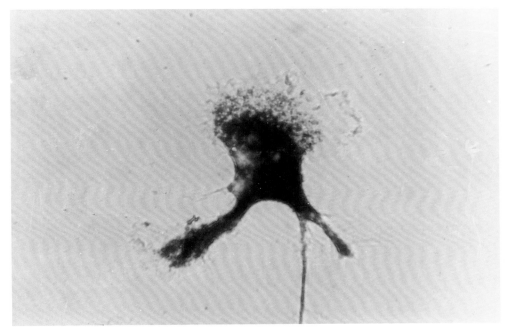

图2-12 破骨细胞抗酒石酸酸性腺苷三磷酸酶染色图（200×）
显示细胞质内棕黑色阳性颗粒

Fig.2-12 Cytochemical staining for tartrate-resistant acid adenosine triphosphatase (TrATP) in a rat femur-derived osteoclast showing dark brown granules (200×)

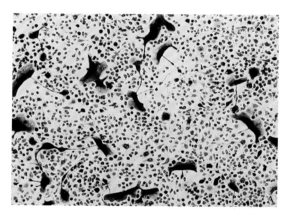

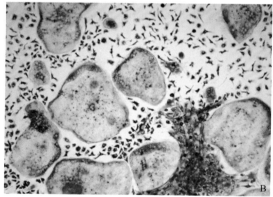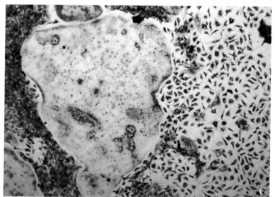

（上海中医药大学附属龙华医院赵东峰教授提供）

图2-13　小鼠骨髓幼单核细胞诱导培养后不同时期破骨细胞图（100×）

A. 早期破骨细胞，显示破骨前体细胞之间相互融合趋势，细胞核增加；B. 正常破骨细胞，显示细胞核增加，细胞质形成；C. 成熟破骨细胞，显示细胞核显著增加，细胞质完善，细胞体积明显增加

Fig.2-13　Cytochemical staining for osteoclast at different stages induced from mouse bone marrow promonocytes. (A) Early osteoclasts, showing the fusion tendency between the osteoclast precursor cells and the increased nucleus, (B) Normal osteoclasts, showing the increased nucleus and cytoplasm, (C) Mature osteoclasts, showing the increased nucleus, the cytoplasm, and the increased volume

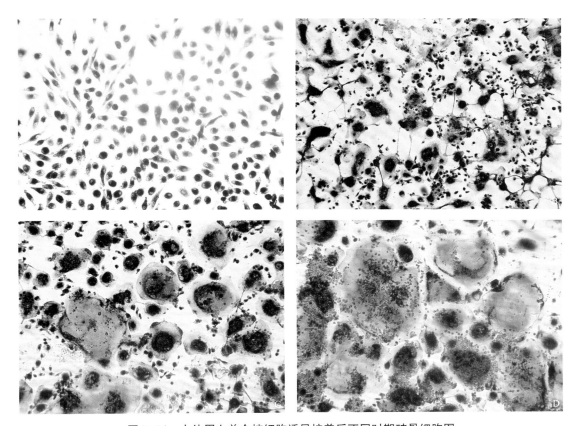

图 2-14　人外周血单个核细胞诱导培养后不同时期破骨细胞图

A. 人外周血单个核细胞（hPBMC），TRAP 染色阴性（200×）；B. 早期破骨细胞，TRAP 染色阳性，破骨前体细胞之间相互融合趋势，细胞核增加（100×）；C、D. 成熟破骨细胞，TRAP 染色阳性，细胞核显著增加，细胞质完善，细胞体积明显增加（100×）

Fig.2-14　Cytochemical staining for osteoclast at different stages induced from human peripheral blood mononuclear cells (hPBMC). (A) TRAP negative human peripheral blood mononuclear cells (hPBMC, 200×), (B) Early TRAP positive osteoclasts, showing the fusion tendency between the osteoclast precursor cells and the increased nucleus (100×), (C、D) Mature osteoclasts, showing the multiple-nucleus, plenty cytoplasm and the increased volume (100×)

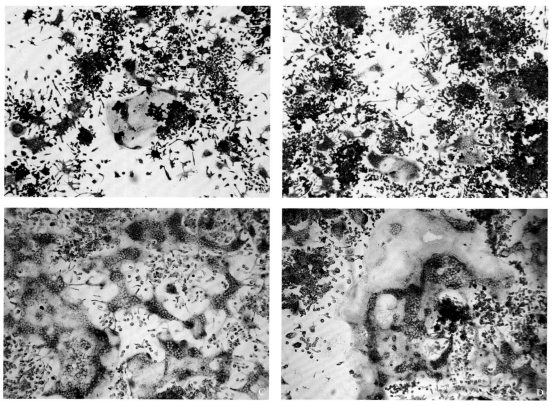

图2-15　小鼠RAW 264.7细胞经RANKL诱导培养后不同时期破骨细胞图（100×）

A. 开始分化的RAW 264.7细胞，TRAP染色阳性，细胞呈融合趋势，团状，有少量伪足，细胞核可在10个左右，细胞质欠缺；B. 早期破骨细胞，TRAP染色阳性，细胞核增多，细胞质形成；C、D. 成熟破骨细胞，TRAP染色阳性，细胞进一步融合成巨细胞，细胞核可至几十个，细胞质丰富

Fig.2-15　Cytochemical staining for osteoclast at different stages induced by RANKL from murine RAW 264.7 cells. (A) Differentiated RAW 264.7 cells, TRAP positive, showing the fusion tendency, lumpy, with a few Pseudopods, about ten nucleus, cytoplasmic deficiency, (B) Early osteoclasts, TRAP positive, showing further fusion, the increased nucleus and cytoplasmic formation, (C, D) Mature osteoclasts, TRAP positive, showing gigantic cells with dozens of nuclei and plenty cytoplasm

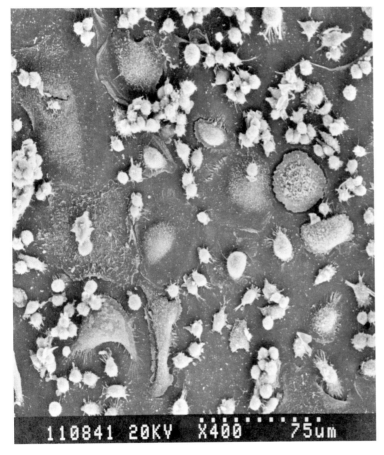

图2-16 **破骨细胞扫描电镜图**
（400×）
显示小鼠RAW 264.7细胞诱导培
养的破骨前体细胞之间相互融合
趋势

Fig.2-16 A scanning electron
micrograph of
osteoclast induced
from murine RAW
264.7 cells, showing
the fusion tendency
between the
osteoclast precursor
cells (400×)

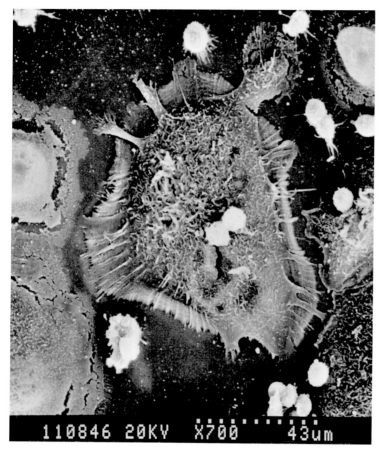

图2-17　破骨细胞扫描电镜图
（700×）
显示小鼠RAW 264.7细胞诱导培
养的破骨细胞丰富刷状缘

Fig.2-17　A scanning electron
micrograph of
osteoclast induced
from murine RAW
264.7 cells, showing
the abundant brush
border (700×)

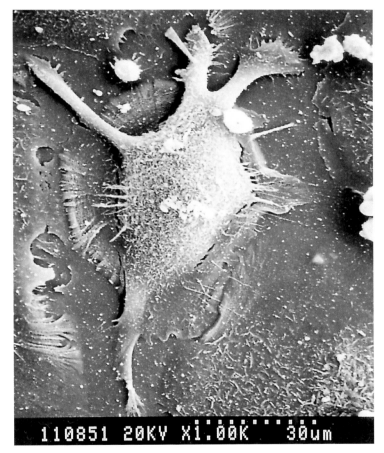

110851 20KV X1.00K 30um

图2-18 破骨细胞扫描电镜图
（1 000×）
显示小鼠RAW 264.7细胞诱导培
养的破骨细胞伪足

Fig.2-18 A scanning electron
micrograph of
osteoclast induced
from murine RAW
264.7 cells, showing
the multi pseudopods
（1 000×）

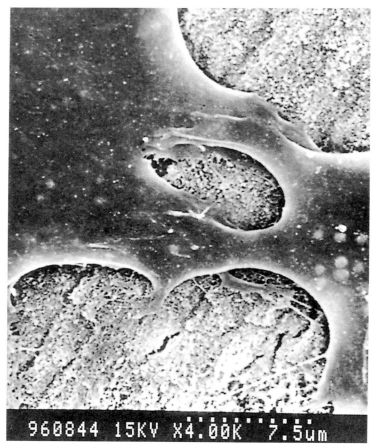

960844 15KV X4.00K 7.5um

图2-19　破骨细胞扫描电镜图
（4 000×）
显示骨片培养大鼠骨髓诱导破骨
细胞伪足和突起

Fig.2-19　A scanning electron
micrograph of
osteoclasts induced
from rat bone marrow
cultured on sclerite
showing pseudopods
and protuberance
（4 000×）

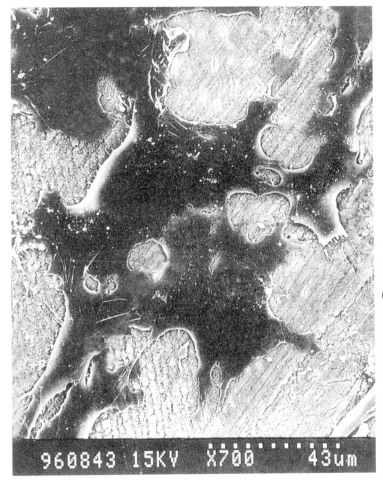

图2-20　破骨细胞扫描电镜图
（700×）
显示骨片培养大鼠破骨细胞伪足
间连接

Fig.2-20　A scanning electron
micrograph of
osteoclasts induced
from rat bone
marrow cultured
on sclerite showing
conjunction between
pseudopods (700×)

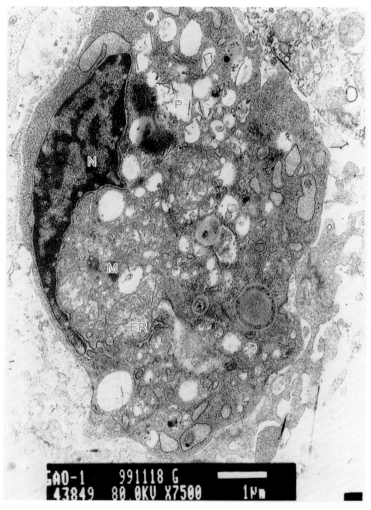

图2-21 破骨细胞超微结构图
（7 500×）
透射电镜观察显示大鼠破骨细胞
核（N）、线粒体（M）、内质网（ER）
和含矿盐结晶体吞噬体（P）等
结构

Fig.2-21 The ultrastructure
of a rat osteoclast
showing nuclei
(N), mitochondria
(M), endoplasmic
reticulum (ER) and
phagosomes containing
hydroxyapatite crystal
(P) (7 500×)

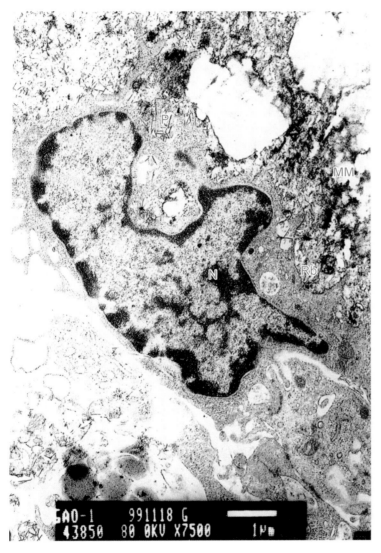

图2-22　**破骨细胞超微结构图**
（7 500×）
透射电镜观察显示破骨细胞的核
（N）、含矿盐结晶体吞噬体（P）和
皱褶缘（Rb）及附近的矿化基质
（MM）等结构

Fig.2-22　A transmission
electron micrograph
of a rat osteoclast
showing nucleus
(N), phagosomes
containing
hydroxyapatite
crystal (P) and
the ruffled border
membrane (Rb) near
to the mineralized
matrix (MM)
(7 500×)

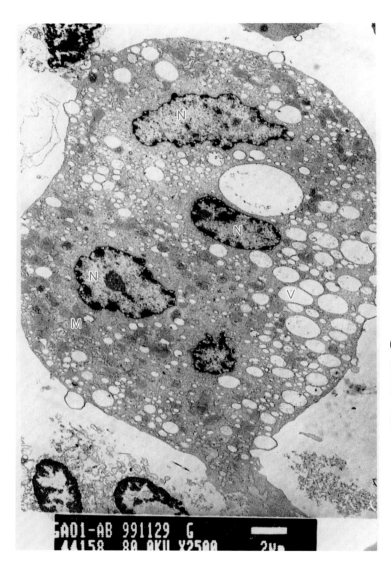

图2-23 破骨细胞超微结构图
（2 500×）
透射电镜观察显示破骨细胞内有
大量空泡（V）、丰富线粒体（M）
和多个核（N）

Fig.2-23 A transmission
electron micrograph
of a rat osteoclast
showing a large
number of vacuoles
(V), abundant
mitochondria (M)
and nucleus (N)
(2 500×)

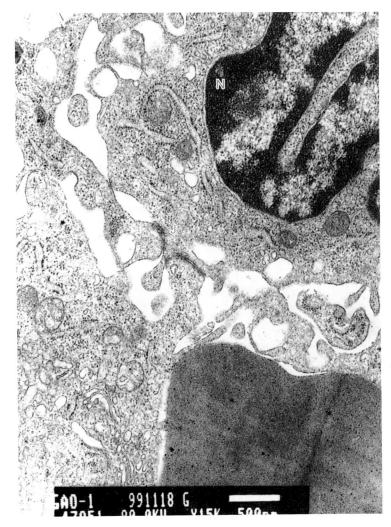

图2-24　**破骨细胞超微结构图**
（15 000×）
透射电镜观察显示破骨细胞之间
的连接（J）

Fig.2-24　A transmission
electron micrograph
of a rat osteoclast
showing conjunction
(J) between the cells
(15 000×)

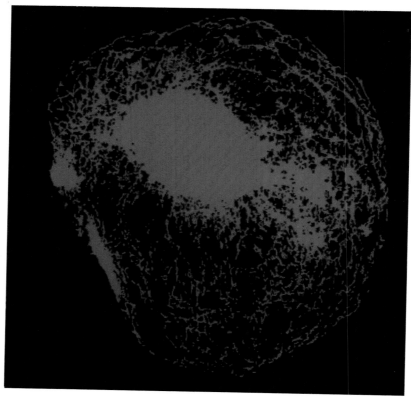

图2-25　破骨细胞微管结构图（400×）
激光共聚焦显微镜显示罗达明标记的大鼠破骨细胞微管结构

Fig.2-25　A confocal laser scanning micrograph showing rhodamine-labeled microtube in a rat osteoclast (400×)

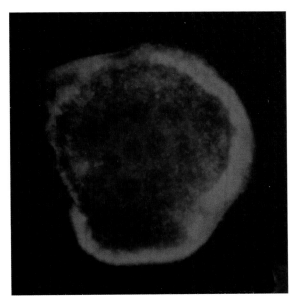

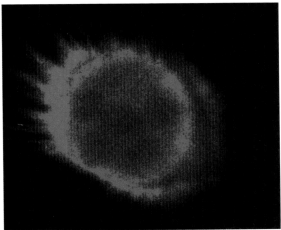

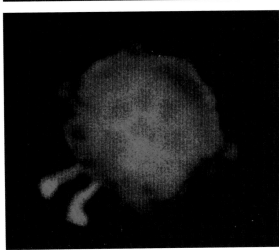

图 2-26　破骨细胞 F 肌动蛋白分布图（200×）
激光共聚焦显微镜显示罗达明标记的破骨细胞内
F 肌动蛋白环

Fig.2-26　A confocal laser scanning
　　　　　micrograph showing rhodamine-
　　　　　labeled F-actin rings in the
　　　　　osteoclasts (200×)

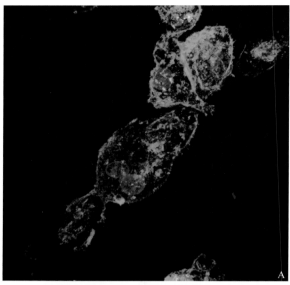

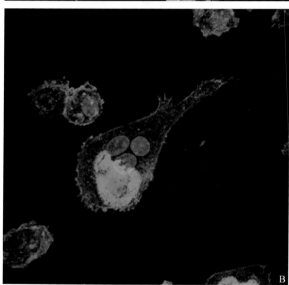

（上海中医药大学附属龙华医院赵东峰教授提供）

图2-27 破骨细胞F肌动蛋白环结构形成图（100×）
激光共聚焦显微镜显示破骨细胞内F肌动蛋白环形
成。A.骨片上尚未形成F肌动蛋白环结构的破骨细
胞；B.骨片上已经形成F肌动蛋白环结构的破骨细胞

Fig.2-27 Confocal laser scanning micrograph
showing F-actin rings in the osteoclast
(100×). (A) osteoclasts with incomplete
F-actin ring structure on the bone slice,
(B) osteoclasts with F-actin ring structure
on the bone slice

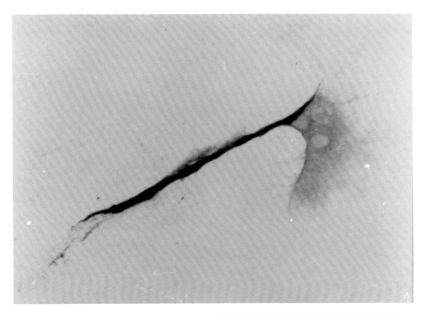

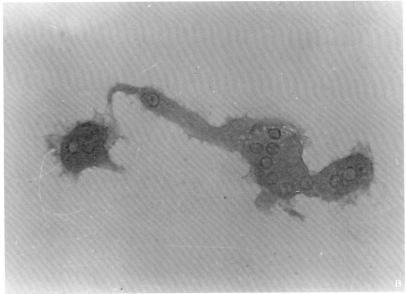

图 2-28 破骨细胞降钙素受体免疫组化染色图（ABC 法，200×）
显示破骨细胞阳性反应

Fig.2-28　Immunohistochemical staining for calcitonin receptor by ABC method in rat osteoclasts showing intense reaction (200×)

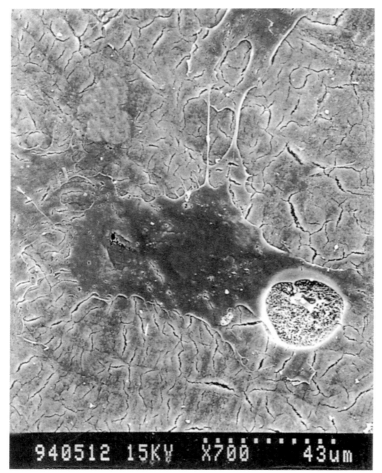

图2-29　**破骨细胞骨吸收状态图**（700×）
扫描电镜观察显示吸收中的破骨细胞（右下方为吸收陷窝）

Fig.2-29　A scanning electron micrograph showing an active osteoclast is associated with a resorption lacuna (700×)

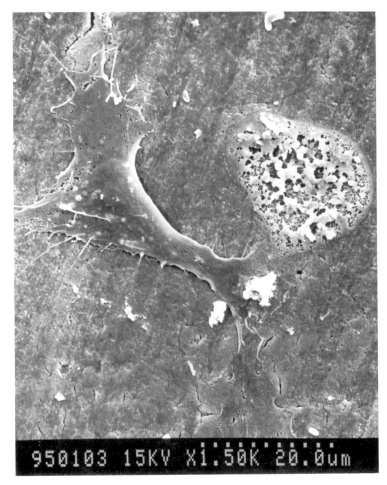

图2-30　**破骨细胞骨吸收状态图（1 500×）**
扫描电镜观察显示吸收后游走的破骨细胞（右方为吸收陷窝）

Fig.2-30　A scanning electron micrograph showing a wandering osteoclast after bone resorption (a lacuna on the right of the cell) (1 500×)

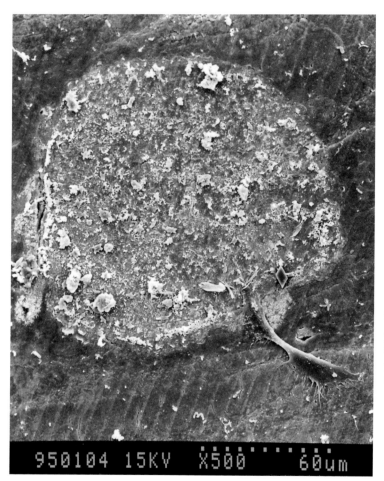

图2-31　骨片吸收陷窝图（500×）
扫描电镜观察显示牛骨皮质薄切片上培养30小时后大鼠破骨细胞和吸收陷窝

Fig.2-31　A scanning electron micrograph showing an osteoclast and a resorption lacuna on a femur cortex slice from calf after 30hrs of culture (500×)

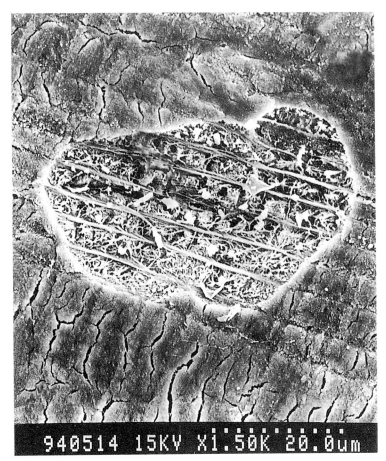

图2-32 骨片吸收陷窝图（1500×）
扫描电镜观察显示大鼠破骨细胞
在牛骨皮质薄切片培养3天后的
吸收陷窝

Fig.2-32 A scanning electron
micrograph showing
a resorption lacuna
on the femur cortex
slice from calf
after 3 days of rat
osteoclasts culture
(1 500×)

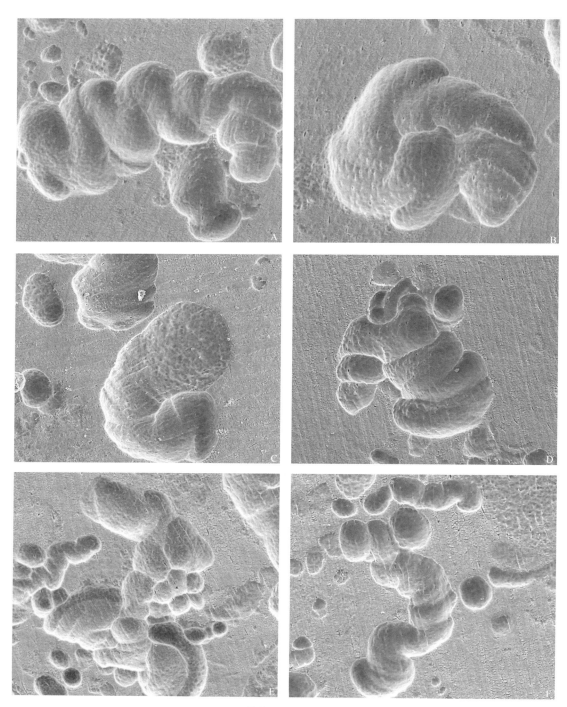

图2-33　骨片吸收陷窝图（400×）
扫描电镜观察显示源自hPBMC破骨细胞形成的不同形态骨吸收陷窝

Fig.2-33　Scanning electron micrographs showing different shape of the resorption lacunae on the bone slices excavated by osteoclast induced from Human peripheral blood mononuclear cells (hPBMC, 400×)

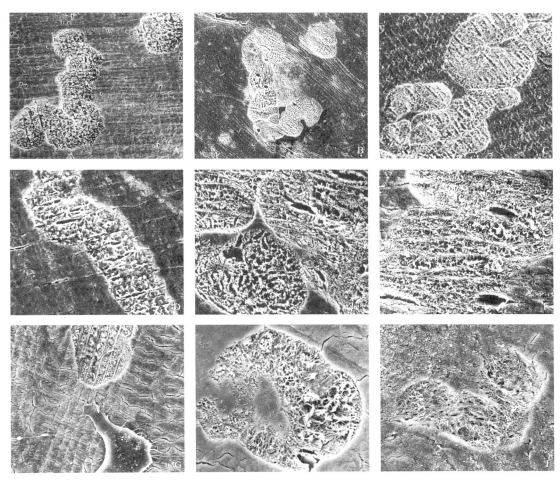

图2-34 骨片吸收陷窝图（400×）
扫描电镜观察显示大鼠破骨细胞形成的不同形态骨吸收陷窝

Fig.2-34 Scanning electron micrographs showing different shape of the resorption lacunae on the bone slices excavated by osteoclast induced from rat bone marrow promonocytes (400×)

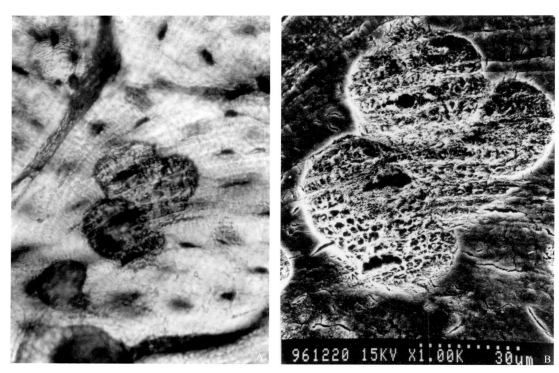

图2-35　骨片吸收陷窝图
显示牛骨皮质片吸收陷窝：A. 甲苯胺蓝染色后光学显微镜观察图（200×）；B. 扫描电镜图（1 000×）

Fig.2-35　Lacunae on the same calf cortex slice observed by (A) light microscopy with toluidine blue staining (200×), (B) scanning electron microscopy (1 000×)

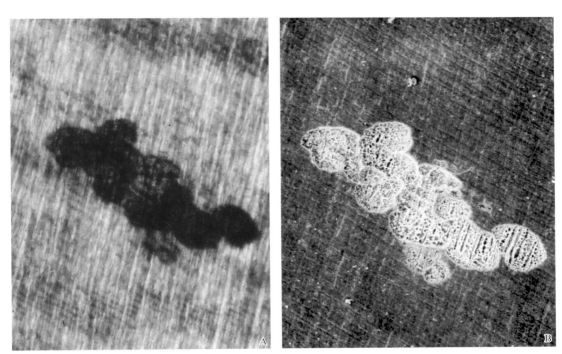

图 2-36　骨片吸收陷窝图

显示骨片吸收陷窝：A. 甲苯胺蓝染色后光学显微镜观察图（200×）；B. 扫描电镜图（400×）

Fig.2-36　Lacunae on the same bone slice observed by (A) light microscopy with toluidine blue staining (200×), (B) scanning electron microscopy (400×)

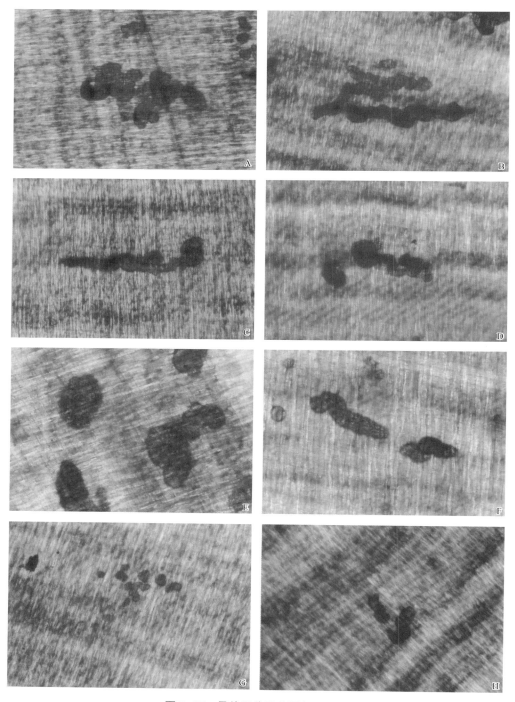

图2-37　骨片吸收陷窝图(200×)
光学显微镜观察显示经1%甲苯胺蓝染色的不同形态吸收陷窝

Fig.2-37　Light micrographs showing the varied shape of resorption lacunae by toluidine blue staining (200×)

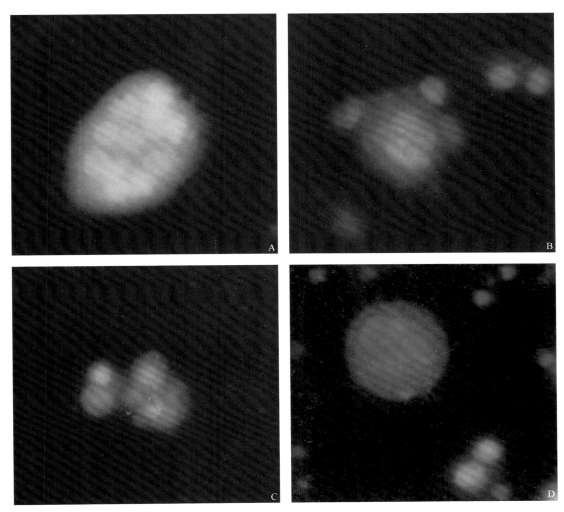

图2-38 破骨细胞凋亡进程图（吖啶橙染色，200×）
经吖啶橙染色荧光显微镜观察显示：A. 正常细胞；B. 凋亡细胞；C. 凋亡小体；D. 坏死细胞

Fig.2-38 Fluorescent photomicrographs of osteoclasts stained by acridine orange showing (A) a normal cell, (B) a apoptotic cell, (C) apoptotic bodies, (D) a necrotic cell (200×)

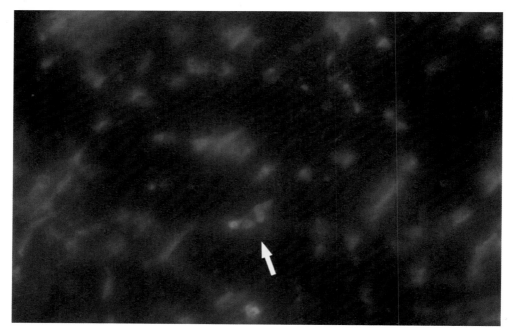

图2-39 凋亡破骨细胞（TUNEL染色,200×）
荧光显微镜观察显示凋亡破骨细胞呈黄绿色（白色箭头所示）

Fig.2-39 Fluorescent photomicrographs of osteoclasts apoptosis using TUNEL method showing the positive cells (white arrow) (200×)

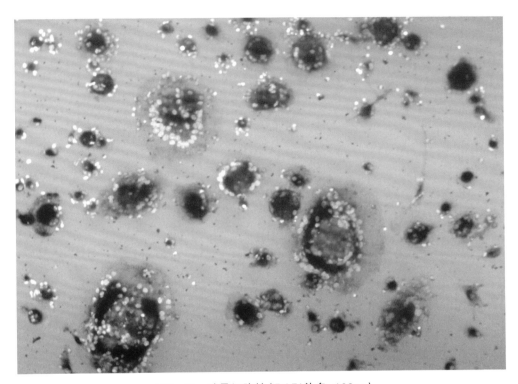

图2-40 破骨细胞核（DAPI染色，100×）
荧光显微镜观察显示破骨细胞核呈蓝色荧光

Fig.2-40 Fluorescent photomicrographs of osteoclast nucleus using DAPI method showing the positive cells (100×)

# 第 3 章
# 骨陷窝细胞图谱

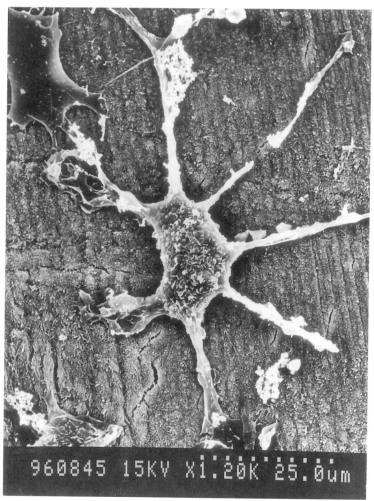

图3-1 骨陷窝细胞扫描电镜图
（1 200 ×）
扫描电镜观察显示大鼠骨陷窝细
胞和表面细长的树突结构

- - - - - - - - - - - - - - - - - - - - -

Fig.3-1 A scanning electron
micrograph (SEM) of
a rat osteocyte
(1 200 ×). SEM
showing rat osteocyte
and elongated
dendritic structures on
the surface

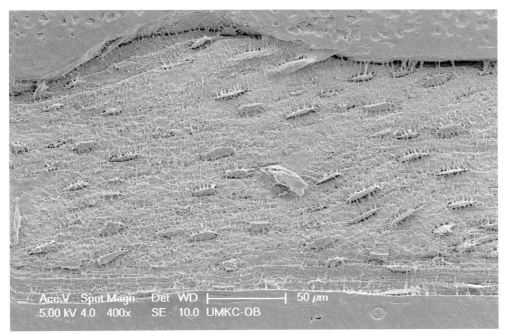

（上海交通大学医学院附属第九人民医院于志锋、赵宁教授提供）

**图3-2 骨陷窝细胞扫描电镜图（酸性蚀刻，400×）**
扫描电镜观察显示3月龄c57/b6小鼠股骨骨皮质内OCY和陷窝小管系统

Fig.3-2 A scanning electron micrograph (SEM) of osteocyte by acid-etching (400×). SEM showing osteocyte and lacunar-canalicular system in the femoral cortical region of 3-month-old c57/b6 mice

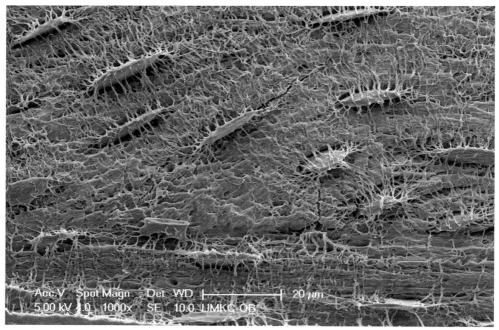

（上海交通大学医学院附属第九人民医院于志锋、赵宁教授提供）

**图3-3　骨陷窝细胞扫描电镜图（酸性蚀刻，1 000×）**
扫描电镜观察显示3月龄c57/b6小鼠股骨骨皮质内OCY和陷窝小管系统

Fig.3-3　A scanning electron micrograph (SEM) of osteocyte by acid-etching (1 000×). SEM showing osteocyte and lacunar-canalicular system in the femoral cortical region of 3-month-old c57/b6 mice

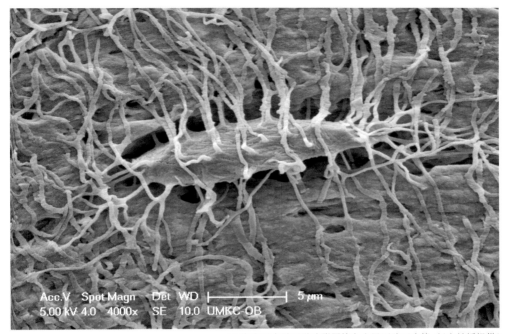

（上海交通大学医学院附属第九人民医院于志锋、赵宁教授提供）

图3-4　骨陷窝细胞扫描电镜图（酸性蚀刻，4 000×）
扫描电镜观察显示3月龄c57/b6小鼠股骨骨皮质内OCY和陷窝小管系统

Fig.3-4　A scanning electron micrograph (SEM) of osteocyte by acid-etching (4 000×).
SEM showing osteocyte and lacunar-canalicular system in the femoral cortical
region of 3-month-old c57/b6 mice

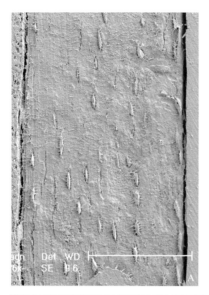

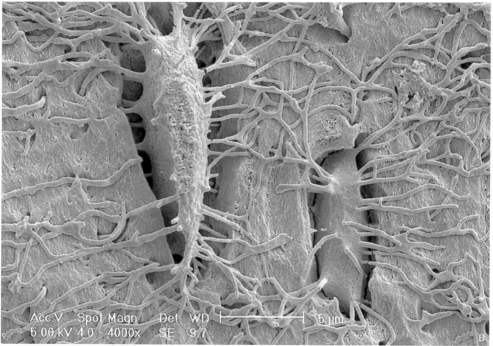

（上海交通大学医学院附属第九人民医院于志锋、赵宁教授提供）

图3-5　骨陷窝细胞扫描电镜图（酸性蚀刻）
扫描电镜观察显示5月龄c57/b6小鼠股骨骨皮质内OCY和陷窝小管系统。A. 400×；B. 4 000×

Fig.3-5　A scanning electron micrograph (SEM) of osteocyte by acid-etching. SEM showing osteocyte and lacunar-canalicular system in femoral cortical region of 5-month-old c57/b6 mice. (A) 400×, (B) 4 000×

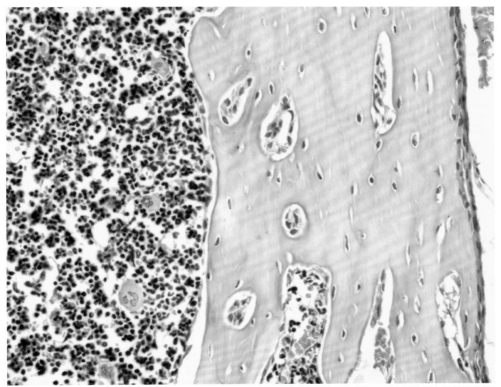

（同济大学医学院附属同济医院张克勤教授提供）

**图3-6　骨陷窝细胞组织切片染色图（HE染色，200×）**
显示骨皮质的骨陷窝细胞

Fig.3-6　A histological section of osteocyte (HE staining, 200×). Showing osteocytes in the cortical region

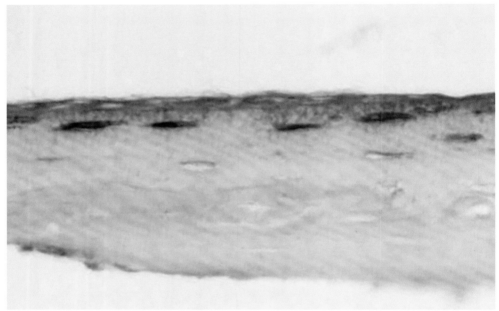

（同济大学医学院附属同济医院张克勤教授提供）

**图3-7 骨陷窝细胞组织切片图（E11免疫组化染色，400×）**
显示成年小鼠靠近骨表面的骨陷窝细胞（OCY），突起主要朝向骨表面

Fig.3-7 Immunohistochemical staining for E11 of osteocyte in the cortical region of tibia (400×). The staining shows the E11 positive osteocyte near the bone surface in the adult mice and dendrities mainly face to the bone surface

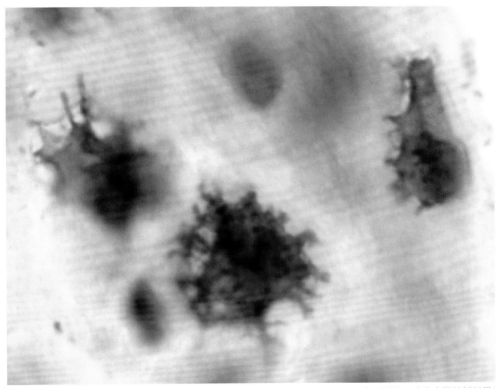

（同济大学医学院附属同济医院张克勤教授提供）

图3-8　骨小梁的骨陷窝细胞图（E11免疫组化染色，1 000×）

Fig.3-8　Immunohistochemical staining for E11 of osteocyte in the trabecular region (1 000×)

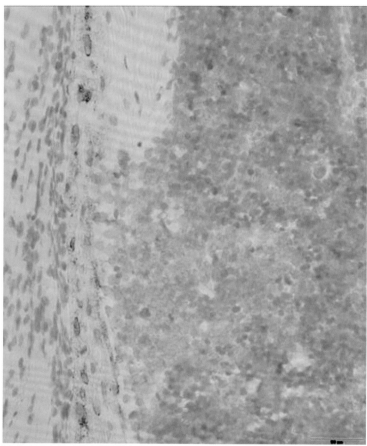

图3-9　7日龄小鼠骨陷窝细胞组织切片图（E11免疫组化染色，400×）

Fig.3-9　Immunohistochemical staining showing the E11 positive osteocyte in the cortical region of tibia at 7-day-old WT mice (400×)

（上海交通大学医学院附属第九人民医院于志锋、赵宁教授提供）

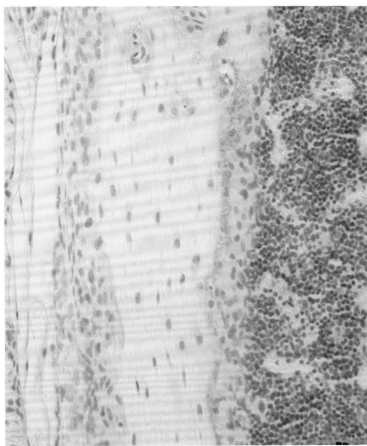

图3-10 28日龄小鼠骨陷窝细胞组织切片图（E11免疫组化染色，400×）

Fig.3-10 Immunohistochemical staining showing the E11 positive osteocyte in the cortical region of tibia at 28-day-old WT mice (400×)

（上海交通大学医学院附属第九人民医院于志锋、赵宁教授提供）

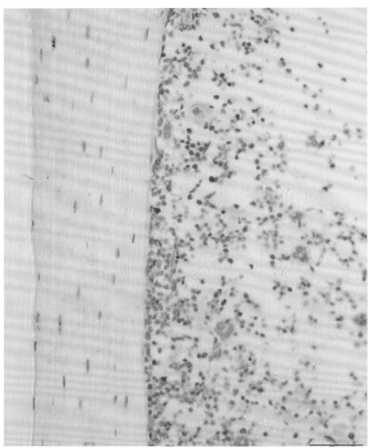

图3-11　4月龄小鼠骨陷窝细胞组织切片图（E11免疫组化染色，400×）

Fig.3-11　Immunohistochemical staining showing the E11 positive osteocyte in the cortical region of tibia at 4-month-old WT mice (400×)

（上海交通大学医学院附属第九人民医院于志锋、赵宁教授提供）

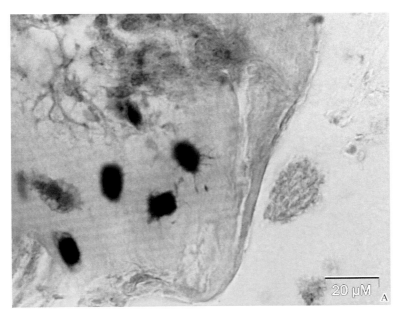

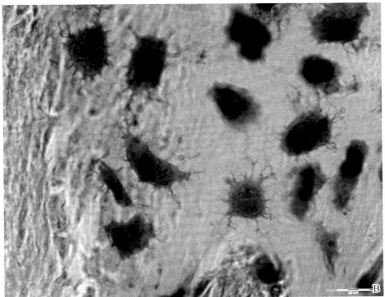

（同济大学医学院附属同济医院张克勤教授提供）

**图3-12　小鼠骨陷窝细胞组织切片图（LacZ染色，400×）**
显示不同生长时期小鼠的骨陷窝细胞树突形态。A. 出生1天小鼠OCY树突
较短而细；B. 出生2周小鼠OCY树突较长而粗

Fig.3-12　Light micrographs of osteocyte in the cortical region of tibia (LacZ staining, 400 ×). LacZ staining showing the dendritic morphology of mice osteocyte at one day and two week. (A) Osteocyte from 1-day-old mice, showing shorter and slender dendrites, (B) Osteocyte from 2-week-old mice, showing longer and brawny dendrites

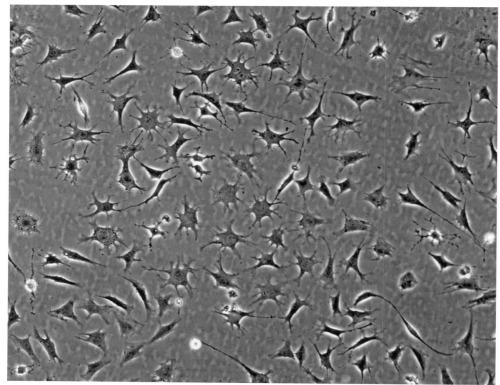

（同济大学医学院附属同济医院张克勤教授提供）

图3-13 体外培养MLO-Y4倒置相差显微镜照片（100×）
显示骨细胞呈星状或树突状，表面有较多突触与周围细胞相连

Fig.3-13 Phase-contrast micrographs of osteocyte-like MLO−Y4 cells *in vitro* (100×)
osteocyte-like MLO−Y4 cells showing the stellate-shaped or dendritic-shape,
there are synapses connected with the surrounding cells

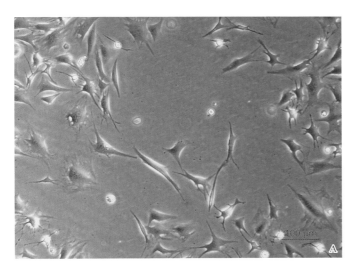

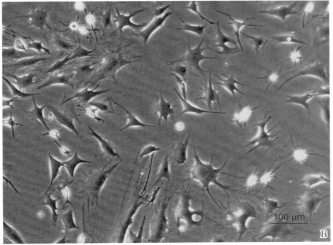

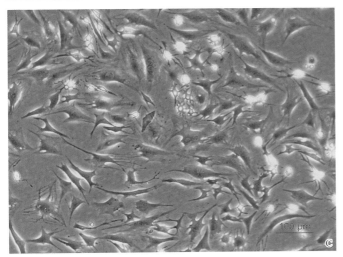

图3-14 MLO-Y4细胞倒置相差显微
镜活体观察（100×）
显示骨细胞体外培养增殖过程。A. 培
养1天细胞贴壁展开；B. 培养2天细胞
增殖旺盛；C. 培养3天细胞铺满

Fig.3-14 Phase-contrast micrographs
of osteocyte-like MLO-Y4
cells *in vitro*
Showing the proliferation
process of osteocyte *in
vitro* (A) attachment and
spreading at first day,
(B) cell proliferation at
the second day, (C)
confluence at the third day

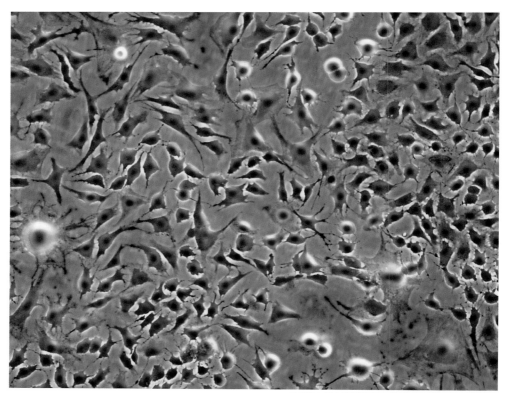

（同济大学医学院附属同济医院张克勤教授提供）

图3-15 体外培养MLO-Y4细胞倒置相差显微镜照片（100×）
显示细胞密集处细胞突起不明显

Fig.3-15 Phase-contrast micrographs of osteocyte-like MLO-Y4 cells *in vitro* (100×)
Showing that there are not obvious synapses in areas with high cell density

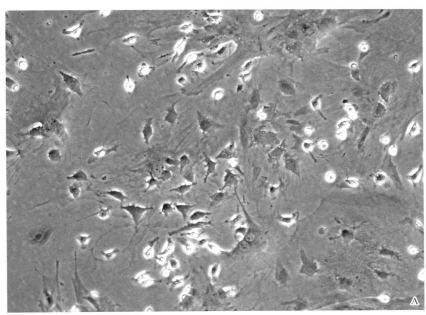

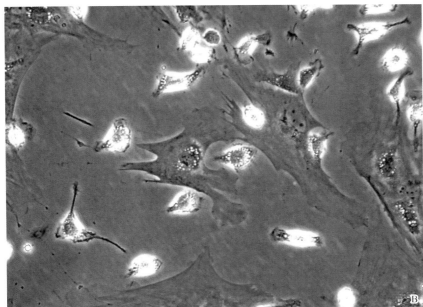

（上海交通大学医学院附属第九人民医院于志锋、赵宁教授提供）

图3-16　原代培养骨细胞倒置相差显微镜照片
显示原代培养的3月龄c57/b6小鼠股骨骨细胞。A. 100×；B. 200×

Fig.3-16　Phase-contrast micrographs of primary osteocyte
Showing the primary osteocyte isolating from 3-month-old c57/b6 mice femur.
(A) 100×, (B) 200×

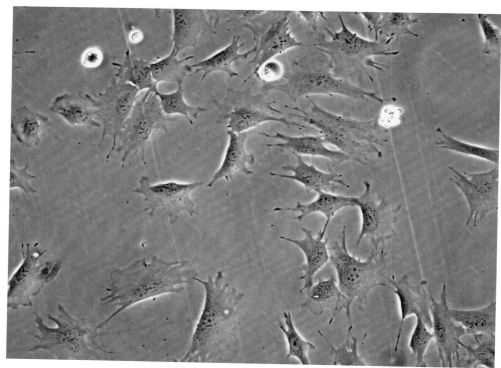

（上海交通大学医学院附属第九人民医院于志锋、赵宁教授提供）

图 3-17　体外培养 IDG-SW3 细胞倒置相差显微镜照片（100×）

Fig.3-17　Phase-contrast micrographs of osteocyte-like IDG-SW3 cells *in vitro* (100×)

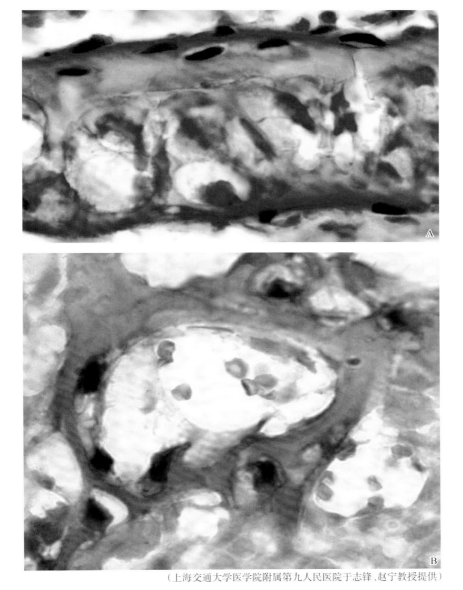

（上海交通大学医学院附属第九人民医院于志锋、赵宁教授提供）

图 3-18　骨细胞和成骨细胞伊红染色 + 甲基绿核染（400×）
显示光学显微镜下骨细胞和成骨细胞伊红染色，甲基绿核染。A. 颅盖骨骨细胞；B. 成骨细胞

Fig.3-18　A light micrograph of osteocyte and osteoblast (Eosin staining, methylgreen for nuclear staining, 400×) (A) rat calvaria-derived osteocytes, (B) rat calvaria-derived osteoblasts

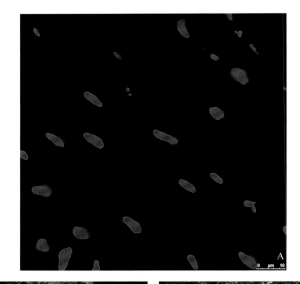

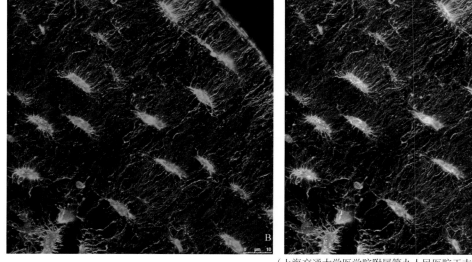

（上海交通大学医学院附属第九人民医院于志锋、赵宁教授提供）

### 图3-19　骨陷窝细胞DAPI染色图（100×）
荆光显微镜观察显示骨陷窝细胞核呈蓝色荆光
A. 3月龄 Dmp1-memGFP 转基因小鼠股骨骨细胞 DAPI 染色；
B. 3月龄 Dmp1-memGFP 转基因小鼠股骨骨细胞 GFP；C. 图 A 与图 B 的融合

Fig.3-19　Fluorescent image of osteocyte nucleus (DAPI staining) in Dmp1-memGFP transgenic mice (100×). (A) DAPI staining of osteocyte from a 3-month-old Dmp1-memGFP transgenic mice,(B) GFP expressed osteocyte in 3-month-old Dmp1-memGFP transgenic mice, (C) The merge image from (A) and (B)

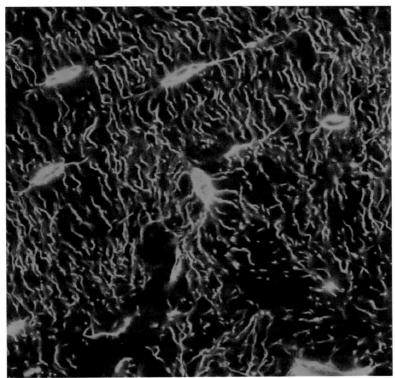

（上海交通大学医学院附属第九人民医院于志锋、赵宁教授提供）

图 3-20 3月龄小鼠股骨骨皮质骨细胞 FITC 染色图（400×）

Fig.3-20 Fluorescent images of osteocyte in the cortical region of femur by FITC staining (400×)

# 第 2 篇
# 骨细胞培养技术

# 第4章
# 成骨细胞体外培养、鉴定与功能检测技术

　　成骨细胞（osteoblast, OB）是骨形成细胞，合成类骨质和骨形态发生蛋白质（BMP）、转化生长因子－β（TGF－β）、胰岛素样生长因子（IGF）、成纤维细胞生长因子（FGF）、血小板衍生生长因子（PDGF）等骨形成因子，并合成促进类骨质矿化的碱性磷酸酶（ALP），对骨重建中形成新骨质、维持良好的骨结构和生物力学功能至关重要。成骨细胞骨形成功能减弱将导致骨量丢失、骨结构改变，引发骨质疏松症。随着骨代谢基础研究的深入，建立成骨细胞体外培养技术的重要性显得尤为迫切。自1964年Peck等由胚胎和新生大鼠头盖骨应用酶消化法体外培养出表达ALP活性的成骨细胞技术后，经过半个世纪的不断实践改良，体外培养技术得到迅速发展，方法日趋完善，效果也明显提高，已广泛应用于骨重建调控机制、骨代谢基础、骨质疏松症骨细胞病理机制和骨细胞增龄衰老改变规律研究，并推动了骨质疏松症骨形成药物药效及组织工程学研究的发展。

　　目前，可从鼠、兔和人体的骨标本中分离获得高纯度的原代成骨细胞，一般采取酶消化法或组织贴块法（细胞移行生长法）。前者可获得细胞量较多，但需特别注意消化酶的量和效价、温度及消化时间，以避免细胞损伤、膜受体丢失等导致不能获得理想细胞；后者方法简便、成本低、细胞损伤小，但获得细胞量较少。此外，还可由骨髓间充质干细胞体外培养诱导分化发育为成骨细胞。

## 大鼠成骨细胞体外培养技术

　　大鼠成骨细胞体外原代分离培养一般采用新生大鼠头盖骨的胰酶－胶原酶序贯消化法。

### 【试剂】

（1）MEM培养基：MEM培养基干粉9.5 g，NaHCO₃ 2.2 g，去离子水900 ml，青霉素100 U/ml，链霉素100 μg/ml，搅拌混匀，pH调至7.2，抽滤灭菌，分装后，－20℃保存备用。

（2）0.25%胰蛋白酶消化液：胰蛋白酶250 mg，磷酸盐缓冲液（PBS）100 ml，pH调至7.2～7.4，0.22 μm滤膜抽滤灭菌，小瓶分装，−20℃保存备用，使用前预热至37℃。

（3）0.1% Ⅱ型胶原酶消化液：Ⅱ型胶原酶100 mg，PBS 100 ml，搅拌均匀，4℃冰箱溶胀过夜，pH调至7.2～7.4，0.22 μm滤膜抽滤灭菌，使用前预热至37℃。使用的前一天配制为宜。

（4）PBS（g/L）：氯化钠（NaCl）8.00 g，氯化钾（KCl）0.20 g，磷酸氢二钠（$Na_2HPO_4 \cdot 7H_2O$）1.56 g，磷酸二氢钾（$KH_2PO_4$）0.20 g，去离子水1 000 ml，高压灭菌，4℃保存备用。

（5）胎牛血清。

（6）青霉素100 U/ml，链霉素100 μg/ml。

【方法】

（1）取24小时内的新生大鼠10只左右，体表清洗后置70%乙醇浸泡5～10分钟。切去头顶皮肤，取头盖骨置于PBS或D-Hank液中清洗2次，将附着于头盖骨上的骨膜和血管等结缔组织清除干净。

（2）将洗净的头盖骨用消毒后的眼科手术剪剪成1 mm×1 mm小块。将骨片小块移入盛有5 ml 0.25%胰蛋白酶溶液的盛器内，37℃预消化15～20分钟以清除纤维组织，弃去消化液。

（4）将预消化后的骨片小块移入另一盛有5 ml 0.1% Ⅱ型胶原酶消化液的盛器内，37℃振荡消化60分钟分离细胞。

（5）将含细胞的消化液移入离心管中，在130 g离心力下（1 000 r/min）离心5～10分钟，弃上清液，沉淀细胞团块用含10% PBS的MEM培养液混悬，轻摇制成细胞悬液，吸取细胞悬液至培养瓶（Ⅲ）。

（6）重复步骤（4）和（5），即将剩下的骨片小块再次用5 ml 0.1% Ⅱ型胶原酶消化液重复消化分离细胞60分钟后，取含细胞消化液离心、混悬制成细胞悬液。

（7）将2次消化分离获得的细胞悬液混匀，接种于培养瓶（Ⅲ），置5% $CO_2$、37℃恒温培养箱中培养。

（8）24小时后用含10% PBS的MEM培养液换液1次，弃去未贴壁的细胞。

（9）每2～3天换液一次（根据细胞生长情况）。细胞生长至半汇合后，0.25%胰蛋白酶消化传代培养。

· 作者述评 ·

由新生小鼠头盖骨分离培养获得的原代成骨细胞较为幼稚，分化增殖能力较好，是进行骨重建细胞功能及其调节研究、骨形成促进药物药效研究的理想细胞模型。以2～3继代培养细胞为适。为获高得率、高纯度的成骨细胞，规范操作程序和严格质量控制至关重要。如附着于头盖骨表面的骨膜和血管等结缔组织务必清除干净；消化酶的质量要好、称量要准以确保消化高效价；胶原酶要提前配制以保证其充分溶胀，使用前应预热至37℃，且不可反复冻融；消化的温度和时间要严格掌握；操作手法要轻柔以免损伤细胞，上述措施对满足理想纯度的成骨细胞甚为重要。

（朱国英　王洪复）

# 人成骨细胞体外培养技术

人成骨细胞体外原代分离培养一般采取组织贴块法（细胞移行生长法）或胰酶–胶原酶序贯消化法。前者方法比较简便、实验成本较低且细胞损伤小，但单位时间内细胞获得量比较少，可能因不能满足实验的需要以致延缓实验时间。下面主要介绍胰酶–胶原酶序贯消化法体外培养人成骨细胞。

【取材】

30 ～ 50 岁无骨代谢疾病的骨折患者髂骨或股骨头的骨松质。

【试剂】

1 mg/ml Ⅳ型胶原酶消化液，0.25%胰蛋白酶–EDTA，PBS，培养液（MEM、15% FBS）。

【方法】

（1）外科手术取成人髂骨或股骨头骨松质1 ～ 2 g。

（2）去除外膜结缔组织，剪成2 mm³大小碎粒，PBS冲洗3次。

（3）用0.25%胰蛋白酶–EDTA 37℃消化2次，每次20分钟，弃去消化液。

（4）继用1 mg/ml Ⅳ型胶原酶消化液于37℃消化5次，反复振摇，每次20分钟。

（5）弃除前两次消化上清液，取最后3次消化液，离心（1 200 r/min）10分钟，弃上清液后用培养液重悬细胞。

（6）接种于7.5 cm×7.5 cm培养瓶，于37℃、5% $CO_2$条件下培养。

（7）次日换液弃去悬浮细胞，每隔两日换液1次，即得到胰酶–胶原酶序贯消化法获得的成骨细胞。

·作者述评·

成骨细胞的体外培养标本来源涉及禽类、啮齿类、哺乳动物并最终过渡到了人类。人成骨细胞体外原代分离培养一般采取胰酶–胶原酶序贯消化法或组织贴块法（细胞移行生长法）。研究证实骨组织中各种细胞耐受消化酶能力依成纤维细胞、破骨细胞、骨生成细胞、成骨细胞的顺序而依次增强。因此前者采用胰酶–胶原酶序贯消化可除去成纤维细胞、破骨细胞、骨生成细胞，收集到较纯并且数量较多的成骨细胞，但如消化酶的量或效价不足则不能获得理想的细胞数量。此外，本方法取材于成人骨组织，骨粒贴附不易且细胞生长速度较慢。需耐心等待，观察时尽量轻拿放。

（于明香　梁　璟）

# 骨髓间充质干细胞诱导培养技术

本部分内容将阐述人、兔及大鼠来源的骨髓获取、分离间充质干细胞（mesenchymal stem cell, MSC）培养。间充质干细胞（MSC）是一种具有多分化潜能的干细胞，可分化为成骨细胞、软骨细胞、脂肪细胞和其他多种间质来源的组织细胞，在骨髓中含量相对丰富。骨髓间充质干细胞被认为是骨塑建与骨重建过程中成骨细胞分化的储备库。间充质干细胞活性改变是导致包括骨质疏松、骨坏死、骨折延迟愈合及不愈合在内的多种骨骼疾病的重要因素之一，其中类固醇及年龄相关骨质疏松被认为与间充质干细胞数量减少和（或）以减少成骨为代价优先向成脂分化等生物活性的改变有关；另外MSC也可作为筛选骨骼疾病治疗药物的体外细胞模型。成纤维细胞集落生成单位（colony-forming units fibroblastic, CFU-F）来源于单个间质干细胞，对其进行计数可用来对不同来源的MSC进行定量以评估体外MSC的活性。MSC向成骨细胞和脂肪细胞的分化潜能的变化可通过特异性碱性磷酸酶（ALP）活性、矿化结节以及脂滴定量来检测。除了利用MSC对骨骼疾病进行潜在病理机制探索及作为细胞模型筛选治疗相应骨骼疾病的药物，MSC也是骨组织工程修复的重要种子细胞来源。骨组织工程修复是一项前景与挑战并存的项目。MSC的组织工程应用需要大量良好控制条件下的具有良好表征的细胞的可重复生产。常规二维培养瓶培养扩增受频繁传代的限制并且细胞培养箱需占据较大空间。因此在三维环境下利用微载体技术在生物反应器中扩增细胞是未来大量获取MSC的途径之一。最后，本部分内容也将详细介绍如何使用超顺磁性氧化铁颗粒（superparamagnetic iron oxide particle, SPIO）对MSC进行标记，从而进一步借助MRI对移植后MSC进行局部和系统的在体动态监测。

## 【取材】

### 1. 骨髓获取与MSC培养

（1）动物麻醉：使用等体积甲苯噻嗪（0.2 ml/kg）和氯胺酮（0.2 ml/kg）。

（2）含10%胎牛血清的DMEM培养基：2 mmol/L左旋谷酰胺，100 U/ml青霉素，100 μg/ml链霉素以及25 μg/ml两性霉素用以MSC培养和扩增。

（3）磷酸盐缓冲液（PBS）：添加8 g NaCl、0.2 g KCl、0.2 g $KH_2PO_4$、1.15 g $Na_2HPO_4$ 至1 000 ml蒸馏水，调整pH至7.4，置于121℃、103.4 kPa条件下高压灭菌30分钟。

（4）肝素（1 000 U/ml, DBL）；穿刺针；75% 乙醇；10 ml 无菌注射器；Ficoll 淋巴细胞分离液（密度 =1.077）；一次性塑料吸管；培养瓶；离心管。

**2. CFU-F 染色及定量**

（1）0.2 mol/L 磷酸盐缓冲液：添加 2.6 g $NaH_2PO_4 \cdot H_2O$、29 g $Na_2HPO_4 \cdot 12H_2O$ 至 500 ml 蒸馏水中，调整 pH 至 7.4。

（2）2.5% 戊二醛固定溶液：10 ml 25% 戊二醛、40 ml 蒸馏水、50 ml 0.2 mol/L 磷酸盐缓冲液混合，调整 pH 至 7.3 ～ 7.4。

（3）吉姆萨储液：0.5 g 吉姆萨粉剂、33 ml 甘油、33 ml 甲醇，将少量甘油与吉姆萨粉剂混合，研磨至粉末溶解，加入剩余甘油；将混合物置于 56℃ 水浴 2 小时，之后加入甲醇，将吉姆萨储液放置于深色瓶中避光储存。

（4）吉姆萨工作液：用 PBS10 倍稀释吉姆萨储液（工作液仅能稳定存放几小时，因此每次需小量新鲜配制，染液变质时会因伊红沉淀而导致红染色消失）。

**3. 成骨诱导分化潜能鉴定**

（1）3 mmol/L 4-硝基苯基磷酸二钠盐（PNPP）：113.3 mg PNPP、100 ml 去离子水，−4℃ 冰箱冷存。

（2）50 mmol/L 二乙醇胺（DEA）缓冲液：添加 0.5 ml 4.0 mol/L HCl、203.3 mg $MgCl_2 \cdot 6H_2O$、0.5 ml DEA、99 ml 去离子水，调整 pH 至 10.5。

（3）$10^{-9}$ mol/L 地塞米松、50 μg/ml 抗坏血酸、10 mmol/L β-甘油磷酸钠、1 μmol/L 地塞米松及普通 DMEM 培养基。

**4. 成脂诱导分化潜能鉴定**

（1）10% 缓冲福尔马林：10 ml 福尔马林添加至 90 ml PBS 中。

（2）60% 丙二醇溶液：60 ml 100% 丙二醇与 40 ml 蒸馏水混合。

（3）0.5% 油红 O 溶液：0.5 g 油红 O 粉剂与 100 ml 100% 丙二醇混合（先加入少量丙二醇至油红 O 粉剂中搅拌，后逐渐加入剩余丙二醇，加热至 95℃）。

（4）1 μg/ml 胰岛素、0.5 mmol/L 异丁基甲基黄嘌呤（IBMX）、$10^{-9}$ mol/L 地塞米松。

**5. 利用微载体技术在生物反应器中进行 MSC 扩增**

（1）2% 甲基硅油：2 ml 甲基硅油与 98 ml 乙酰乙酸盐混合。

（2）噻唑蓝（MTT）：100 mg MTT 粉剂，溶解于 20 ml PBS 中，使用 0.22 μm 滤膜过滤除去细菌，置于深色瓶中避光保存于 −4℃ 冰箱，使用前用普通 DMEM 培养基稀释至 0.5 mg/ml。

（3）0.4% 台盼蓝染色液：0.4 g 台盼蓝粉剂加至 100 ml PBS 中，滤纸过滤后置于 −4℃ 冰箱保存。

（4）生物反应器（Techne USA），生物搅拌器（Techne USA），聚糖-胶原微载体 CT-3（生物反应器工程国家重点实验室专利产品，华东理工大学，上海，中国），DMEM，胎牛血清，0.25% 胰蛋白酶。

6. SPIO颗粒体外标记MSC

（1）2%盐酸：2 ml浓盐酸及98 ml蒸馏水配制。

（2）2%亚铁氧化钾：2 g $K_4Fe(CN)_6 \cdot 3H_2O$加至100 ml蒸馏水中。

（3）1%核固红（Kernechtrot）染色液：1 g核固红，5 g硫酸铝，100 ml蒸馏水。

（4）超顺磁性氧化铁粒子，400 ng/ml聚左旋赖氨酸，2.5%戊二醛。

【方法】

**1.骨髓获取、单核细胞分离及MSC培养**

（1）自人体、兔及大鼠获取骨髓

1）从患者髂后上棘获取骨髓：患者侧卧位，定位标记髂后上棘。常规消毒，1%～2%普鲁卡因局部麻醉。骨穿针穿刺骨髓，使用10 ml肝素化注射器抽出5～10 ml骨髓液。

2）从兔子髂嵴或远端股骨获取骨髓：使用甲苯噻嗪（0.2 ml/kg）和氯胺酮（0.2 ml/kg）肌内注射麻醉，备皮后使用75%乙醇消毒穿刺区域，使用穿刺针穿刺髂嵴或远端股骨骨髓腔，使用肝素化注射器缓慢连续抽取骨髓5～10 ml。

3）从大鼠股骨和胫骨获取骨髓：使用过量戊巴比妥钠处死大鼠，无菌条件下解剖双侧股骨胫骨放入预冷PBS中，除去附着肌肉，切掉两侧干骺端，将骨髓冲洗到普通DMEM培养基中。

（2）自骨髓中分离单核细胞

1）使用PBS冲洗骨髓以除去脂肪细胞和血块（1 500 r/min，5 min）。

2）将Ficoll置于离心管底，之后用移液管缓慢加入骨髓悬液，容积比为2∶3。

3）20℃离心30分钟（2 000 r/min）。

4）使用毛细吸管在Ficoll和血清层间吸取单个核细胞。

（3）MSC培养

1）使用PBS冲洗单个核细胞两次（1 500 r/min，5分钟）。

2）计数，以$1 \times 10^5/cm^2$的密度接种于含10%胎牛血清、100 U/ml青霉素和100 μg/ml链霉素的DMEM培养基中，置于5% $CO_2$、37℃培养箱中孵育。

3）如未使用Ficoll分离，冲洗的血细胞可直接接种至培养瓶中，密度为$5 \times 10^7/cm^2$，置于5% $CO_2$、37℃培养箱中。

4）接种7天后更换培养基，之后每2～3天更换一次。

**2.CFU-F染色及定量**

（1）CFU-F在接种培养瓶后约1周后可见。

（2）丢弃培养基，PBS冲洗一次。

（3）室温下使用2.5%戊二醛固定细胞10分钟。

（4）准备吉姆萨工作液：使用PBS 10倍稀释吉姆萨储液。

（5）过滤吉姆萨工作液以去除未溶解的颗粒。

（6）室温下使用吉姆萨工作液染色30分钟。

（7）蒸馏水充分冲洗。

（8）染色后CFU-F显紫色，于配有图像分析系统的显微镜下拍摄照片并对CFU-F数目进行定量。

### 3. 成骨诱导分化潜能鉴定

（1）成骨诱导分化培养

1）传代的MSC可用来进行多潜能分化鉴定和对成骨药物进行筛选。

2）成骨诱导分化潜能鉴定：MSC以5 000/cm²密度接种于96孔培养板或6孔培养板（含10%胎牛血清的DMEM培养基），生长融合3天后，更换为成骨诱导分化培养基（DMEM+10% FBS+10⁻⁹ mol/L地塞米松+50 μg/ml抗坏血酸+10 mmol/L β-甘油磷酸钠）。

3）经过2周的诱导，成纤维细胞样的MSC分化为立方形的成骨细胞，可高表达碱性磷酸酶；3周后矿化结节形成。

（2）评估成骨诱导分化能力的ALP活性分析：丢弃96孔培养板内的培养基，PBS冲洗两次；每孔添加DEA缓冲液100 μl裂解细胞；每孔加入PNPP 50 μl；37℃孵育15分钟；通过酶标仪每隔1分钟测量405 nm波长处的OD值，连续测45分钟。

### 4. 成脂诱导分化潜能鉴定

（1）成脂诱导分化培养

1）成脂诱导分化能力鉴定：MSC以5 000/cm²密度接种于48孔培养板（含10%胎牛血清的DMEM培养基），细胞生长融合3天后，更换为成脂诱导分化培养基（DMEM+10% FBS+1 μg/ml胰岛素+1 μmol/L地塞米松+0.5 mmol/L异丁基甲基黄嘌呤）培养3周。

2）经过3周的诱导，MSC将分化为脂肪细胞，胞质内有脂滴形成，油红O染色阳性，于510 nm处用分光光度法定量。

（2）油红O染色进行脂肪细胞定量

1）弃去48孔板内培养基，PBS冲洗两次。

2）加入10%缓冲福尔马林固定30～60分钟（0.5 ml/孔）。

3）准备油红O工作溶液（油红O储液3份加去离子水2份混合，室温放置10分钟后用中孔滤膜过滤）。

4）弃去福尔马林溶液，以蒸馏水冲洗；弃去蒸馏水，每孔加入0.5 ml的60%丙二醇，放置5分钟；弃去60%丙二醇，每孔加入0.5 ml油红O工作溶液放置1小时。

5）弃去油红O溶液，每孔加入1 ml蒸馏水冲洗3次。

6）每孔加入0.45 ml异丙醇置于涡旋器1小时以抽提油红O。

7）向96孔培养板中每孔加入200 μl提取液，分光光度法于510 nm处定量。

### 5. 利用生物反应器体外扩增MSC

（1）生物反应器准备：使用2%甲基硅油硅酸化生物反应器内面；室温自然晾干，蒸馏水反复冲洗；将生物反应器放置于120℃烘箱内2小时。

（2）微载体准备：称量120 mg微载体置于40 ml生物反应器中（微载体密度为3 mg/ml）；加入40 ml PBS于生物反应器中使微载体浸泡过夜；高压锅（115℃，103.4 kPa）灭菌15分钟；移液管吸出PBS，向生物反应器中加入DMEM培养基。

（3）MSC接种于微载体，于生物反应器中扩增。

1）MSC以3 000/cm² 密度接种在微载体表面（CT-3微载体表面积为5 cm²/mg），因此40 ml生物反应器中120 mg微载体的表面积为600 cm²。

2）将生物反应器移至生物反应器机器中，置于37℃、5% $CO_2$、饱和湿度的孵箱孵育。

3）调整生物反应器机器旋转速度为25 r/min，MSC贴附微载体6小时后，升速至50 r/min，每3天更换培养基。

4）扩增1周后，MSC在微载体中达到细胞融合，用胰酶消化获得的MSC可于高级生物反应器中进一步扩增或用于生物学评价。

6. 对MSC进行SPIO颗粒体外标记及MRI体内动态监测

（1）SPIO颗粒体外标记MSC

1）以$1 \times 10^4$/cm² 密度接种MSC于6孔培养板，置于37℃、5% $CO_2$ 培养箱孵育24小时。

2）将100 μl无菌SPIO溶液加至含有400 ng/ml聚左旋赖氨酸的DMEM培养基中，根据储液浓度将SPIO稀释至100 μg/ml。

3）继续于37℃、5% $CO_2$ 培养箱中培养MSC。

4）连续2周每天使用0.1%台盼蓝染色和MTT方法检测SPIO标记的MSC的活性及增殖能力。

5）使用前文所述方法检测SPIO标记的MSC的分化潜能变化。

6）18小时后通过普鲁士蓝染色检测SPIO阳性MSC。

7）使用0.25%胰蛋白酶收集SPIO标记扩增的MSC（1 500 r/min，5分钟）。

8）10 ml PBS冲洗2次（1 500 r/min，5分钟）。

9）调整MSC浓度，将含有$1 \times 10^7$个MSC的5 ml DMEM培养基或0.5 ml DMEM培养基局部或系统注射于兔动物模型。

10）使用MRI局部或系统监测SPIO标记的MSC动态变化。

（2）Perls普鲁士蓝染色检测SPIO：弃去6孔培养板中培养基，PBS冲洗2次；2.5%戊二醛固定10分钟；准备普鲁士蓝溶液（2%亚铁氧化钾和2% HCl使用前等量混合）；PBS冲洗2次；加入普鲁士蓝溶液，染色30分钟；PBS冲洗2次；加入1%中性红溶液静置1分钟；蒸馏水冲洗；系列乙醇常规脱水；SPIO颗粒于胞质中显示为蓝色，SPIO标记细胞可于配有影像分析系统的显微镜下进行定量。

【应用】

1. 骨髓获取、单核细胞分离和MSC培养　取自人、兔及大鼠的MSC于培养瓶培养约

1周后可见，2周达到细胞生长融合。显微镜下呈长梭形。流式细胞仪分析显示人MSC为SH3阳性，CD34阴性（图4-1）。

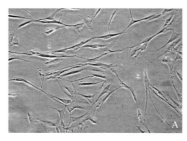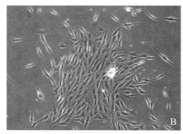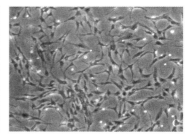

图4-1　原代骨髓MSC 1周内可见，呈长梭形
A. 人来源MSC；B. 兔来源MSC；C. 大鼠来源MSC（100×）

2. CFU-F染色及定量　培养1周内可见CFU-F，吉姆萨染色后呈紫色。包含超过50个细胞的集落计数为一个CFU-F。与兔正常对照组相比，骨坏死组的CFU-F明显减少（图4-2）。

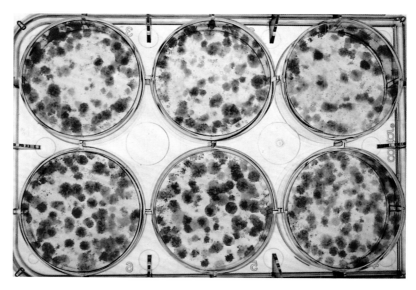

图4-2　兔股骨近段骨髓来源CFU-F
吉姆萨染色后，类固醇相关骨坏死组（6孔板上排3孔）与正常对照组
（6孔板下排3孔）相比CFU-F显著减少

3. 成骨诱导分化潜能鉴定　淫羊藿苷可刺激MSC分化为成骨细胞。在淫羊藿苷处理后MSC由长梭形变为立方形的成骨细胞样细胞；淫羊藿苷在小剂量（1 ～ 50 μmol/L）时可剂量依赖性地促进ALP表达，而在大剂量（100 μmol/L）时则显著抑制ALP的表达；另外，淫羊藿苷可显著增强MSC的矿化能力（图4-3）。

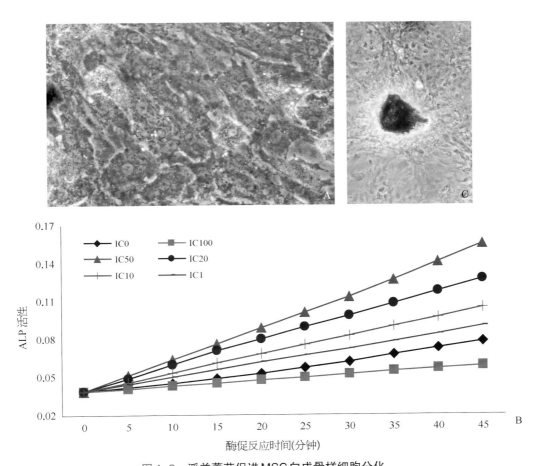

图4-3 淫羊藿苷促进MSC向成骨样细胞分化

A. MSC由长梭形变为立方形成骨样细胞(200×); B. 定量数据显示淫羊藿苷可剂量依赖性地促进ALP表达; C. 淫羊藿苷增强矿化能力,第4周MSC开始形成矿化结节,茜素红染色阳性(100×)

4. 成脂诱导分化潜能鉴定　淫羊藿苷抑制MSC向脂肪细胞分化。在使用加入淫羊藿苷或未加入淫羊藿苷的成脂培养基诱导3周后,淫羊藿苷处理组的脂肪细胞样细胞较成脂诱导分化对照组显著减少。油红O染色定量数据显示淫羊藿苷在小剂量时(0.01～10 μmol/L)可剂量依赖性地抑制MSC的成脂分化,而大剂量(100 μmol/L)的淫羊藿苷处理则可刺激成脂分化(图4-4)。

5. 生物反应器体外扩增MSC　MSC于24小时后贴附CT3微载体。与传统二维扩增相比,生物反应器可大幅提高扩增效率。生物学活性检测显示扩增后的MSC仍保持长梭形,三维扩增后并无分化潜能的明显改变(图4-5)。

6. SPIO体外标记MSC及MRI体内动态监测　数据显示100%的MSC可被新开发的纳米级SPIO颗粒成功标记。活性分析显示高于97%的SPIO标记MSC存活。多潜能分化能力鉴定显示SIPO标记后MSC的成骨和成脂分化能力无明显变化(图4-6)。

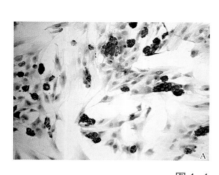
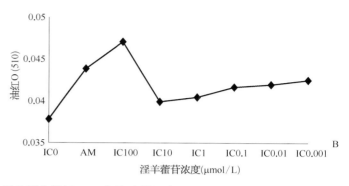

图4-4　淫羊藿苷抑制MSC向脂肪样细胞分化

A. 对MSC分化的脂肪样细胞进行油红O染色(150×)；B. 脂肪细胞定量显示：淫羊藿苷小剂量时可剂量依赖性地抑制MSC向脂肪细胞分化，而大剂量淫羊藿苷则刺激成脂

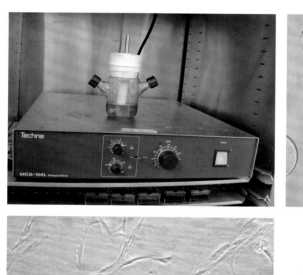
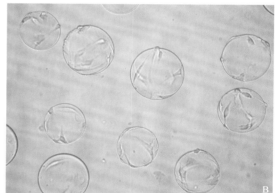
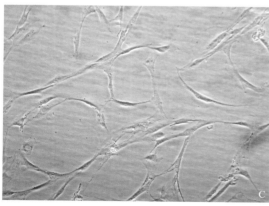
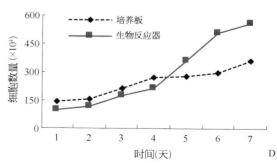

图4-5　利用微载体技术在生物反应器中进行人MSC体外扩增

A. 生物反应器和MSC-104L生物搅拌器；B. 人MSC在生物反应器中扩增(25×)；C. 人MSC在常规培养瓶中扩增(100×)；D. 生物反应器与常规培养瓶相比具有较高的扩增效能

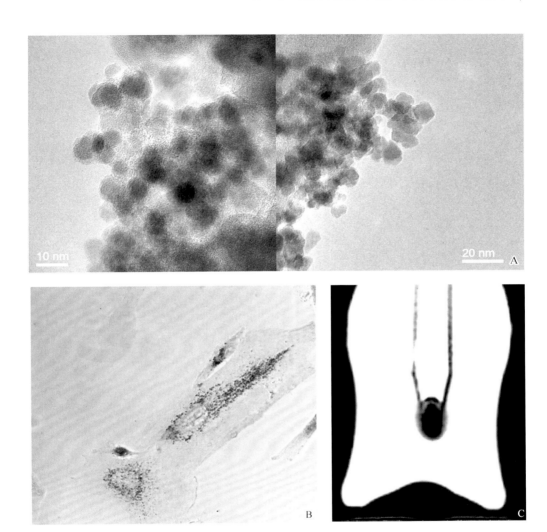

图4-6 SPIO体外标记MSC及MRI体内动态监测

A.电子显微镜下直径7～10 nm的SIPO-NP；B.普鲁士蓝染色显示兔MSC胞质中含有较多SPIO颗粒(400×)；C.SPIO-NP标记的MSC小球在MRI上显示为黑色信号

**·作者评述·**

作为多潜能干细胞，间充质干细胞在各种骨骼疾病的病理机制探索和作为筛选相应分子药物的细胞模型方面具有巨大的价值。更重要的是，随着组织工程的迅猛发展，越来越多的组织器官需要人工修复或重建，利用微载体技术对MSC的三维扩增可满足将来组织工程对大量表征良好的种子细胞的需求。纳米级SIPO颗粒可提高对干细胞的标记效力，延长在体标记时间，同时对干细胞本身的生物学特性影响较小，从而有助于MRI对移植后干细胞进行动态追踪并促进其将来的临床应用。

（盛　辉　徐明昕）

# 成骨细胞的鉴定

●

以上各种方法获得的原代成骨细胞的纯度并不是100%,其中可能包含成纤维细胞和其他非成骨细胞,因此建议在进行进一步实验前对培养的成骨细胞进行鉴定,明确所获得成骨细胞的纯度及活性。鉴定主要依据细胞的形态以及成骨细胞特异性分泌蛋白、因子、受体等,如碱性磷酸酶(ALP)、骨钙素(BGP)、Ⅰ型胶原蛋白、骨保护蛋白及雌激素受体等。下面将对几种简单而常用的鉴定方法予以介绍。

## 一、形态学观察

1. 倒置相差显微镜观察　镜下成骨细胞贴壁生长,细胞形态不规则,多呈三角形和多角形等多种形态,有较多凸起,细胞核较大,呈圆形或椭圆形。培养3～5天细胞体积增大,细胞质丰富,清晰,向外伸展,伸出较多突起,与周围细胞突起相互连接。汇合后,细胞呈铺路石状,并可重叠生长。随着培养时间的延长,重叠的细胞形成细胞小结,随着胶原及钙质的沉积,形成不透光的矿化结节。

2. 扫描电镜观察　镜下可见成骨细胞有多个细胞突起,细胞间由多个突起互相连接,重叠生长。透射电镜成骨细胞胞质含丰富的线粒体及分泌小泡,粗面内质网扩张,核膜清晰,核质均匀。

## 二、ALP 染色

成骨细胞具有合成分泌ALP的功能,功能活跃的成骨细胞ALP组织化学染色阳性反应。常用的方法有钙钴法、偶氮偶联法及NBT/BCIP底物显色法。

1. 钙钴法

【方法】

适量成骨细胞培养于盖玻片,待其70%～80%汇合后,PBS洗涤,冷丙酮固定10分钟,PBS洗涤2次,加入染色液,37℃染色4～6小时,自来水冲洗数次,2%硝酸钴中浸3～5分钟,自来水冲洗,然后浸于1%硫化铵中2分钟,自来水冲洗,自然干燥,封片。胞质中阳性反应呈现灰黑色颗粒或块状沉淀。

【染色液配制】

| | |
|---|---|
| 3% β-油磷酸钠 | 5 ml |
| 2%巴比妥钠溶液 | 5 ml |
| 蒸馏水 | 10 ml |

（续表）

| | |
|---|---|
| 2%氯化钙溶液 | 10 ml |
| 2%硫酸镁溶液 | 1 ml |

### 2. 偶氮偶联法

【方法】

成骨细胞盖玻片，PBS洗涤后，10%甲醛固定10分钟，蒸馏水洗涤2次，加入染色液，室温下染色45分钟，自来水冲洗数次，自然干燥，封片。成骨细胞胞质中可见红色ALP颗粒。

【染色液配制】

| | |
|---|---|
| 萘酚AS−BI磷酸盐 | 20 mg |
| DMSO | 0.5 ml |
| 0.2 mol/L巴比妥乙酸缓冲液 | 50 ml |
| 六偶氮副品红 | 0.5 ml |

**六偶氮副品红配制**　副品红400 mg，浓盐酸2 ml，三蒸水8 ml混合；临用前与等体积4%亚硝酸钠混合。另外需要准备1 mol/L NaOH调节pH至9～10。

### 3. NBT/BCIP底物显色法

【方法】

目前有市售的NBT/BCIP底物显色试剂盒可用于ALP染色。成骨细胞爬片，PBS洗涤后，10%甲醛固定10分钟，蒸馏水洗涤2次，加入NBT/BCIP底物显色液，37℃染色30分钟，自来水冲洗数次，自然干燥，封片。成骨细胞胞质中可见蓝紫色ALP颗粒。

## 三、基质前体染色

成骨细胞细胞质含有丰富的基质前体成分，应用过碘酸希夫（periodic acid Schiff, PAS）法细胞化学染色，能显示这些基质前体，胞质可见大小不一、红色阳性颗粒。

【方法】

细胞爬片经95%乙醇固定10分钟，蒸馏水冲洗3次；1%过碘酸水溶液浸15分钟，蒸馏水冲洗数次；加入希夫试剂作用60分钟，自来水冲洗数次；苏木素复染1～3分钟，或2%甲基绿复染15分钟，自来水冲洗，干燥，封片。成骨细胞胞质中可见红色颗粒状或团块状阳性物质。

【试剂配制】

（1）醇化过碘酸水溶液：配制后4℃避光保存。

（2）希夫试剂：0.5 g碱性品红溶于100 ml沸水，冷却到60℃时，过滤；然后加入1 mol/L

| 过碘酸（2H$_2$O） | 0.3 g |
|---|---|
| 无水乙醇 | 5 ml |
| 蒸馏水 | 10 ml |
| 0.2 mol/L乙酸钠 | 5 ml |

盐酸10 ml，冷却到室温，加入亚硫酸氢钠0.5 g，封口过夜；次日加入1 g活性炭，混匀，过滤（此时滤液应无色透明），盖紧瓶盖，棕色瓶4℃避光保存。

## 四、矿化结节

体外培养成骨细胞在矿化诱导剂作用下，有体外矿化能力。成骨细胞在β-甘油磷酸钠及抗坏血酸混合液（50 μg/ml抗坏血酸，10 mmol/L β-甘油磷酸钠）的诱导下，培养20天后，成骨细胞可形成不透光的白色结节，能被茜素红S（ARS）染成红色。除了ARS染色外，还有四环素标记法及von Kossa等方法可以观察矿化结节的形成。也有研究显示采用扫描电镜技术也可用于评价矿化结节。

1. **茜素红法** 细胞接种于24孔板，培养5天后，加入矿化诱导液，继续培养2周，培养皿用PBS轻轻冲洗2次，95%乙醇固定10分钟，蒸馏水洗涤3次；加入1%茜素红S染色液，37℃染色30分钟，蒸馏水洗涤，干燥。典型的矿化结节为中间不透光钙质，周围为含红色基质的细胞。

2. **四环素标记法** 细胞培养方法同上。细胞培养20天左右后，加入四环素溶液（50 μg/ml培养液）孵育30分钟，更换新鲜培养液继续培养30分钟，PBS漂洗；95%乙醇固定10分钟，荧光显微镜下观察。矿化结节呈黄色荧光。

3. **von Kossa改良法** 细胞培养方法同上。95%乙醇固定10分钟，蒸馏水冲洗3次；加入2%硝酸银，避光孵育1小时；流水冲洗10分钟，5%硫代硫酸钠作用1小时，冲洗，干燥。矿化结节呈黑色。

4. **扫描电镜** 细胞培养方法同上。细胞经2.5%戊二醛固定液4℃固定24小时，双蒸水洗涤30秒，然后经梯度叔丁醇（30% ~ 100%）脱水，真空干燥，喷金镀膜，扫描电镜上观察。结合能谱分析可对结节中Ca元素进行定量分析。

## 五、成骨细胞表型检测

成骨细胞可以表达Ⅰ型胶原蛋白、骨涎蛋白、骨桥蛋白、骨形成蛋白及骨钙素等特征性表型，这些因子的表达可以通过免疫组织化学、逆转录聚合酶链反应、蛋白印迹及流式细胞术等方法检测。此外，成骨细胞上存在雌激素受体，可采用放射受体分析法、免疫组织化学法及流式细胞术，定量检测成骨细胞上的雌激素受体含量。下面将简单介绍采用放射受体分析检测雌激素受体的方法。

【方法】

将成骨细胞（$5 \times 10^4$/ml）接种于培养板，培养24小时后，更换成含不同浓度的 $^3$H 标记雌激素的DMEM培养液，4 ℃孵育2.5小时，冷DMEM冲洗2次后，加入NaOH溶液（1 mol/L）孵育30分钟，采用液体闪烁计数仪分析放射活度。同时设定相应的对照组，观察药物或其他干扰因素对雌激素受体的影响。

· 作者述评 ·

以上介绍的是几种传统而常用的鉴定方法。但是由于培养细胞可能处于不同的功能和分化状态，或者不同的来源，单一某一种特异性染色的阳性率的高低并不能完全反映培养细胞的纯度，可采用多种方法综合分析。以上所采用的组织学方法均可进行定量分析，计算染色阳性率，可作为药效学或其他研究的观察指标。此外，由于成骨细胞可表达或分泌一些具有相对特异性的蛋白或因子，可通过免疫组织化学、流式细胞术及分子生物学技术等鉴定成骨细胞。相对于新兴的分子生物学技术，传统的组织学方法简单、快捷，成本较低，仍然有较好的应用价值。

（陈　晓　朱国英）

# 成骨细胞的功能测定

成骨细胞是骨发生和骨形成的物质基础，在骨重建过程中发挥着重要作用。它被誉为是骨系统的中枢组成，既可分泌 I 型胶原蛋白、糖蛋白等有机物质参与骨基质的构成；又能输送钙离子至类骨质，参与其钙化；同时其分泌的碱性磷酸酶能够水解无机胶原磷酸盐，促进骨矿化等。这些成骨细胞功能可归类几个方面总结，如增殖、凋亡、分化、黏附、钙释放等。除了常规染色，我们可应用生物化学、放射免疫、酶联免疫等方法测试成骨细胞分泌的蛋白、因子等分泌水平，或通过聚合酶链式反应（PCR）、蛋白质印迹法等方法检测成骨细胞相关基因与蛋白表达。

## 一、增殖率测定

细胞的增殖率可以直接反映细胞的生长情况。噻唑蓝（MTT）比色实验是实验研究中用来检测细胞生长、存活的方法之一，具有简便、快捷、准确、安全及价廉等优点。MTT的基本原理为在活细胞线粒体中外源性的MTT能够被细胞内的琥珀酸脱氢酶还原为一种紫蓝色且难溶于水的结晶物甲臜，甲臜沉积在细胞胞质中，但是死亡细胞不会出现此现象。当甲臜遇到二甲基亚砜（DMSO）时，沉积在细胞中的甲臜会被DMSO溶解。采用酶联免疫检测仪在490 nm或570 nm的波长处测定甲瓒光密度值（OD值），用来间接反映活细胞的数量。形成MTT结晶物的量与活细胞的数量成正相关。

**【方法】**

用0.25%胰蛋白酶消化液消化贴壁的单层培养细胞，用含10%新生小牛血清MEM培养液配制成单个细胞悬液，调整细胞悬液内细胞的浓度，使细胞悬液浓度为$1.0 \times 10^4$个/ml，再将细胞悬液接种细胞于96孔培养板中，每块培养板每孔加入上述细胞悬液200 μl，常规培养24小时，换液，加入药物或对照试剂培养。分别在培养箱中培养到研究方案确定的时间后，于测定前4小时，用PBS冲洗后更换无血清MEM培养液100 μl，往96孔板每孔中加入10 μl 0.5% MTT溶液，继续置于37℃、5%CO$_2$、饱和湿度培养箱中培养4小时。然后终止培养，往每孔加入10%十二烷基硫酸钠（SDS，0.01 mol/L盐酸配置）100 μl，然后在摇床上震荡10分钟，待甲瓒充分溶解后用酶联免疫检测仪在570 nm波长测定OD值。

**【注意事项】**

细胞药效研究中常选用2～5继代细胞；接种密度与细胞来源及研究时间有关，新生大鼠原代成骨细胞在96孔板中接种密度常取（0.5～2）$\times 10^3$/孔。

## 二、碱性磷酸酶活性定量检测

成骨细胞具有合成分泌碱性磷酸酶（ALP）的功能，ALP是成熟成骨细胞的标志性酶。ALP活性可反映成骨细胞分化程度。常用试剂盒或自行配制对硝基苯磷酸盐（PNPP）测定细胞或培养液中的ALP活性的绝对值，并以其与蛋白质或细胞量的比值来分析其分化程度。

**【方法】**

用0.25%胰蛋白酶消化液消化贴壁的单层培养细胞，用含10%新生小牛血清MEM培养液配制成单个细胞悬液，调整细胞悬液内细胞的浓度，使细胞悬液浓度为$1.0 \times 10^4$个/ml，再将细胞悬液接种细胞于96孔培养板中，每块培养板每孔加入上述细胞悬液200 μl，常规培养24小时，换液，加入药物或对照试剂培养。分别在培养箱中培养到研究方案确定的时间后，去掉培养液，冷PBS清洗3次，加入50 μl 0.5% Triton X-100细胞裂解液，4℃裂解1小时。取20 μl裂解液于96孔板，加入90 μl底物反应液［PNPP-DEA溶液：MaCl$_2$·6H$_2$O 101.7 mg，12 mol/L（N）盐酸溶液1.95 ml，DEA 10 ml加蒸馏水至50 ml；临用前与3 mmol/L PNPP等量配制］，37℃水浴避光放置10分钟，然后加0.1 mol/L氢氧化钠90 μl终止反应，用酶标仪于405 nm波长下测定OD值。样品OD值在ALP标准曲线上读取ALP活性值（U/L）。同时取适当裂解液采用BCA法测定蛋白质含量，以其与蛋白质比值来表示（U/mg蛋白质）。

## 三、分泌蛋白测定

成骨细胞可以合成分泌多种蛋白质分子，其中骨钙素（BGP）、I型胶原蛋白、胰岛素样生长因子（IGF-1）以及转化生长因子-β（TGF-β）与成骨细胞分化和骨形成功能密切相关。此外,成骨细胞还可表达BMP、OPN、OPG、RANKL等多种蛋白。目前已经有放射免疫及酶联免疫试剂盒可以测定分泌蛋白质水平。此外,还可采用Western Blot及免疫组织化学法检测成骨细胞蛋白质表达。

## 四、相关基因mRNA测定

除了测定成骨细胞合成分泌多种蛋白质分子外,还可以采用RT-PCR的方法检测成骨细胞骨钙素(BGP)、Ⅰ型胶原蛋白、IGF-1、TGF-β、BMP、OPN、OPG、RANKL等基因表达,可反映其功能状态。

【方法】

取第二继代细胞以$1.0 \times 10^5$个/孔接种于6孔培养板中,常规培养24小时,换液,加入药物或对照试剂培养。分别在培养箱中培养到研究方案确定的时间后,去掉培养液,冷PBS清洗3次,加入Trizol试剂(0.5 ml/孔)提取细胞总RNA。通过琼脂糖凝胶电泳显示18秒及28秒条带,分析mRNA的完整性。并通过紫外分光光度计测定样品A260及A280吸光度,分析样品浓度与纯度。采用RT-PCR试剂盒进行逆转录及PCR扩增。反应条件:95℃预变性5分钟,然后95℃变性30秒,50～60℃退火30秒,72℃延伸30～60秒,进行25～35个循环的扩增,最后72℃延伸5分钟。PCR产物经1%琼脂糖凝胶电泳鉴定,通过与内参基因(β-Actin,GAPDH)比较,可以半定量分析基因表达情况。此外,现在广泛采用实时荧光定量PCR来检测基因表达。其方法与普通PCR类似,只是在基因扩增反应条件存在一定差异。目前还可以通过Northern Blot检测基因表达。

## 五、相关蛋白测定

用分子生物学Western Blot技术检测成骨细胞Col-1、RANKL、BMP-2、Runx2、OPG等蛋白表达水平,可反映其功能状态。

【方法】

PBS充分清洗后,含蛋白酶抑制剂及磷酸酶抑制剂的细胞裂解液冰上充分裂解细胞,提取样本总蛋白,用BCA法测蛋白质含量。煮沸变性后取40 μg蛋白质行8%～15% SDS-PAGE电泳并转膜。转膜结束后,使用5%脱脂奶粉封闭1小时,一抗4℃孵育过夜。孵育膜洗涤后,加二抗室温下摇床摇1小时。ECL试剂盒发光显影,膜置入化学免疫发光扫描成像系统拍照并检测印迹条带的光密度值并比较分析。

## 六、矿化结节计数

成骨细胞在体外具有形成矿化结节的能力。矿化结节的形成是成骨细胞骨形成功能的形态表现。成骨细胞在抗坏血酸和β-甘油磷酸钠的诱导下,2周左右可形成大小不一的矿化结节,经茜素红或von Kossa染色后在显微镜下分析其数量及面积,可反映成骨细胞的矿化功能。

## 七、钙摄取功能测定

成骨细胞具有摄取和释放钙的功能。可用放射性核素 $^{45}Ca$ 或荧光钙测定培养成骨细胞的这一功能。

【方法】

1. 荧光钙测定法 取第二继代细胞经0.25%胰蛋白酶消化,制成细胞悬液,计数细胞,在样本管内加入200 μl 8 mmol钙离子探针(Fluo-3/AM)37℃避光孵育30分钟后,过滤至试管,加入不同浓度药物干预10分钟,以正常成骨细胞为对照。用流式细胞仪检测细胞内 $Ca^{2+}$ 阳性百分比和荧光值的变化,以反映成骨细胞胞内游离 $Ca^{2+}$ 含量的变化。

2. 放射性核素 $^{45}Ca$ 法 向上述培养细胞中加入 $2.7 \times 10^3$ Bq/ml $^{45}Ca$ 培养液,然后再孵育15分钟,迅速刮取各孔贴壁细胞,在微孔过滤器(Millipore)上经微孔滤膜(0.45 μm)抽滤,PBS洗涤3次和10%三氯乙酸洗涤1次。将滤膜干燥后加入闪烁液在 β 闪烁仪上测定钙的放射活性。

## 八、流式细胞术检测细胞凋亡

早期细胞凋亡可见细胞膜外表面表达磷脂酰丝氨酸(PS),可用异硫氰酸荧光素(FITC)等荧光物质标记其亲和蛋白——膜联蛋白V(annexin V)。碘化丙啶(PI)可染色晚期凋亡细胞或坏死细胞,对多细胞或早期凋亡细胞不能染色。因此可用annexin V-FITC/PI双染色法区分出早期凋亡细胞与坏死。

【方法】

细胞经0.25%胰蛋白酶消化,离心1 000 r/min,5分钟,PBS洗两次。蒸馏水稀释4倍的Binding Buffer悬浮细胞,调整细胞浓度为 $1 \times 10^6$ 个/ml。195 μl细胞悬液加入5 μl annexin V-FITC,混匀、室温孵育10分钟。Binding Buffer清洗一次,190 μl Binding Buffer悬浮细胞,加入10 μl PI(20 μg/ml)。使用流式细胞仪分析,annexin V-/PI-为活细胞;annexin V+/PI+为坏死细胞和晚期凋亡细胞;annexin V+/PI-为早期凋亡细胞。早期凋亡率=(早期凋亡细胞数/总细胞数)×100%。

· 作者述评 ·

目前细胞增殖、碱性磷酸酶活性测定及矿化结节分析在成骨细胞体外药效研究中已经较为广泛应用。其中碱性磷酸酶活性测定及矿化结节分析具有一定特异性。通过生物化学、放射免疫、酶联免疫及免疫组织化学等方法分析成骨细胞特异蛋白、因子表达水平的变化,或通过分子生物学方法检测细胞因子转录水平的变化也正逐渐得到应用。

(曲新华　陈　晓)

参·考·文·献

［1］ Bakker A, Klein-Nulend J. Osteoblast isolation from murine calvariae and long bones［J］. Methods Mol Med, 2003, 80: 19-28.

［2］ Caplan A I. Mesenchymal stem cells［J］. J Orthop Res, 1991, 9(5): 641-650.

［3］ Caplan A I. Review: mesenchymal stem cells: cell-based reconstructive therapy in orthopedics［J］. Tissue Eng, 2005, 11(7-8): 1198-1211.

［4］ Castro-Malaspina H, Gay R E, Resnick G, et al. Characterization of human bone marrow fibroblast colony-forming cells (CFU-F) and their progeny［J］. Blood, 1980, 56: 289-301.

［5］ Chaudhary L R, Hofmeister A M, Hruska K A. Differential growth factor control of bone formation through osteoprogenitor differentiation［J］. Bone, 2004, 34(3): 402-411.

［6］ Daldrup-Link H E, Rudelius M, Piontek G, et al. Migration of iron oxide-labeled human hematopoietic progenitor cells in a mouse model: in vivo monitoring with 1.5-T MR imaging equipment［J］. Radiology, 2005, 234(1): 197-205.

［7］ D'Ippolito G, Schiller P C, Ricordi C, et al. Age-related osteogenic potential of mesenchymal stromal stem cells from human vertebral bone marrow［J］. J Bone Miner Res, 1999, 14(7): 1115-1122.

［8］ Frank J A, Miller B R, Arbab A S, et al. Clinically applicable labeling of mammalian and stem cells by combining superparamagnetic iron oxides and transfection agents［J］. Radiology, 2003, 228(2): 480-487.

［9］ Gimble J M, Zvonic S, Floyd Z E, et al. Playing with bone and fat［J］. J Cell Biochem, 2006, 98(2): 251-266.

［10］ Goh K P, Zhang Z Y, Chen K L, et al. Microcarrier culture for efficient expansion and osteogenic differentiation of human fetal mesenchymal stem cells［J］. Biores Open Access, 2013, 2(2): 84-97.

［11］ Grässel S, Stöckl S, Jeneilanzl Z. Isolation, culture, and osteogenic/chondrogenic differentiation of bone marrow-derived mesenchymal stem cells［J］. Methods Mol Biol, 2012, 879: 203-267.

［12］ Helfrich M H, Ralston S H. Bone research protocols［M］. Clifton: Humana Press, 2003.

［13］ King J A, Miller W M. Bioreactor development for stem cell expansion and controlled differentiation［J］. Curr Opin Chem Biol, 2007.

［14］ Li M, Ikehara S. Bone-marrow-derived mesenchymal stem cells for organ repair［J］. Stem Cells Int, 2013: 132642.

［15］ Li Q, Liu Q, Cai H, et al. A comparative gene-expression analysis of CD34+ hematopoietic stem and progenitor cells grown in static and stirred culture systems［J］. Cell Mol Biol Lett, 2006, 11(4): 475-487.

［16］ Ouyang H W, Goh J C, Lee E H. Bone marrow stromal cells for tendon graft-to-bone healing［J］. Am J Sports Med, 2004, 32:321-327.

［17］ Pittenger M F, Mackay A M, Beck S C, et al. Multilineage potential of adult human mesenchymal stem cells［J］. Science, 1999, 284(5411): 143-147.

［18］ Sheng H, Qin L, Zhang G, et al. Alternations in the differentiation potential of marrow mesenchymal stem cells in early steroid-associated osteonecrosis［J］. J Orthop Surg Res, (in print) 2007a.

［19］ Sheng H, Wang H F, Gao J J, et al. The effects of different doses of dexamethasone on the differentiation of rat mesenchymal stem cells into osteoblasts［J］. J Fudan Uni, 2003, 30(2): 164-166.

［20］ Sheng H, Wang Y X, Zhang G, et al. A new silica-coated super-paramagnetic iron oxide nano-particles for in vitro mesenchymal stem cells labeling and In vivo MR dynamic monitoring［R］. The 5th international conference on bone and mineral research & the 7th international osteoporosis symposium, Urumqi, China, 2007.

［21］ Sheng H, Zhang G, Qin L, et al. Biphasic effects of Icariin on adipogenesis of mesenchymal stem cells［R］. Shanghai International Othopeadics Conference, 2007.

［22］ Siggelkow H, Rebenstorff K, Kurre W, et al. Development of the osteoblast phenotype in primary human osteoblasts in culture: comparison with rat calvarial cells in osteoblast differentiation［J］. J Cell Biochem, 1999, 75(1): 22-35.

［23］ Soleimani M, Nadri S. A protocol for isolation and culture of mesenchymal stem cells from mouse bone marrow［J］. Nat Protocs, 2009, 4(1): 102-106.

［24］ Tan S L, Ahmad T S, Selvaratnam L, et al. Isolation, characterization and the multi-lineage differentiation potential of rabbit bone marrow-derived mesenchymal stem cells［J］. J Anat, 2013, 222(4): 437-450.

［25］ Toesca A, Pagnotta A, Specchia N. Evidence of type Ⅱ estrogen receptor in human osteoblast-like cells［J］. Cell Biol Int, 2000, 24(5): 303-309.

［26］ Tsai A C, Ma T. Expansion of Human Mesenchymal Stem Cells in a Microcarrier Bioreactor［J］. Methods Mol Biol, 2016.

［27］ Walsh S, Jordan G R, Jefferiss C, et al. High concentrations of dexamethasone suppress the proliferation but not the differentiation or further maturation of human osteoblast precursors in vitro: relevance to glucocorticoid-induced osteoporosis［J］. Rheumatology (Oxford), 2001, 40(1): 74-83.

［28］ Yang X, Tare R S, Partridge K A, et al. Induction of human osteoprogenitor chemotaxis, proliferation, differentiation, and bone formation by osteoblast stimulating factor-1/pleiotropin［J］. J Bone Miner Res, 2003, 18(1): 47-57.

［29］ 丁焕文,何锡煌.新生小鼠成骨细胞体外培养及其形态结构变化［J］.解放军医学杂志,1998, 23(6): 449-451.

［30］ 廖乃顺,李钻芳,林如辉,等.三种形态学方法对成骨细胞矿化结节的观察比较［J］.中国组织工程研究.2014, 18(33): 5266-5270.

［31］ 刘莉,常红,黄国伟,等.体外培养大鼠成骨细胞实验模型的建立［J］.天津医科大学学报,2004, 10(1): 39-42.

［32］ 王洪复,金慰芳,関本博,等.胎鼠头盖骨成骨细胞对45Ca的摄取能力与生长激素的影响［J］.中华核医学与分子影像杂志,1994(3): 173-174.

［33］ 王洪复.骨细胞图谱与骨细胞体外培养技术［M］.上海：上海科学技术出版社,2001.

［34］ 王洪复.骨质疏松症药效研究方法与技术［M］.北京：人民卫生出版社,2009.

# 第5章
# 骨陷窝细胞体外培养、鉴定与功能检测技术

## 骨陷窝细胞概述

●

骨陷窝细胞也称骨细胞(osteocyte, OCY),在成人全部骨组织细胞中占90% ~ 95%,成骨细胞(osteoblast, OB)占4% ~ 6%,破骨细胞(osteoclast, OC)占1% ~ 2%。OCY是树突状细胞(图5-1),有规律地分布于骨基质。通过细胞突起OCY不仅相互连接,与骨表面细胞也联系,并且越过骨表面伸进骨髓。在体内骨组织中,E11/gp38是骨细胞的特异性抗原,其主要功能是促进骨细胞树突形成。骨细胞突起主要放射到骨表面和有血液的方向(图5-2、图5-3)。OCY胞体坐落于骨陷窝(lacuna)内,其树突状突起穿行于微小的骨小管(canaliculi)内,在骨基质里纵横交错形成宛如"丝瓜络"样的结构。

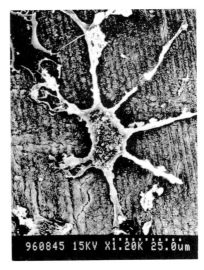

(照片引自王洪复等《骨细胞图谱与骨细胞体外培养技术》)

图5-1 骨基质中OCY的电子显微镜照片(2 000×)

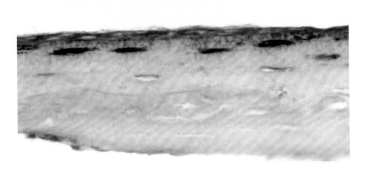

图5-2 成年小鼠靠近骨表面的OCY突起主要朝向骨表面,E11抗体染色(400×)

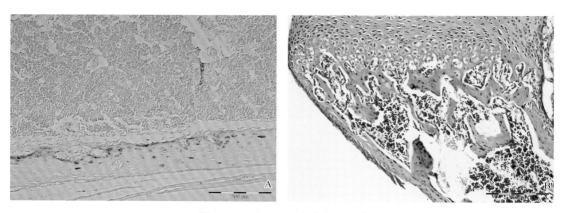

**图5-3　OCY E11表达 (100×)**
A. 新生小鼠的E11表达于靠近骨髓腔的骨皮质OCY; B. 幼年小鼠的E11表达于骨小梁和骨皮质内侧的OCY

胎鼠骨OCY的树突有一个渐进延长的过程, 我们观察到生后1天小鼠的OCY树突短而细 (图5-4A), 而到2周龄时OCY树突长而粗 (图5-4B)。但是, 成年小鼠的OCY刚被埋

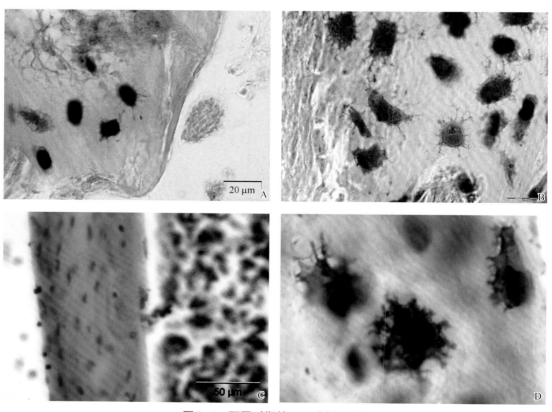

**图5-4　不同时期的OCY树突形态**
A. 出生1天小鼠OCY树突较短而细, LacZ染色 (400×); B. 出生2周小鼠OCY树突较长而粗, LacZ染色 (400×); C. 刚埋入骨基质的OCY, 可见已有较多树突形成, E11抗体染色 (400×); D. 骨小梁的OCY, 其细胞突起方向性不明显, E11抗体染色 (1 000×)

入骨基质时其树突已经长而粗（图5-4C）。在成年小鼠骨小梁，OCY的细胞突起方向性不明显（图5-4D），推测可能是因为该处的OCY各方面均邻近骨髓，细胞需要从各方向接近骨髓。

1. **OCY的功能**　OCY的功能被认为是通过庞大的陷窝-小管网络介导机械负荷的作用。长期以来，OCY被认为是通过释放促成骨和促破骨信号对应力做出反应。最近OCY被发现还有调节体内磷平衡的作用，所以，OCY又是内分泌细胞。OCY功能缺陷可能参与许多疾病的发生和发展，特别是糖皮质激素导致的脆性骨折、中老年人骨质疏松症等。另外，OCY对骨基质矿化的启动和调节可能也起主要的调节作用，在类骨质的OCY也能分泌骨基质。

2. **OCY的来源**　OCY是骨组织中含量最高的细胞，由成骨细胞分化而来。成骨细胞前体存在于骨髓，分化为多边形的成骨细胞（osteoblast, OB）后贴于骨表面，这些细胞有3种去向：① 通过未知机制被埋于骨基质，成为OCY；② 走向凋亡；③ 成为扁平的骨衬细胞贴于骨表面。

3. **骨陷窝细胞的标志物**　OCY由OB分化而来，它保留了OB的部分性质，又与OB有很大区别。例如：与OB相比较，OCY含碱性磷酸酶（ALP）很少或无，有更高的酪蛋白（casein）激酶Ⅱ、骨钙素和CD44，近年来发现的OCY标志物见表5-1。

表5-1　OCY标志物

| 标 志 物 | 表 达 阶 段 | 功　　　　能 |
|---|---|---|
| E11/gp38 | 早期、刚埋入的细胞 | 促细胞树突形成 |
| CD44 | 在OCY表达量明显高于在OB | 透明质酸（hyaluronic acid）受体，它与E11关联，并连接到细胞骨架 |
| Fimbrin | 各阶段OCY | 可能促树突分叉形成 |
| Phex | 各阶段OCY | 调节磷平衡 |
| OF45/MEPE | 晚期OB到OCY | 抑制骨形成/调节磷平衡 |
| DMP1 | 各阶段OCY | 调节磷平衡和矿化 |
| Sclerostin | 晚期OCY | 抑制骨形成 |
| FGF23 | 各阶段OCY | 诱导低磷血症 |
| ORP150 | 成熟OCY | 对缺氧的保护作用 |

注：gp38：糖蛋白38；Phex：X染色体上的磷调节中性内肽酶；OF45：OCY因子45；DMP1：牙本质基质蛋白Ⅰ；FGF23：成纤维细胞生长因子23；ORP150：氧调节蛋白150。

4. OCY的死亡和凋亡 某些病理形态(例如骨质疏松症及骨性关节炎)会伴有OCY死亡。由于骨不能感受微损伤和(或)启动修复过程,会导致骨脆性上升。制动、雌激素的下降和糖皮质激素治疗引起的缺氧,会导致OCY死亡。肿瘤坏死因子(TNF)和白介素-1(IL-1)会导致OCY凋亡。主动运动似乎可以保持去卵巢后的OCY活力和骨强度。雌激素、选择性雌激素受体调节剂(SERM)、双膦酸盐、降钙素、CD40配体、钙结合素-D28K、单核细胞趋化蛋白-1(monocyte chemotactic protein, MCP-1)和MCP-3,以及前列腺素(通过机械负荷诱生的)都可以抑制OCY以及OB的凋亡。现在已明确,OCY的活力在骨代谢平衡和骨完整性维持方面起重要作用。

5. OCY是骨塑造和重塑的协调者 已有证据证明OCY既能协调成骨,又能协调破骨功能。单独培养的鸡OCY或来自小鼠长骨的OCY样细胞系MLO-Y4可以刺激破骨细胞形成及其活性。MLO-Y4也能支持成骨细胞分化,甚至支持间充质干细胞(mesenchymal stem cell, MSC)的分化。

(张克勤)

# 原代骨陷窝细胞的分离和培养技术

OCY的活性和生存有赖于经骨小管的氧气、激素、营养物质和废物的弥散。从解剖位置上看,OCY深陷于骨中,该位置已成为研究其在骨代谢中作用的障碍。骨组织培养方法已被成功用于成骨细胞和破骨细胞活性的研究,对于评估OCY功能却价值甚微。考虑到必须允许营养物质足够充分地进出OCY,因此,骨组织培养所用的骨片体积严重受限,而且胎儿骨组织中骨细胞所占细胞比例很小,也不适合用于研究。因此,OCY的直接分离是研究OCY生理的可选方法。但还存在3个问题:第一,如何从骨基质中分离出足够数量的活OCY用于研究? 第二,如何能够从其他细胞中分离出OCY,并且保持这些细胞群的均一性? 第三,在培养时如何能够识别OCY,因为当细胞从三维组织结构中分离出来后有失去某些形态学特征的倾向。

本节将描述从18天龄鸡胚颅盖骨分离骨细胞的方法。之所以使用该时期龄的颅顶骨,是因为此时颅盖骨的钙化程度低,可以被胶原酶消化并释放出被基质包裹的细胞。使用低浓度的EDTA和胶原酶交替处理,可以使得这些细胞的分离变得容易。选择用鸡胚非常重要,因为该物种的颅盖骨两面的骨膜相对更容易被去除,使得大多数骨膜细胞不会混杂入胶原酶释放的细胞群中;此外,鸡胚颅盖骨的类骨质层(含OCY)较小鼠和大鼠的更厚;最后,可以获得特异性识别OCY的单克隆抗体,以便从混合细胞群中纯化OCY(免疫分离),分离过程中使用的单克隆抗体也可以用来在细胞培养中识别OCY。

【取材】

1. 受精鸡蛋 在38.5℃湿润的空气条件下孵育鸡蛋18天。孵箱应具有规律地将鸡蛋翻转180°的功能，大约每小时翻转10次。在孵箱内孵育成为胚胎前，受精鸡蛋可以在14～16℃条件下保存2～3周。

2. 培养基和溶液

（1）Hank平衡盐溶液（HBSS）。

（2）磷酸盐缓冲液（PBS）：137 mmol/L NaCl，2.7 mmol/L KCl，8.1 mmol/L $Na_2HPO_4$ 和1.5 mmol/L $KH_2PO_4$，调整pH至7.4。

（3）分离盐溶液（ISS）：70 mmol/L NaCl，30 mmol/L KCl，1 mmol/L $CaCl_2$，10 mmol/L $NaHCO_3$，25 mmol/L N−2−羟乙基哌嗪−N′−2−乙酸（N−2−hydroxyethylpiperazine−N′−2−ethanesulfonic acid, HEPES），5 mg/ml葡萄糖，1 mg/ml牛血清白蛋白（BSA），在37℃调整pH至7.4。

（4）分离培养基：在ISS中加入7 μmol/L的Nα−甲苯磺胺基−L−赖氨酰−氯甲基盐酸盐（Nα−tosyl−L−lysyl−chloromethane hydrochloride）和1 mg/ml Ⅰ型胶原酶，前者用来抑制蛋白酶的活性，而不会抑制胶原酶的活性。

（5）EDTA溶液：4 mmol/L EDTA加入PBS，调整pH至7.0。

（6）漂洗液：α−MEM含10%灭活的鸡血清。为了灭活，将血清加热至56℃（持续30分钟），200 g离心5分钟。

（7）培养基：α−MEM含2%灭活鸡血清，0.2 g/L谷氨酰胺，0.05 g/L抗坏血酸，0.05 g/L庆大霉素和1 g/L葡萄糖。

（8）胰蛋白酶−EDTA（TE）溶液：PBS中含0.05%胰蛋白酶和0.27 mmol/L EDTA。

（9）包被磁珠混悬液：将DNA结合的磁珠、单克隆抗体OB 7.3和PBS混合，配制成终浓度15 μg IgG/$8 \times 10^7$个磁珠/ml。从40枚颅盖骨中分离骨细胞需使用250 μl该混悬液。4℃孵育过夜，轻轻摇晃混悬液，保存在4℃备用。使用前用含2%鸡血清的HBSS短暂清洗磁珠2次。为了清洗磁珠混悬液，需将容器靠近磁铁以吸附磁珠至试管的一侧，一边移去混悬液。最后，用250 μl含2%鸡血清的HBSS重悬IgG包被的磁珠。

（10）锌定影液：溶解0.5%氯化锌和0.5%乙酸锌于0.1 mol/L的Tris−乙酸缓冲液中，调整pH至4.5。

3. 单克隆抗体OB 7.3　该抗体最初是按照标准程序将从18天龄鸡胚颅盖骨分离获得的骨组织细胞注射入BALB/c小鼠而产生。在骨切片中，该抗体仅识别深埋于骨样或钙化基质的骨细胞。在鸡胚颅盖骨经酶消化分离培养的细胞中，OB 7.3仅对少部分被分离的细胞染色，染色阳性细胞显示为骨细胞样形态。

【方法】

1. 组织解剖

（1）孵育18天后将鸡蛋从孵箱中取出。将一个鸡蛋大头即空气室向上，敲碎蛋壳顶部，用消毒过的镊子剥去蛋壳至空气室的边缘。取另外一只镊子的一只腿刺于白色壳膜和绒毛膜尿囊的下方。夹紧镊子同时将两层膜撕去。

（2）用弯钳夹住胚胎头部的下端，提起至稍高于鸡蛋，在钳子下方剪断，胚体滑落入鸡蛋中。将胚胎头放入有盖培养皿中，倒入一些HBSS并置于冰上。将镊子和钳子浸入100%乙醇中，并将乙醇烧掉以重新消毒。

（3）用一把小剪刀在脖子的背面剪一个缺口。用镊子夹住嘴部以固定，并沿着嘴部方向撕去皮肤。沿着边缘剪下颅盖骨，并沿着中间缝将其剪成两半。

（4）将两半颅盖骨放入几滴消毒过的HBSS，在立体显微镜下用小解剖刀将颅骨的内外侧骨膜去除。将"裸露"的两半颅盖骨放入装有HBSS的有盖培养皿中，置于冰上。

（5）对所有的鸡蛋重复同样的步骤。一般来说，在一次分离过程中使用40个鸡蛋。太多的鸡蛋将使得解剖过程太长，过少的鸡蛋使分离得到的骨细胞数量不够用。

**2. 混合性骨组织细胞（OBmix）分离**  下述孵育过程都在振动的37℃水浴箱中完成。

（1）将两片颅盖骨放入装有3 ml分离培养基（用ISS稀释10倍，胶原酶最终浓度0.1 mg/ml）的小培养瓶中，孵育10分钟并丢弃上清。重复本步骤一次（丢弃的上清中主要含有被破坏的细胞和红细胞）。

（2）颅盖骨中加入3 ml分离培养基（胶原酶终浓度为1 ml/ml）。孵育15分钟后丢弃上清（主要含有成纤维细胞和一些成骨细胞）。每次用2.5 ml PBS清洗颅盖骨3次，丢弃PBS清洗液。

（3）颅盖骨中加入4 ml EDTA溶液，孵育10分钟并收集上清液。

（4）对上清液在4℃中以200 g离心3分钟，用漂洗液重悬细胞，该细胞悬液称为成分1。

（5）洗涤颅盖骨3次，一次使用2 ml PBS，另两次使用1 ml ISS。把洗过的液体加至第4步获得的成分1，并置于冰上。

（6）颅盖骨中加入4 ml分离培养基，孵育45分钟。收集上清液，4℃中200 g离心3分钟。

（7）用漂洗液重悬沉淀细胞，此细胞混悬液称为成分2。

（8）用1 ml PBS洗涤颅顶骨3次，加入洗过液至第7步所获得的成分2。

（9）将成分1和成分2混合，4℃中200 g离心3分钟，用培养基重悬沉淀细胞。这就是OBmix细胞群，它包含成骨细胞、20%～30%的骨细胞和少许成纤维细胞。

（10）测定细胞浓度（如用细胞计数仪），增加细胞悬液体积至细胞浓度调整为$2 \times 10^6$个/ml。

（11）将0.5 ml细胞悬液种于50 ml的小培养瓶中，每瓶含有3 ml的培养基。一般来说需使用4个培养瓶。

（12）在37℃含5% $CO_2$的湿润空气中培养细胞24小时。

**3. 骨细胞的分离**

（1）次日，从培养瓶中移去培养基，用PBS清洗3次。每瓶加入3 ml TE溶液，37℃下孵育3分钟。每瓶加入0.3 ml的鸡血清溶液以终止胰蛋白酶的活性,在试验桌上敲击培养瓶3次,使瓶底的OBmix细胞松解。

(2)反复吹吸细胞层表面使细胞分散。

(3)用30 μm孔径的尼龙筛网过滤细胞悬液以移去细胞团块。200 g离心3分钟以沉淀细胞,弃去上清,用2 ml含有2%鸡血清的冷HBSS重悬细胞。筛滤过程非常必要以获得单个细胞悬液。OBmix细胞,特别是其中的骨细胞,容易通过缝隙连接形成细胞团块。然而,这些团块不仅包含骨细胞,而且还包含成骨细胞,后者生长速度会很快超过不发生分裂的骨细胞。将细胞悬液以200 g离心3分钟,接着用125 μl含2%血清的HBSS重悬沉淀细胞。

(4)加入125 μl包被过的磁珠悬液,在4℃摇箱(60 r/min)中孵育15分钟。注意保证此步骤中磁珠和细胞仍处于悬浮状态。

(5)用磁体将磁珠结合的骨细胞从成骨细胞中分离开来。用含有2%鸡血清的HBSS洗涤磁珠结合的骨细胞4次(用磁体收集骨细胞),最后用200 μl含有2%鸡血清的HBSS重悬骨细胞。

(6)在成骨细胞中加入新的一批125 μl包被磁珠并重复分离步骤。

(7)将2次获得的磁珠结合骨细胞混合,用磁体分离细胞,再用100 μl培养基重悬。计算单位容积中的细胞数。这些磁珠结合细胞即可以播种培养或将骨细胞与磁珠解离后培养。

(8)为了立即移去磁珠,用含2%鸡血清的PBS洗涤磁珠结合的骨细胞,用磁体将细胞分离,用100 μl含2%鸡血清的PBS重悬细胞。

(9)加入4 μl含50 U/μl DNA酶的释放缓冲液,在37℃振荡的水浴中孵育15分钟。

(10)用磁体将磁珠和骨细胞分离。用含2%鸡血清的PBS清洗磁珠2次以将磁珠上骨细胞移去,将洗过液加入已经释放的骨细胞中。最后用磁体移去磁珠。

(11)离心细胞悬液,丢弃上清,用培养基重悬骨细胞沉淀。

(12)如果不需立即使用分离的骨细胞,可非常容易地将磁珠结合的骨细胞种植于装有培养基的有盖培养皿中。次日,磁珠可以通过洗涤细胞层容易地去除,而不必使用DNA酶处理。一般从40个颅盖骨中可分离出大约20万个骨细胞。

(13)用TE溶液短暂地处理可以将贴壁的骨细胞从支持物上分离。经过洗涤和再种植,在传代培养后,骨细胞可再次获得它们典型的星形细胞形态。

【注意事项】

1. 优化OBmix的分离　目前使用的分离流程非常依赖于胶原酶的活性。如果使用了一批新的胶原酶,必须调整流程。例如,如果在步骤(2)中分离出过多的骨细胞,此步可能就需缩短。如果成分1中仍然含有大量的成纤维细胞,步骤(2)应重复一次。如果在重复的步骤中仍有很多细胞,特别是骨细胞被分离出来,步骤(3)~(6)必须重复。按照"混合性骨组织细胞（OBmix）分离（详见第119面）"的流程，从40只颅骨中一般可获得$(3 \sim 4) \times 10^6$个OBmix细胞，20%～30%为骨细胞（即约$10^6$个细胞）。然而，大多数OBmix细胞表现为成骨细胞团、骨细胞团，或成骨细胞与骨细胞的混合团块。从这些细胞群中分离的骨细胞，往往含有高增殖能力的成骨细胞。如果在免疫分离骨细胞之前用筛网过滤OBmix细胞群，流程中步骤（9），将只能获得很少的骨细胞产量。OBmix细胞群培养24小时，有利于细胞团中细胞的分散，再经过胰蛋白酶-EDTA溶液处理后，增加单个细胞的数量，从而增加骨细胞产量。

2. **减少污染细胞的数目** 通常培养基中含有2%或更少的鸡血清，血清可以强烈刺激细胞增殖，而骨细胞属于有丝分裂后的细胞（不再分裂），因此有血清存在时，快速生长的污染细胞会超过骨细胞。但是，过低的血清浓度将损害细胞质量。考虑到这些因素，我们建议骨细胞被分离后应尽快用于实验。

3. **骨细胞群的纯度** 如果按照常规流程分离，建议定期检查骨细胞群纯度。可以在培养皿中接种一小部分骨细胞悬液，来判断骨细胞悬液中含污染细胞数量。孵育至细胞牢固贴壁（4～6小时），针对细胞已带有的单抗OB 7.3进行免疫染色。注意移去磁珠时并不能移去细胞表面的抗体！ 95%以上的细胞应为阳性反应。

4. **骨细胞的表型特征** 在骨骼中，骨细胞的定义就是骨基质中的细胞。体外分离后的骨细胞则需要通过以下标志进行鉴定。

（1）星形形态：鸟类的骨细胞在分离和贴壁后在原位可以重新获得星形形态，鼠科动物的骨细胞也是如此。

（2）抗体：文献中已报道了3种骨细胞特异性单克隆抗体：OB 7.3、OB 37.11和SB5。这3种单抗均是鸟类骨细胞的特异性抗体，与哺乳类动物的细胞无交叉反应。目前，与其相关的3种抗原的鉴定还没有报道，仅仅是最近才出现了关于单克隆抗体（monoclonal antibody, mAb）OB 7.3抗原的报道。目前，mAb OB 7.3是用于骨细胞分离的唯一抗体。固定液容易破坏OB 7.3抗原，因此建议使用未固定的、风干的或冰冻切片进行组织中骨细胞的免疫染色。培养的细胞染色方法有两种，一是将活细胞在室温下用含mAb OB 7.3的HBSS孵育30～60分钟。二是先用HBSS洗涤后风干，再用抗体孵育。此外，用2%～4%多聚甲醛短时间（4℃, 10分钟）固定细胞也能保留足够的完整抗原用于染色。最近已成功地采用了锌固定液进行培养细胞的固定和免疫染色，锌固定液对OB 7.3抗原没有破坏作用，其更大的优势在于细胞在固定液中可保存很长时间（数天）也不会丧失抗原的免疫反应性。

（3）蛋白产物：目前已证实在骨细胞中或骨细胞周围有几种蛋白质的含量很高，如骨钙素（osteocalcin）和骨桥蛋白（osteopontin）。碱性磷酸酶是一种细胞表面结合酶，通常在骨细胞中含量较少，特别是与成骨细胞相比。CD44是一种膜结合糖蛋白，与细胞黏附于基质蛋白有关，通常在骨细胞表达较高，但在骨骼的其他细胞也可表达。虽然这些蛋白并非骨细胞所特有,但在骨细胞鉴定中可以作为辅助性标志物。E11最近被鉴定为骨骼内骨细胞特异标志物,但在体外其表达失去特异性,即使成骨细胞、成纤维细胞也能表达E11,因此笔者认为其不能用于骨细胞的分离和体外鉴定。

(张克勤)

# 小鼠骨细胞系的体外培养技术

Bonewald实验室对小鼠转入骨钙素启动子-SV40大T抗原癌基因,制成转基因小鼠,对其长骨分阶段消化5次(每次30分钟),收获第3～5阶段的细胞进行克隆培养,建立了永生化的小鼠骨细胞系(murine long bone osteocyte, MLO-Y4)。该细胞形态、蛋白谱与天然骨细胞几乎一致,故可用于体外研究。

**【取材】**

1. 培养瓶/皿的预处理

(1)配制鼠尾胶原液:购买Ⅰ型鼠尾胶原,按1 mg/ml放入0.1 mol/L乙酸中,用磁力搅拌棒在室温下搅拌1～3小时至完全溶解。

(2)对培养瓶/皿中加入若干毫升胶原液至盖满底部,在超净台内放置30分钟,回收胶原液至容器中,保存于4℃可多次使用。

(3)将培养瓶/皿的盖子去除,在超净台内放置到其底部被吹干。盖好、包装存于4℃待用。

2. 培养液　α-MEM加入5%胎牛血清(FBS)以及小牛血清(CS)。

**【方法】**

(1)在48孔板中每孔植入2 000个细胞。解冻时50万细胞加入直径10 cm培养皿。置37℃、5% $CO_2$中孵育,解冻的细胞一般6小时后可以换液。

(2)24小时后细胞有明显突起形成,48～72小时树突长度达到高峰值(汇合度50%～80%情况下,见图5-5A)。

(3)用胰蛋白酶-EDTA消化传代,每48～72小时传代。

(4)如细胞过度汇合,树突长度反而缩短(图5-5B)。

**【注意事项】**

(1)如果偶然一次植入未铺胶原的培养瓶/皿,对细胞形态影响不大,但不可2次或多次这样做,否则细胞树突长度会缩短。

(2)用培养皿的细胞增殖速度会快于用培养瓶。

(3)细胞的代数会影响树突长度,代数越老,则树突越短。

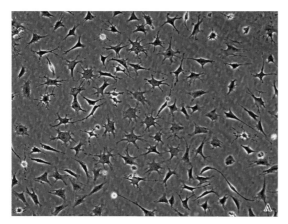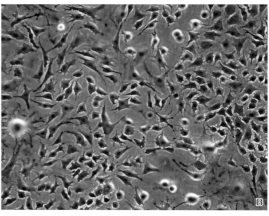

图5-5　体外培养的MLO-Y4倒置相差显微镜照片（400×）

A. 9点钟位置可见分裂近于完成的细胞，12点钟可见双核的正在分裂的细胞；B. 可见细胞密集处突起较短

（张克勤）

# 关于骨组织中骨陷窝细胞特异性蛋白 E11

已经发现OCY有许多特异性蛋白，但E11是其中最重要的分子之一。E11/gp38是OCY的细胞膜蛋白，分子量约43 kD，其分子结构中有许多糖基化位点，推测存在大量的翻译后糖基化修饰，故又称糖蛋白38（gp38）。在体内，E11还表达于肾小球足细胞、淋巴管上皮细胞、肺泡Ⅰ型上皮细胞和脑组织脉络膜细胞，这些细胞的共同点是具有树突。成年小鼠E11主要表达于骨皮质的近骨内膜、骨外膜一侧（图5-6）和骨小梁，骨皮质深部OCY的E11表达不明显。

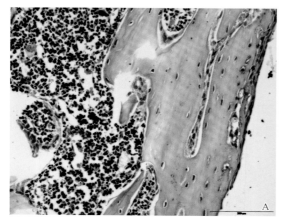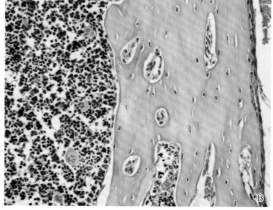

图5-6　OCY特异性蛋白表达E11（200×）

A. E11表达于骨皮质内侧和外侧的OCY；B. 骨皮质的OCY（阴性对照），HE染色

　　我们证明了E11是维持细胞形态、在机械应力作用下促进树突形成的关键分子。其证据如下：

　　（1）体外和体内OCY在受机械应力后E11表达都增加（图5-7、图5-8）。

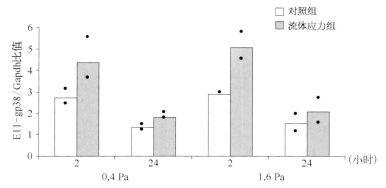

图5-7　体外骨陷窝细胞在受机械应力后E11表达情况

体外骨陷窝细胞样细胞MLO-Y4受流体剪切应力（FFSS）作用2小时E11的mRNA表达明显增加，但FFSS作用24小时，E11的mRNA水平与非受力的对照细胞无明显差别。提示E11基因是对机械应力的早期反应基因。1 dyn/cm²=0.1 Pa

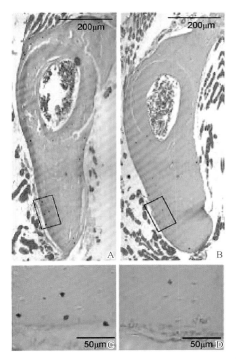

（引自：Zhang K et al. Mol Cell Biol 2006, 26: 4539-4552.）

图5-8　体内骨陷窝细胞在受机械应力后E11表达情况

小鼠桡骨受压力后24小时E11蛋白表达阳性细胞数（A、C）明显高于非受力侧桡骨（B、D）

（2）E11表达增加能促进细胞树突延长（图5-9）。

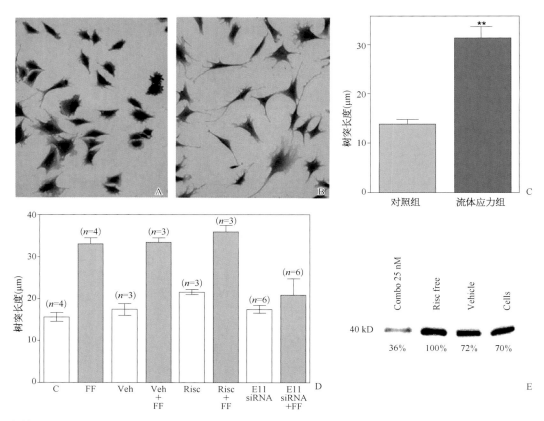

（引自：Zhang K et al. Mol Cell Biol 2006, 26: 4539-4552.）

**图5-9 流体剪切应力及E11对骨陷窝细胞树突长度的影响**

A. 非受力细胞；B. 受流体剪切应力（FFSS）作用的体外骨细胞，其树突明显长于非受力细胞；C. 流体剪切应力组细胞树突长度较非受力细胞增加一倍；D. 与对照（C），溶剂对照（vehicle，veh）和相比，流体剪切应力（FF）可显著促进树突生长；与无RNA诱导沉默复合物（Risc-free）的对照siRNA相比较，E11特异性siRNA抑制了受力细胞的树突延长；E. 三种E11特异性siRNA联合应用（Combo，25 nM）降低了骨细胞E11蛋白的表达量

（张克勤）

# 第 6 章
# 破骨细胞体外培养、鉴定与功能检测技术

破骨细胞（OC）来源于骨髓中与单核巨噬细胞克隆形成单位（GM-CFU）不同的骨髓造血干细胞系，是一高度分化的多核巨细胞。与其他细胞相比，破骨细胞在骨组织内的数量少、体积大、含有丰富蛋白水解酶，并且紧贴骨质生长，长期以来破骨细胞的体外培养难度很大，研究所需的大量高纯度破骨细胞则更加困难。因此，建立一种高效的体外培养破骨细胞的方法一直是医学领域的研究热点。在20世纪80年代，Chambers等率先在体外培养出破骨细胞，并对其生物学特性进行初步研究。然而截至目前，还未建立具有成熟破骨细胞特征的细胞株，从各种动物（如新生大鼠、鸡和兔等）骨组织中分离培养破骨细胞仍然是获得破骨细胞的主要方法。随着对破骨细胞认识的深入以及细胞分子生物的发展，目前已发展出很多从外周血单核细胞、骨髓干细胞及脾细胞诱导培养获得破骨细胞的方法。此外，尚有几种细胞株经过细胞因子的诱导也可向破骨细胞分化。尽管各种方法所获得的破骨细胞纯度仍然有一定局限性，却为体外破骨细胞的研究及骨生物学的研究提供了很重要的手段。根据破骨细胞分化及发挥骨吸收功能过程中基因及蛋白表达情况，也已建立了很多种破骨细胞鉴定的技术和方法。

## 破骨细胞机械分离培养技术

Chambers及Magnus于1982年首先从乳兔四肢骨分离培养出成熟破骨细胞，为破骨细胞的体外培养奠定了基石。现已在此基础上建立了从多种动物四肢骨分离成熟破骨细胞的分离方法，从新生大鼠和小鼠的长骨、新生兔的长骨、鸡胚的长骨甚至引产胎儿的长骨中均可分离纯化出成熟的破骨细胞。目前分离培养的方法文献报道较多，对这些方法的选择要考虑各自实验对破骨细胞数量、纯度和物种的要求。就大多数针对骨吸收功能及调节的研究而言，较少破骨细胞能满足需要，通常可由哺乳类和禽类（如新生大鼠、兔和鸡等）四肢长骨机械分离直接获得。禽类（如鸡和鹌鹑等）和10天龄兔长骨机械分离则可获得数量较

多的破骨细胞（$10^5$个）。下面以新生大鼠长骨分离破骨细胞为例，介绍机械分离培养法。

【取材】

新生Wistar大鼠，出生24小时以内，雌雄不限。

【试剂】

分离液（MEM，2 mmol/L L-谷胺酰胺），培养液（MEM，100 μ/ml青霉素，100 μg/ml链霉素，10% FCS），PBS（pH 7.2）。

【方法】

（1）蒸馏水冲洗鼠体后夹颈处死，75%乙醇浸没2分钟；取四肢置于冷PBS中。

（2）用眼科剪和眼科镊分离出胫骨、股骨、肱骨、尺骨和桡骨，尽量清除骨周软组织后即置于冷MEM分离液中。每只大鼠用0.5～1 ml MEM分离液。

（3）于分离液中用手术刀将骨质快速刮碎，移入10 ml离心管，用圆头滴管或1 ml取液枪反复吹打2分钟，使贴附在骨基质上的破骨细胞脱落下来，必要时可置旋涡混合器轻微混悬10秒（2次）。静置15～30秒。

（4）取成年新鲜牛股骨骨皮质，先用钢锯锯成2 cm宽条，然后用磨片机磨成厚度20～50 μm、大小为1.5 cm×1.5 cm的骨片，置于蒸馏水中清洗多次，取出后再放于75%乙醇中浸泡48小时，自然晾干。在消毒的超净台内，平铺骨片，紫外线灯直接照射消毒，半小时后翻另一面照射消毒，然后放于滤过MEM培养液中浸泡，于4℃密封放置备用。

（5）取上层细胞悬液，用MEM培养液稀释到所需密度（$4×10^6$/ml）按要求接种到盖玻片（1.8 cm×1.8 cm）、薄骨片（直径1.5 cm，20～50 μm厚）或培养板，贴壁培养（5% $CO_2$，95%空气，37℃湿热）30～60分钟，用预温的MEM培养液洗去未贴壁细胞（2～3次），更换培养液继续培养。

·作者述评·

由于该方法不必过分清除混杂的其他贴附细胞，获得的破骨细胞纯度较低（2%～3%），但分离操作比较简单，容易掌握，可广泛用于骨吸收功能分析（骨片培养）、迁移黏附研究（包被培养板培养）、凋亡及其他（盖玻片培养）对破骨细胞纯化程度要求不高的研究如免疫细胞化学、原位杂交、组化分析和单细胞分子生物学研究等。密度梯度离心可提高破骨细胞纯度（20%～30%），但仍不能满足生化和分子生物学研究要求大量高纯度破骨细胞的需要。Tezuka等用链酶蛋白酶消化法去除其他贴附的混杂细胞而将成熟破骨细胞纯化，获得了高纯度的破骨细胞悬液（85%）。其他提高所获破骨细胞纯度的方法包括利用破骨细胞特异抗体标记技术的磁激活细胞分选法和显微操作技术的单细胞分选法，由于设备和条件要求高，应用范围受限。

（于明香　梁　璟）

# 破骨细胞骨髓幼单核细胞诱导培养技术

●

骨髓幼单核细胞诱导是目前基础研究较为常用的方法，也是目前公认度比较高的一种诱导破骨细胞的方法。该方法通过分离哺乳动物长骨内存在的骨髓单核-巨噬细胞（bone monocyte/macrophage, BMM）进行体外培养，在细胞因子巨噬细胞集落刺激因子（macrophage colony-stimulating factor, M-CSF）和核因子-κB受体激活蛋白配体（receptor activator of nuclear factor-κB ligand, RANKL）的诱导下生成破骨细胞。研究中最常用的动物是小鼠。该诱导方法有以下几个优点：① 真实性：BMM来源于动物骨髓，能够比较全面反映破骨细胞分化的特点和进程。② 简单性：加入M-CSF和RANKL即可诱导破骨细胞。③ 周期短：通常在加入4～7天即可生成破骨细胞。④ 方便性：动物来源方便。同时，该诱导方法也存在以下不足之处：① 原代动物取材细胞量比较有限。② 细胞培养的条件要求比较高。③ 对小鼠年龄有一定要求，不超过8周龄。由此，研究中对于破骨细胞的机制研究较常采用此方法。该诱导模型在加入细胞诱导因子时，可以加入不同的药物进行干预，同时可以在破骨细胞分化的不同阶段加以研究，是研究不同时间点破骨细胞分化的常用模型。

【取材】

4～6周小鼠，性别不限。

【试剂】

（1）无菌小剪刀、手术镊（提前高温高压灭菌处理）、无菌操作台、酒精灯、小鼠固定器、大头钉、小烧杯、70%乙醇、实验用冰、60 mm和100 mm培养皿、10 ml注射器、α-MEM培养基、胎牛血清（FBS）、双抗、细胞固定液。

（2）细胞因子：RANKL和M-CSF。

（3）TRAP染色试剂盒。

【方法】

1. 取材　将4～6周小鼠麻醉处死后，将小鼠浸泡在盛有70%乙醇的小烧杯内3～5分钟。然后将小鼠四肢末端分别用大头钉固定在固定器上，充分暴露腹部。沿着腹部剪开小鼠皮肤并用大头钉固定一侧，然后剪开小鼠另一侧下肢皮肤并固定。分别分离两侧下肢股骨和胫骨表面的肌肉，使股骨和胫骨充分暴露，分离股骨和胫骨。分离后的股骨和胫骨共同放在60 mm培养皿，并放置于冰上。

2. 骨髓细胞分离和培养　将取材后的股骨和胫骨放在无菌操作台上，用镊子夹持股骨和胫骨一端，而后用10 ml注射器吸取适量α-MEM培养基，然后用无菌注射器从长骨一端将培养基用力冲洗长骨。从冲洗出的培养基可以看到分离的骨髓细胞。用过滤器将骨髓细胞过滤,加入10% M-CSF。然后用 α-MEM培养基将细胞在100 mm培养皿中,放入37℃和7% $CO_2$进行过夜培养。

3. **破骨细胞诱导** 将培养过夜的细胞上清吸取,并在1 400转速室温离心5分钟。充分离心沉淀细胞,弃上清。然后加入新的a-MEM培养基,充分吹打后进行计数。根据培养板的大小分别将适量数量的细胞铺到培养皿上,加入44 ng/ml的M-CSF和100 ng/ml的RANKL进行破骨细胞诱导培养。隔天换液,一般可在培养的4～7天内观察到破骨细胞。

4. **TRAP染色** 镜下看到体积变大的破骨细胞同时伴有多个核后,可以进行TRAP染色。倒掉细胞培养基,将细胞用PBS轻轻洗细胞2次,然后加入细胞固定液,常温固定10～20分钟。倒掉固定液,PBS洗两遍后加入适量TRAP染色液,然后在37℃放置30～60分钟即可。TRAP染色液按照试剂盒方法配制。

5. **鉴定**

(1)破骨细胞生成鉴定

1)第一阶段:BMM未受到RANKL刺激时不表现出TRAP阳性(图6-1A)。

2)第二阶段:BMM经过M-CSF和RANKL刺激后,破骨细胞分化进入破骨细胞系,TRAP染色阳性(图6-1B)。

3)第三阶段:在M-CSF和RANKL持续作用下,进入早期破骨细胞。主要表现为TRAP阳性、细胞融合增加(图6-1C)。

4)第四阶段:破骨细胞进入成熟期,表现为TRAP阳性、细胞出现多个核、细胞质出现(图6-1D)。

5)第五阶段:成熟破骨细胞期,表现为TRAP阳性、细胞出现多个核和聚集、细胞质体积增加(图6-1E)。

因此,破骨细胞的分化鉴定标准为:① TRAP染色阳性;② 细胞多核(＞3个);③ 细胞体积显著增大;④ 成熟破骨细胞可以见到细胞质结构。

(2)破骨细胞骨吸收功能鉴定:早期破骨细胞在骨片上形成后,细胞膜会将破骨细胞与周围组织分离开来(图6-2A)。然后破骨细胞将骨片胶原降解,形成F肌动蛋白结构(图6-2B),该结构将破骨细胞形成一个封闭的微环境,进行骨吸收。

破骨细胞放在骨片上进行培养后,正常骨片的纹理清晰,表面平整(图6-3A)。破骨细胞骨吸收后,骨片的纹理结构遭到破坏,表面凹凸不平,形成骨陷窝结构(图6-3B),此时可用扫描电镜观察骨吸收凹陷的面积和深度,对破骨细胞骨吸收能力进行鉴定。

**·作者述评·**

骨髓细胞诱导分化破骨细胞对细胞培养的环境要求较高,尤其是在动物取骨髓细胞后,骨髓细胞内混合有多种细胞。因此,需要对BMM进行适当的纯化,通过加入适量M-

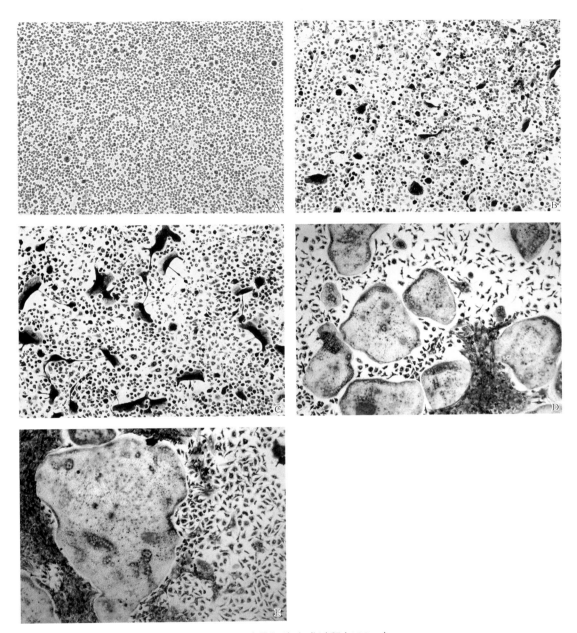

图6-1 破骨细胞生成过程(100×)

A. 正常情况下单核/巨噬细胞形态,TRAP染色阴性; B. 已经分化的单核/巨噬细胞,此时细胞TRAP染色阳性,已经进入破骨细胞系; C. 早期破骨细胞,此时细胞TRAP染色阳性,破骨前体细胞之间相互融合趋势,细胞核增加; D. 正常破骨细胞,此时细胞TRAP染色阳性,细胞核增加,细胞质形成,骨吸收功能开始启动; E. 成熟破骨细胞,此时细胞TRAP染色阳性,细胞核显著增加,细胞质完善,细胞体积明显增加。此时破骨细胞可以履行骨吸收功能

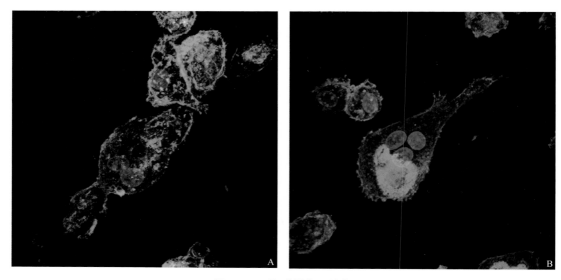

图6-2 F肌动蛋白环结构

A. 骨片上尚未形成F肌动蛋白环结构的破骨细胞,可以看到破骨细胞的膜结构; B. 骨片上已经形成F肌动蛋白环结构的破骨细胞,可以看到破骨细胞的膜结构,破骨细胞也在骨片上形成F肌动蛋白环状结构

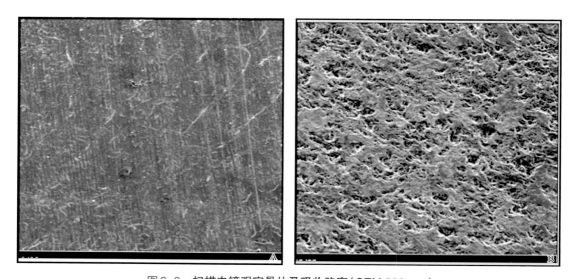

图6-3 扫描电镜观察骨片及吸收陷窝(SEM 500 μm)

A. 正常骨片,显示骨片纤维结构走向清晰,表面平整; B. 骨吸收骨片,显示骨片纤维结构走向遭到破坏,骨片表面形成凹凸不平的结构,提示骨吸收陷窝的形成

CSF能够刺激BMM的增殖,增加培养皿中BMM比例,同时抑制其他非相关细胞的增殖,促进较多BMM向破骨细胞方向的分化。BMM本身是免疫细胞,具有吞噬外来异物的作用,如果BMM生长环境中存在外来异物(主要是培养基存在杂质),破骨前体细胞就会免疫激活,吞噬周围异物,导致破骨细胞分化受阻。此外,破骨细胞分化过程中,BMM密度有一定

要求,过多的 BMM 会导致其生长空间受到抑制,破骨细胞分化受阻;如果 BMM 密度过低,不利于 BMM 之间的相互融合,破骨细胞分化也会受到抑制。因此,种植该细胞之前一定要进行细胞计数,并准确控制其密度,确保细胞均匀。

破骨细胞分化过程中两个极其重要的细胞因子 RANKL 和 M-CSF 是破骨细胞生成的关键因素。其中,M-CSF 主要刺激 BMM 的增殖,对于维持 BMM 的数量和寿命具有重要的作用。RANKL 作用是启动破骨细胞的分化进程,通过和其跨膜受体 RANK 的结合,激活破骨细胞分化过程中 TRAF 家族的受体(TRAF 1、TRAF 2、TRAF 3、TRAF 4、TRAF 6),进而激活其下游信号 p38、P-Jnk、NF-Kb、Erk、Akt 等磷酸化信号的表达。这些信号同时激活破骨细胞分化中 NFATc1、c-Fos 等转录因子的表达并刺激破骨细胞的分化。在上述细胞因子共同作用下,刺激了破骨细胞的功能和骨吸收功能基因的表达,如 TRAP、MMP9、CTSK 和 CAⅡ 等骨吸收功能相关基因的活性。

破骨细胞分化是一个多阶段的过程,该过程受到 RANKL 等细胞因子的调控。在不同分化阶段加入 RANKL 或者加入不同水平 RANKL,会影响到破骨细胞的生成,最终影响到破骨细胞的命运。肿瘤坏死因子(tumor necrosis factor, TNF)和白介素-1(interleukin-1, IL-1)两者均不能单独诱导破骨细胞生成,但是如果加入较低量 RANKL 或者 RANKL 预处理 24 小时,TNF 和 IL-1 能够单独诱导破骨细胞的生成。脂多糖(lipopolysaccharide, LPS)的表达是牙周病发生的重要原因,其参与了破骨细胞的功能和活性:BMM 在未经过 RANKL 处理下,脂多糖能够抑制 RANKL 诱导的 BMM 向破骨细胞的生成。但是,BMM 是在短暂的 RANKL 刺激条件下,脂多糖能够刺激破骨细胞的生成。 γ-干扰素(interferon-γ, IFN-γ)和格列酮类药物(thiazolidinedione, TZD)能够显著抑制骨细胞的生成和分化,但是 RANKL 预处理后,破骨细胞的分化能力显著受到抑制,破骨细胞的骨吸收功能也受到显著抑制。因此,观察破骨细胞的生成和活性,RANKL 加入量和加入的时间点具有极其重要的作用。

(赵东峰)

# 破骨细胞外周血单核细胞诱导培养技术

●

破骨细胞是由造血干细胞的单核-巨噬细胞前体分化而成的多核巨细胞,造血干细胞首先增殖并分化为破骨前体细胞,再进一步分化为成熟的和具有骨吸收功能的功能性破骨细胞,在不同阶段均有特异基因的表达,如图 6-4 所示。破骨细胞的生成受到多种外源性激素和细胞因子的影响,外源性激素如降钙素、甲状旁腺激素、性激素、活性维生素 D、前列腺素等,骨调细胞因子如溶骨性因子 TNF、IL-1/6/8/11/17 等和成骨性因子 IFN-β/γ、IL-

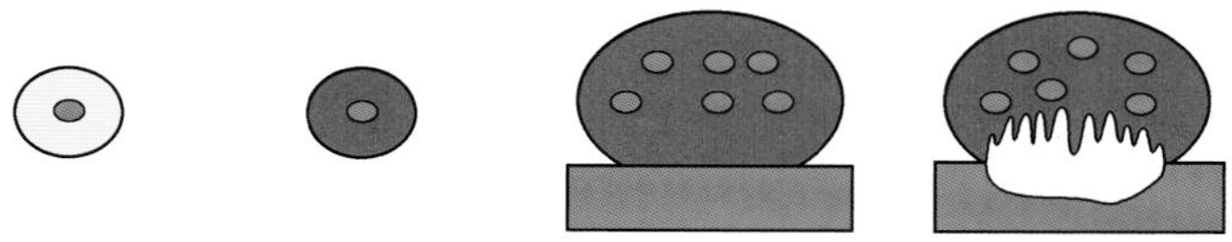

| 标记物 | 造血干细胞 | 融合前破骨细胞 | 成熟破骨细胞 | 骨吸收破骨细胞 |
|---|---|---|---|---|
| CD14 | + | + | (-) | (-) |
| c-fms | + | + | + | + |
| 核因子kB受体活化因子 | | + | + | + |
| 抗酒石酸酸性磷酸酶 | | + | + | + |
| CIC-7 | | | + | + |
| CTR | | | + | + |
| α,β, | | | + | + |
| c-src | | | + | + |
| T细胞免疫调节因子1(a3) | | | + | + |
| 基质金属蛋白酶-9 | | | + | + |
| 组织蛋白酶K | | | + | + |
| 碳酸酐酶II | | | + | + |
| 肌动蛋白环 | | | | + |
| 褶皱缘 | | | | + |
| 骨吸收 | | | | + |

图6-4 破骨细胞的分化和活化过程,以及相应阶段的破骨细胞特异基因表达情况和骨吸收能力的形成

4/10/13/18等。在破骨细胞的分化发育中,RANKL/RANK/OPG系统是破骨细胞分化的重要支配轴,是外源性激素和细胞因子影响破骨细胞的分化和活性的基础。破骨前体细胞可在M-CSF和RANKL的作用下激活下游不同的转录因子,开启相应的信号转导通路,使之分化成破骨细胞并发挥骨吸收功能。

人外周血单个核细胞(human peripheral blood mononuclear cell, hPBMC)诱导培养法是目前原代培养破骨细胞的常用方法之一。hPBMC在M-CSF和RANKL同时存在的条件下可体外诱导生成OC,具体诱导方法如下文所述。该方法取材来源方便,操作简便,可以更好地观察骨代谢异常疾病(如骨质疏松症、肿瘤骨转移等)的破骨细胞活性状态。

【取材】

(1)一次性采血针、肝素抗凝管、离心管。

(2)台式水平冷冻离心机。

(3)α-MEM培养基、FBS。

(4)青霉素、链霉素。

（5）PBS：去离子水 800 ml，NaCl 8.0 g，KCl 0.2 g，$Na_2HPO_4$ 1.15 g（$Na_2HPO_4 \cdot 2H_2O$ 1.44 g/$Na_2HPO_4 \cdot 12H_2O$ 2.9 g），$KH_2PO_4$ 0.2 g，加去离子水至 1 000 ml，用浓盐酸调pH至 7.4，120℃高压蒸汽灭菌30分钟。

（6）人淋巴细胞分离液：Lympholyte®-H Cell Separation Media。

（7）Human CD14 Microbeads。

（8）缓冲液：PBS，0.5% BSA，2 mmol/L EDTA。

（9）RANKL：Animal-Free Recombinant Human sRANK Ligand。

（10）M-CSF：Animal-Free Recombinant Human M-CSF。

（11）25%戊二醛。

（12）TRAP染色试剂盒。

【方法】

1. **外周血标本的采集**　早晨空腹抽取肘部正中静脉血于肝素抗凝管中分离获取单核细胞。

2. **外周血单个核细胞的分离**　采用密度梯度离心法进行外周血单个核细胞（PBMC）的分离。预先室温平衡避光保存的淋巴细胞分离液［22℃，（1.077 ± 0.001）g/$cm^3$］和 PBS。因分离液种类不同，具体请按照试剂盒使用说明进行操作，如推荐离心条件（800 g，20分钟）进行离心，若样本量大，可适当提高离心力或者增加离心时间，以此获得更好的分离效果。离心管最好不要使用高聚合材质（如聚苯乙烯的塑料制品），应使用无静电、低静电离心管及未经碱处理过后的玻璃制品，因为静电作用将导致细胞贴壁、碱处理的玻璃表面会变成毛面，影响细胞分离效果。

具体操作步骤如下：将PBS与抗凝血等体积稀释，以体积比1∶1取淋巴细胞分离液加入15 ml离心管，45°倾斜离心管，在距分离液界面上1 cm处沿试管壁缓慢加入稀释血液，保证两者界面清晰。配平，将离心管置于水平离心机内，22℃下800 g离心20分钟，转速与离心力换算公式为RCF=$1.119 \times 10^{-5} \times (r/min)^2 \times r$。密度梯度离心后可见4层，从上至下分别为：淡黄色稀释液层、乳白色单个核细胞层、透明分离液层、红色红细胞及其他细胞层。巴氏管吸取单个核细胞层于干净离心管中，以体积比大于5∶1添加PBS稀释，轻轻吹打混匀，22℃下800 g离心10分钟，洗涤2次。如若残留较多红细胞，按5倍体积于细胞沉淀添加红细胞裂解液，裂解10分钟，适当偶尔摇动以促进红细胞裂解，4℃下300 g离心5分钟弃红色上清液，PBS重悬细胞沉淀，300 g离心5分钟，洗涤2次；如若残留较多血小板，可采用200 ~ 300 g离心5分钟去除。弃上清液将细胞沉淀用10% FBS的 α-MEM培养液吹打混匀，制备成细胞悬液，AO/PI细胞计数后接种于培养板中。因淋巴细胞为悬浮细胞，单核细胞为贴壁细胞，可利用此特性纯化单核细胞。置37℃、5% $CO_2$和饱和湿度条件下的培养箱中培养2小时后吸出培养液，并用PBS轻轻冲洗，继续洗脱未贴壁细胞，剩下的贴壁细胞即为单核细胞。

3. CD14+ PBMC 的分选　　若想获得更高纯度的PBMC,可采用磁激活细胞分选法(magnetically-activated cell sorting, MACS)分选出CD14+ PBMC。按照试剂盒使用说明进行操作,所有试剂均需预冷处理,操作宜在冰上快速进行。

具体操作步骤如下:AO/PI细胞计数后,300 g离心10分钟后弃上清液,按照$10^7$细胞/80 µl缓冲液比例重悬细胞沉淀,比例加入$10^7$细胞/20 µl CD14 微球(microbeads),混匀后于2 ～ 8℃避光孵育15分钟。比例加入$10^7$细胞/(1 ～ 2)ml缓冲液,300 g离心10分钟后弃上清液,按照$10^8$细胞/500 µl缓冲液比例重悬细胞沉淀。依据细胞总量选择合适的分离柱,MS分离柱最大分选细胞量为$2×10^8$,最大获得标记细胞量为$10^7$,加液体积为500 µl;LS分离柱最大分选细胞量为$2×10^9$,最大获得标记细胞量为$10^8$,加液体积为3 ml。将分离柱夹在分离架上,用相应体积的缓冲液湿润柱子,将细胞悬液加入分离柱,收集流出的CD14 微球标记的细胞,用相应体积的缓冲液冲洗3次并收集流出液。移出分离柱,置于收集管上,加入缓冲液(MS分离柱1 ml, LS分离柱5 ml),立即加压冲洗,收集流出的CD14微球标记的细胞。

4. PBMC 向破骨细胞的诱导培养

(1)直接诱导:用含10% FBS、25 ng/ml M-CSF、50 ～ 100 ng/ml RANKL的α-MEM培养液重悬细胞沉淀,AO/PI细胞计数后调整细胞密度,PBMC和CD14+ PBMC分别按$5×10^5$/孔和$2.5×10^5$/孔密度接种于48孔培养板,诱导培养14天,获得即为破骨细胞。

(2)消化后再诱导:PBMC重悬于含10% FBS、20 ng/ml M-CSF的α-MEM培养液中,按$(1.5 ～ 2)×10^7$/瓶或者$2×10^6$/孔密度接种,3天后换液,PBS冲洗两次去除未贴壁细胞。等单核细胞融合至80% ～ 90%时(6 ～ 7天),用1 mg/ml胰蛋白酶消化15分钟,离心后用添加100 ng/ml RANKL的上述培养液重悬细胞,按$2×10^4$/孔或者$6×10^4$/孔密度接种于96孔或48孔培养板,继续培养7 ～ 10天,获得即为破骨细胞。图6-5与图6-6显示PBMC来源破骨细胞形态及功能状况。

**·作者述评·**

在进行外周血单核细胞的分离纯化时,首先经过密度梯度离心取得单个核细胞,包括淋巴细胞和单核细胞,后续利用单核细胞的贴壁特性进一步纯化取得单核细胞,或者利用单核细胞标记CD14磁珠分选。在密度梯度离心这一步骤中,血脂高的外周血分离纯化较为困难,应尽可能取得更多纯度较高的细胞,减少红细胞及血小板成分,避免对后续诱导的干扰,具体操作可在前述操作步骤中实现。在后续的诱导过程中,应保证适当的单核细胞密度,使之可以接触融合,从而诱导成功破骨细胞。

骨重建改变早于骨组织密度改变,选择和建立合适的骨代谢标志物以实时监测骨重建状态,有助于确定临床干预的合适时间点,以维持骨代谢的平衡。骨代谢标志物主要是以胶原裂解或合成代谢产物为代表,如骨形成指标血清Ⅰ型胶原羧基端前肽(PICP)和骨吸收

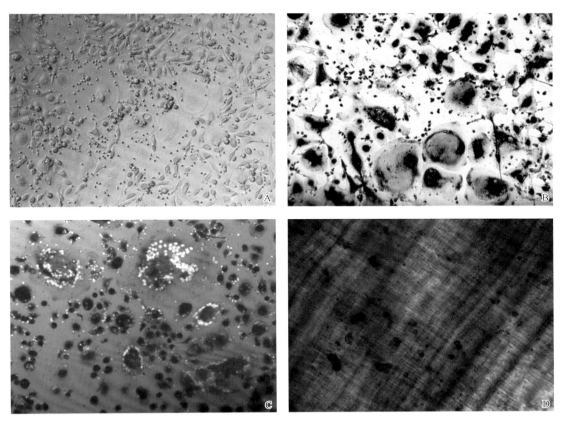

图6-5　PBMC来源破骨细胞功能鉴定（×100）
A. 倒置相差显微镜；B. TRAP染色；C. DAPI染细胞核；D. 骨吸收陷窝，甲苯胺蓝染色

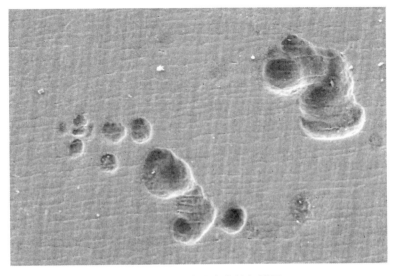

图6-6　骨吸收陷窝电镜扫描图

指标血清胶原交联C-末端肽（CTX）。研究证明，在不同骨代谢异常疾病中，其破骨细胞的数量可能尚未改变，但其功能已发生变化，可以利用PBMC诱导破骨细胞从而更直观地观察其骨吸收能力，结合骨密度和骨代谢标志物，可实时监测骨重建状态，为研究不同骨骼疾病的发生机制提供更好的选择。

（陈军祥　朱国英）

# 破骨细胞细胞株诱导培养技术

另外一种获取多核破骨细胞样细胞的方法是利用破骨前体细胞细胞株诱导。目前有多种破骨前体细胞系（HL-60细胞、C7细胞及RAW 264.7细胞等）用于破骨细胞研究。HL-60细胞株是一种人早幼粒白血病细胞。早期研究表明1,25-二羟维生素$D_3$可诱导HL-60细胞分化出单核巨噬样细胞，可分泌溶酶体酶和促进骨钙释放。20世纪90年代Yoneda等研究表明，在1,25-二羟维生素$D_3$及MH-85细胞条件培养基的诱导下，HL-60细胞可分化成具有破骨细胞表型的细胞。C7细胞是小鼠来源的巨噬样细胞株，可表达核因子κB受体激活蛋白（receptor activator for nuclear factor-κB, RANK）及Fms，研究表明在核因子κB受体激活蛋白配体（receptor activator for nuclear factor-κB ligand, RANKL）及巨噬细胞集落刺激因子（macrophage colony-stimulating factor, M-CSF）的诱导下可向破骨样细胞分化。RAW 264.7细胞是目前应用较多的成系的破骨前体细胞。RAW 264.7细胞是小鼠源性破骨前体细胞，最初来源于小鼠白血病病毒所致血液肿瘤。在RANKL诱导下，RAW 264.7细胞可以向破骨细胞样细胞分化。

## 一、RAW 264.7细胞株诱导法

### 【取材】

（1）小鼠可溶性RANKL。

（2）α-MEM培养液。

（3）抗酒石酸酸性磷酸酶（tartrate-resistant acid phosphatase, TRAP）染色液。

（4）RAW 264.7细胞株。

（5）胎牛血清（fetal bovine serum, FBS）。

（6）光学显微镜。

### 【方法】

（1）将冷冻RAW 264.7细胞于37℃迅速复苏后，接种于培养瓶。待细胞长满到70%～80%，用细胞刮轻柔刮下或0.25%胰蛋白酶+0.02% EDTA联合消化，中止消化后吹打混匀，

细胞计数板计数。以2 000 ～ 4 000个/孔接种于24孔培养板。

（2）37℃、5% $CO_2$培养箱内培养24小时后，加入含有RANKL（40 ～ 100 ng/ml）的 α－MEM（含15% FBS），继续培养5 ～ 7天，隔天换液。倒置显微镜下观察细胞分化及形态变化。

（3）TRAP染色，具体见后述。RANKL诱导RAW 264.7细胞向TRAP阳性破骨细胞分化（图6-7）。

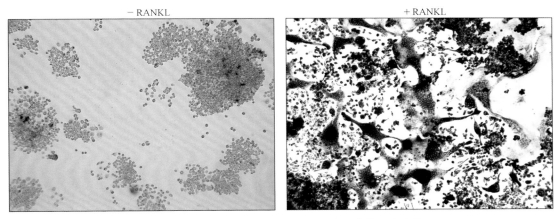

图6-7　RANKL诱导RAW 264.7细胞向破骨细胞分化
RAW 264.7细胞经过RANKL诱导后，可见多量TRAP阳性细胞，多核，多细胞突起

RAW 264.7细胞株诱导法一般培养5 ～ 7天可获得较多量破骨细胞，可以满足一般细胞分子生物研究的要求。RAW 264.7细胞可表达RANK、TRAP、基质金属蛋白酶9（matrix metalloproteinase 9, MMP9）、碳酸酐酶Ⅱ（carbonic anhydrase Ⅱ, CA Ⅱ）等多种破骨细胞表型基因，与破骨细胞基因表达谱极其相似。在培养中要特别注意接种细胞密度，不是接种数量越多破骨细胞形成就越多。目前有文献显示该方法有两个缺陷。① 细胞株诱导破骨细胞和原代培养破骨细胞存在一定差异。② 该方法不需要M－CSF的干预，RAW 264.7细胞或许可以表达和分泌M－CSF，或者存在M－CSF信号缺陷。所以RAW 264.7细胞诱导法不一定适合所有的破骨细胞相关研究。此外，RAW 264.7细胞存在胰蛋白酶抵抗，建议在细胞传代培养时采用细胞刮或胰蛋白酶－EDTA联合消化。

## 二、C7细胞株诱导法

### 【取材】

（1）小鼠可溶性RANKL及M－CSF。

（2）α－MEM培养液。

（3）TRAP染色液。

（4）C7细胞株。

（5）胎牛血清。

（6）光学显微镜。

【方法】

（1）将冷冻C7细胞于37℃迅速复苏后，接种于培养瓶。待细胞长满到70%～80%，用细胞刮轻柔刮下或0.25%胰蛋白酶消化，中止消化后吹打混匀，细胞计数板计数。以5 000个/孔接种于24孔培养板。

（2）37℃、5% $CO_2$培养箱内培养24小时后，加入含有RANKL（10～100 ng/ml）及M-CSF（10～50 ng/ml）的α-MEM，继续培养5～7天，隔天换液。倒置显微镜下观察细胞分化及形态变化。

（3）TRAP染色，具体见后述。光学显微镜下可见TRAP阳性破骨细胞形成（图6-8）。

C7细胞株诱导法和RAW 264.7细胞株诱导法较为类似，只是需要额外加入M-CSF。此外，尚有研究将C7细胞与ST2细胞通过共培养的方法获得破骨细胞，但是步骤较为烦琐。

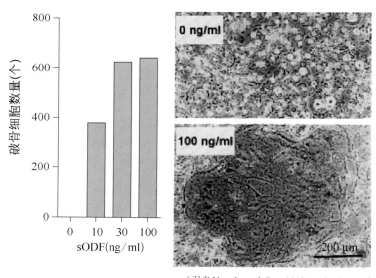

（引自 Yasuda et al. Proc Natl Acad Sci, 1998）

图6-8　光学显微镜下观察C7细胞诱导生成TRAP阳性破骨细胞

C7细胞在sODF（RANKL，0～100 ng/ml）及M-CSF（10 ng/ml）作用下可见TRAP阳性细胞形成

## 三、HL-60细胞株诱导法

【取材】

（1）人鳞状细胞癌细胞株（MH-85）。

（2）α-MEM培养液及IMDM培养液。

（3）TRAP染色液。

（4）HL-60细胞株。

（5）胎牛血清。

（6）光学显微镜。

**【方法】**

（1）MH-85条件培养基（MH-85 CM）：将冷冻MH-85细胞于37℃迅速复苏后，接种于培养瓶，经胰蛋白酶消化传代。将细胞接种于培养瓶，待细胞70%～80%汇合时，更换无血清培养液培养24小时，收集培养液，4℃保存备用。

（2）HL-60细胞诱导：将传代后的HL-60细胞以200个/孔接种于24孔板，加入含30% FBS、10%牛血清白蛋白（bovine serum albumin, BSA）、20% HL-60细胞培养液（收集自培养48小时的HL-60细胞）及$5 \times 10^{-5}$ mol/L 2-巯基乙醇的IMDM培养液，培养7～10天后，加入1,25-二羟维生素$D_3$（终浓度为$10^{-8}$ mol/L）。从形成的克隆中挑选30～50个细胞，加入含10% FBS、20% MH-85CM及加入1,25-二羟维生素$D_3$（终浓度为$10^{-8}$ mol/L）的IMDM培养液培养10～14天，通过TRAP染色，可见多核破骨细胞样TRAP阳性细胞。

HL-60细胞诱导法，目前已很少应用。该方法步骤较为烦琐，需要多次诱导，也比较耗时。不过随着目前生物学技术的发展，或许可以通过加入RANKL、M-CSF等细胞因子进行诱导，以期简化步骤、缩短时间，但是目前尚未有进一步的研究。

（陈　晓）

# 共培养获取破骨细胞

●

骨髓基质干细胞能够合成和分泌RANKL和M-CSF。将破骨前体细胞与骨髓基质干细胞共培养，可以模拟生理状态下破骨细胞分化情况。ST2细胞株是一种间质干细胞，在1,25-二羟维生素$D_3$及地塞米松的诱导作用下可以分化成成骨样细胞，并且可以分泌RANKL。通过将ST2细胞与破骨前体细胞共培养可以获得成熟破骨细胞。通过酶处理，去除ST2细胞后，可以获得纯度较高的破骨细胞。

**【取材】**

（1）ST2细胞株。

（2）α-MEM培养液（含有L-谷氨酰胺和丙酮酸钠）。

（3）$10^{-3}$ mol/L 1α,25(OH)$_2$-维生素$D_3$。

（4）$10^{-4}$ mol/L地塞米松。

（5）胎牛血清。

（6）新鲜培养液：基础培养液，含有生物素（生物素溶于2 mol/L NH$_4$OH，浓度为5 mg/ml，

1：25稀释后，分装保存，最终使用浓度为100 ng/ml）、200 μmol/L L-谷氨酰胺、1 mmol/L 丙酮酸钠、200 ng/ml硫辛酸（乙醇配制成浓度为50 mg/ml，1：25乙醇稀释后，分装保存，最终使用浓度为200 ng/ml）、1.36 μg维生素B12、50 μg/ml抗坏血酸。

（7）纯化相关试剂：Ham F12培养基（含有L-谷氨酰胺和丙酮酸钠）；Ⅲ型胶原酶；Dispase酶。

【方法】

将冷冻ST2细胞于37℃迅速复苏后，接种于培养瓶，α-MEM培养液培养。胰蛋白酶-EDTA消化传代。将ST2细胞接种于24孔培养板，$1.6 \times 10^5$个/cm²。培养24小时后，加入前体细胞（骨髓单核细胞或脾单核细胞等），接种密度$1.18 \times 10^5$个/cm²，接种溶液为含$10^{-7}$ mol/L地塞米松和1α,25(OH)₂-维生素D₃的新鲜培养液。隔天更换新鲜培养液，培养3、6、9天。进行药物干预或进行细胞纯化。破骨细胞形成情况见图6-9。

【细胞纯化】

使用Ham F12培养基配制0.2%胶原酶溶液和0.2% Dispase酶溶液；去除培养板中上清液，PBS清洗两次，加入0.5 ml 0.2%胶原酶，37℃孵育30分钟；吹打细胞并去除培养液，PBS洗涤2次；每孔加入0.5 mol/L 0.2% Dispase酶溶液，37℃孵育20分钟；吹打细胞，去除培养液，获得纯度较高的破骨细胞。

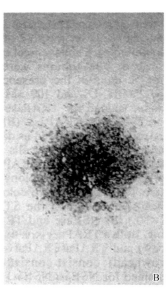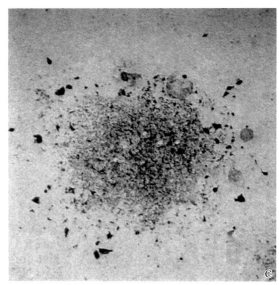

（引自Udagawa et al., Proc Natl Acad Sci USA, 1990.）

**图6-9　ST2细胞与脾单核细胞共培养破骨细胞的形成情况**
A. 培养5天；B. 培养10天；C. 培养12天

通过共培养的方式也是获得破骨细胞的重要方法。在ST2细胞培养中，要避免细胞汇合，否则细胞可能会向脂肪细胞分化。另外，共培养中两种细胞的比例也需要进行实验摸索，选择较佳的细胞比例。除了上面介绍的传统的细胞共培养方法外，还可以采用细胞共培养 Transwell 板,分别将两种细胞接种于培养板上下两层。但是该方法会导致两种细胞无法直接接触。

（陈　晓）

# CD11b/CD14阳性细胞获取破骨细胞

●

破骨细胞起源于骨髓或脾脏单核/巨噬细胞。这些细胞表面一般表达CD11b和CD14,可以通过这些细胞表面分子筛选破骨前体细胞。目前可以通过荧光激活细胞分选法(fluorescence-activated cell sorting, FACS)、磁激活细胞分选法(magnetic-assisted cell sorting, MACS)或磁珠分选法筛选CD11B/CD14阳性破骨前体细胞,其中FACS可以将CD11b/CD14高表达与低表达细胞区分开来。

【取材】

（1）FACS：PBS,1.0% BSA,PE-CD11b或CD14抗体,无酚红 α-MEM 培养液(含有 L-谷氨酰胺和丙酮酸钠,10% FBS,1%抗生素),3.0 ～ 10.0 μg/ml RANKL溶液,2.5 μg/ml M-CSF溶液(含1% BSA)。

（2）MACS：PBS,0.5 mol/L EDTA,叠氮化钠,清洗液(含4 mmol/L EDTA及0.9%叠氮化钠PBS溶液),分选缓冲液(含0.5% BSA的清洗液),耦联抗CD11b或CD14抗体MACS胶体微球,磁分选器和柱适配器,正性选择分离柱,无酚红 α-MEM 培养液(含有L-谷氨酰胺和丙酮酸钠,10% FBS,1%抗生素),3.0 ～ 10.0 μg/ml RANKL溶液,2.5 μg/ml M-CSF溶液(含1% BSA)。

（3）磁珠分选：PBS,耦联抗CD14抗体磁珠,磁分选器,Ficoll-Paque细胞分离液,无酚红 α-MEM 培养液(含有 L-谷氨酰胺和丙酮酸钠,10% FBS,1%抗生素),3.0 ～ 10.0 μg/ml RANKL溶液,2.5 μg/ml M-CSF溶液(含1% BSA)。

【方法】

（1）FACS：根据前文的方法收集骨髓或脾细胞,400 g 离心 5 分钟;重悬细胞,留取 $1 \times 10^6$ 个细胞作为阴性对照细胞,其余细胞400 g 离心 5 分钟;加入 200 μl 已稀释 PE-CD11b或CD14抗体(0.2 μg/μl)重悬细胞,4℃孵育30分钟;离心洗涤3次,重悬细胞至浓度为 $4 \times 10^6$/ml,通过流式细胞仪分选细胞;将获得的CD11b或CD14阳性细胞接种于 100 mm 培养板,接种密度为 $2.9 \times 10^7$ 个/孔,加入含25 ng/ml M-CSF的 α-MEM 培养液过夜培养,收集非贴壁细胞,通过共培养或RANKL+M-CSF诱导法获得破骨细胞。

（2）MACS：根据前文的方法收集骨髓或脾细胞,100 g 离心 10 分钟;每 $1 \times 10^7$ 个细胞加入80 µl分选缓冲液重悬细胞；每$1 \times 10^7$个细胞加入20 µl MACS微球（已耦联CD11b或CD14抗体），4℃孵育30分钟；1 000 g离心10分钟，去掉上清液；用1 ml分选缓冲液重悬细胞。根据厂家说明书选择合适的正性分离柱，将分离柱置于MACS分离磁场中，用分选缓冲液浸洗，将上述细胞悬液加入到分离柱，待过柱完成，用分选缓冲液洗涤3次；将分离柱从分选器里取出，置于收集管中，加入1 ml电泳液，用针芯用力推尽液体，获得CD11b或者CD14阳性细胞。将获得的CD11b或CD14阳性细胞接种于100 mm培养板，接种密度为$2.9 \times 10^7$个/孔，加入含25 ng/ml M–CSF的α–MEM培养液过夜培养，收集非贴壁细胞，用于后续实验或低温保存。

（3）磁珠法筛选人CD14阳性破骨前体细胞：收集人外周血，用PBS 1∶1稀释；加入等体积的Ficoll-Paque淋巴细胞分离液，707 g离心12分钟，收集淋巴细胞；冷PBS洗涤2次，707 g离心12分钟；用含2%血清的PBS混悬；在磁分选器中清洗磁珠2分钟，收集磁珠（已耦联CD11b或CD14抗体），并于上述获得的淋巴细胞混合，4℃旋转混合20分钟，将样品置于磁分选器作用2分钟，弃去上清液，清洗磁珠3次；加入5 ml PBS（含2%血清），将样品置于磁分选器作用2分钟，将获得的CD11b或CD14阳性细胞接种于100 mm培养板，接种密度为$2.9 \times 10^7$个/孔，加入含25 ng/ml M–CSF的α–MEM培养液过夜培养，收集非贴壁细胞，用于后续实验或低温保存。

由于通过脾脏或骨髓获得的细胞成分较为复杂，除了单核细胞外，还存在其他细胞，前体细胞纯度较低。通过前期细胞筛选可以获得纯度较高的单核细胞，可以冷冻保存，也可通过共培养或RANKL+M–CSF诱导，可以获得纯度较高的破骨细胞，进行后续研究。各种分选方法各有优缺点，MACS适合大批量分选，操作简单；而FACS在少量细胞分选时具有优势，可对多个标记进行分选，抗体选择余地也比MACS大。

（陈　晓）

# 破骨细胞的鉴定

破骨细胞是来源于骨髓造血系统的多核巨细胞，它是由前破骨细胞融合、分化而成，具有单核吞噬系统细胞的特点。骨吸收是破骨细胞的主要功能，因此破骨细胞又具有与其功能相适应的细胞形态、细胞器及骨架结构。同时还具有与骨矿盐酸性溶解和有机质降解有关的酶［TRAP；CAⅡ；组织蛋白酶K（cathepsin K, CK）；MMP–9］。此外，破骨细胞尚表达细胞识别、信号传递及功能发挥相关的表面分子［降钙素受体（calcitonin receptor, CTR）；玻连蛋白受体（vitronectin receptor, VNR）；RANK］等。依据破骨细胞形态及功能特点，目前已经建立了多种破骨细胞鉴定的方法和技术。

## 一、形态特征

破骨细胞形态上具有单核吞噬系统细胞的特点,同时又具有与其骨吸收功能相适应的结构。破骨细胞常位于骨质表面和Howship陷窝内。破骨细胞体积较大,直径可达30 ~ 100 μm,细胞质内有大量短棒状的小线粒体、溶酶体、内质网及高尔基复合体等细胞器。破骨细胞含有多量细胞核,平均20个左右,多者可达上百个,有伪足和突起。活化的破骨细胞结构上表现明显的极性,以紧贴骨质侧为顶极,远离骨质侧为底极,依次分为四区(图6-10)。① 皱褶缘区(ruffled border region)是破骨细胞表面高低起伏不平的部分,与骨质形成相对封闭的微小空间,其中含有溶解中的骨盐及胶原蛋白分解形成的颗粒等。② 在皱褶缘区的周缘有一环形的胞质区,含多量微丝,但缺乏其他细胞器,称为亮区(clear zone)。此处的细胞膜平整并紧贴在骨质的表面,犹如一道以胞质构成的围墙,将所包围的区域形成一个微环境。③ 在皱褶缘的深层分布含多种酶的小泡,称为小泡区(vesicular region)。④ 在小泡区的深层含多个细胞核和丰富的细胞器,称为基底区(basal region)。

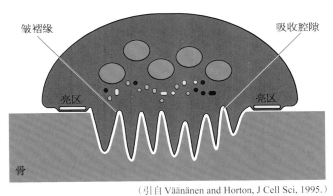

(引自 Väänänen and Horton, J Cell Sci, 1995.)

**图6-10　破骨细胞形态示意图**

光学显微镜下体外培养的破骨细胞在30分钟左右即可贴壁,胞质开始伸展,3小时左右细胞形态清晰,呈油煎蛋形、长条形、漏斗形或不规则形,有多个伪足和突起,含多个细胞核,胞质内可见大小不等的空泡,形态随培养时间的延长而变化。扫描电镜可见破骨细胞形态多样,有多个大而扁平的伪足,细胞表面有大量弯曲绒毛。透射电镜可见破骨细胞含多个细胞核,含丰富线粒体、内质网、糖原颗粒及吞噬体。

## 二、细胞骨架

在整联蛋白信号的反射作用下,破骨细胞产生一种独特的细胞骨架。启动骨吸收时,骨表面的破骨细胞改变其极性及细胞内的结构,细胞骨架重排,形态上产生3个不同的膜区域:皱褶缘区、亮区和小泡区,允许破骨细胞在它自己和骨之间建立一种封闭的微环境。亮区含有丰富的纤丝状肌动蛋白（F-actin），它成环围绕皱褶缘膜排列，与膜表面分子共同将细胞锚定在骨基质表面。密封区的F肌动蛋白在点状细胞质膜突起时称为足体（podosomes）。除肌动蛋白外，这些结构还含有其他骨架蛋白，如辅肌动蛋白（α-actinin）、凝溶胶蛋白（gelsolin）、丝束蛋白（fimbrin）等，环绕互连的踝蛋白（talin）环和黏着斑蛋白（vinculin）环。鬼笔环肽（phalloidin）是一种从鬼笔鹅膏中得到的有毒的环状七肽，可以与纤维肌动蛋白丝特异的结合，经荧光标记［罗丹明或异硫氰酸荧光素（FITC）］后使F肌动蛋白骨架显示。

【方法】

破骨细胞盖玻片培养，取出后PBS洗涤3次，4%多聚甲醛固定10分钟，PBS洗涤，0.2% Triton X-100作用2～5分钟，加入FITC标记的鬼笔环肽，室温避光孵育30分钟，PBS洗涤3次，使用DAPI溶液对细胞核进行复染，约30秒，激光共聚焦显微镜下观察（图6-11）。

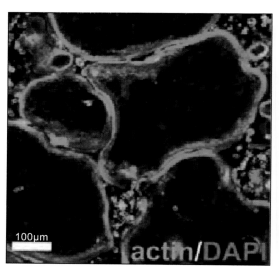
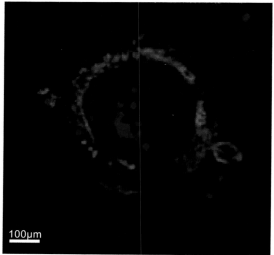

（引自Schmidt et al., J Cell Biol, 2011; Pisoni et al., Vet J, 2011.）

图6-11 FITC及罗丹明荧光标记鬼笔环肽显示F肌动蛋白骨架蛋白

## 三、抗酒石酸酸性磷酸酶染色

抗酒石酸酸性磷酸酶（tartrate-resistant acid phosphatase, TRAP）是破骨细胞特异性酶，其表达和分泌与破骨细胞功能密切相关，是目前为止破骨细胞最重要的酶组织化学标志。普遍采用偶氮偶联组化分析，在含酒石酸钠的酸性条件下，TRAP可将萘酚AS-BI磷酸盐分解产生萘酚AS-BI，后者可于染液中六偶氮副品红结合，在酶活性部位形成不溶性红色沉淀。目前已有商品试剂盒可对TRAP表达进行检测。该方法同样可以用于骨组织样本中破骨细胞鉴定。

【方法】

（1）细胞：用含4.0%多聚甲醛的PBS溶液固定细胞7～10分钟，再用乙醇-丙酮

（50：50，v/v）溶液固定1分钟。然后置于TRAP染色液中，在37℃下孵育30～60分钟，蒸馏水冲洗，甘油明胶封片，在显微镜下TRAP阳性且细胞核≥3个的细胞被认为是破骨细胞。

（2）骨组织样本：大鼠胫骨经4.0%多聚甲醛4℃固定72小时，10.0% EDTA于4℃脱钙7～10天，经过石蜡包埋，切片。烘箱55℃烘烤1小时，二甲苯脱蜡3次，每次10分钟，经过不同浓度乙醇水化后，然后置于TRAP染色液中，在37℃下孵育30～60分钟，蒸馏水冲洗，甘油明胶封片，在显微镜下观察。在胫骨干骺端可见TRAP阳性细胞（图6-12）。

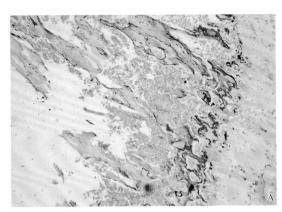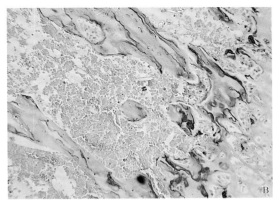

图6-12　脱钙骨组织TRAP染色
A. 100×；B. 200×

**【试剂配制】**

（1）0.2 mol/L乙酸缓冲液：取冰乙酸1.16 ml，加三蒸水100 ml，配制0.2 mol/L乙酸；然后取4.92 g无水乙酸钠，溶于300 ml三蒸水，配制成0.2 mol/L乙酸钠溶液；取25 ml乙酸溶液加入75 ml 0.2 mol/L乙酸钠溶液，配制成0.2 mol/L乙酸缓冲液。

（2）六偶氮副品红溶液：取副品红1.0 g，置50 ml烧杯中，加浓盐酸5 ml及三蒸水20 ml，加热至90℃，过滤后于黑色瓶中4℃保存；取0.2 g亚硝酸钠，溶于5 ml三蒸水中，配制成4%亚硝酸钠溶液；将上述两液等比例混合，成六偶氮副品红溶液。

（3）萘酚AS-BI磷酸盐溶液：取萘酚AS-BI磷酸钠20 mg，溶于1 ml N,N-二甲基甲酰胺中。

（4）TRAP染色液：取1 ml六偶氮副品红溶液，加入8 ml 0.2 mol/L乙酸缓冲液，调节pH在5.0后，再加入1 ml萘酚AS-BI磷酸盐溶液，加入酒石酸钾钠282 mg，溶解过滤后使用。

## 四、抗酒石酸酸性腺苷三磷酸酶（TrATP）染色

抗酒石酸酸性腺苷三磷酸酶（tartrate-resistant acid adenosine triphosphatase, TrATP）是TRAP的同工酶，与破骨细胞质子泵功能有关，是破骨细胞骨吸收微环境酸化、发挥骨吸收

所必需的酶。应用镁激活铅染色法，在含酒石酸钾钠的酸性条件下，TrATP 可将 ATP 二钠盐水解产生磷酸根，后者与硝酸铅反应，生成磷酸铅沉淀，以硫化铵为显色剂，形成分布在细胞质中的硫化铅（PbS）棕黑色颗粒，可以作为识别 OC 的组化指标。与 TRAP 相比，TrATP 特异性更高，也能间接了解 TrATP 的活力。最早该方法主要是对骨组织进行染色，国内于明香等应用该方法对体外培养破骨细胞进行染色分析。

**【方法】**

用含 4.0% 多聚甲醛的 PBS 溶液固定细胞 7 ~ 10 分钟，蒸馏水洗涤 3 次。然后置于染色孵育液中，在 37℃下孵育 30 ~ 60 分钟，蒸馏水冲洗，浸入 1.5% 硫化铵 1 分钟，蒸馏水冲洗，甘油明胶封片。

**【试剂配制】**

（1）0.1 mol/L Tris－马来酸缓冲液：取马来酸 11.607 g，溶于 100 ml 三蒸水中，配制成 1 mol/L 马来酸溶液；取三羟甲基氨基甲烷 12.114 g，溶于 100 ml 三蒸水中，配制成 1 mol/L Tris 溶液；取氢氧化钠 2.0 g，溶于 100 ml 三蒸水中，配制成 0.5 mol/L 氢氧化钠溶液；取 1 mol/L 马来酸溶液和 1 mol/L Tris 溶液各 5 ml，加入 4.5 ml 0.5 mol/L 氢氧化钠溶液，最后加三蒸水至 50 ml，配制成 0.1 mol/L Tris－马来酸缓冲液，调节 pH 为 5.8。

（2）2.5% 硫酸镁溶液：取硫酸镁（7H₂O）2.5 g，溶于 100 ml 三蒸水中。

（3）2% 硝酸铅溶液：取硝酸铅 2.0 g，溶于 100 ml 三蒸水中。

（4）TrATP 染色孵育液：取 ATP 二钠盐 12.6 mg，加入上述 Tris－马来酸缓冲液 20 ml，硫酸镁溶液 2.5 ml，硝酸铅溶液 1.5 ml，再加入酒石酸钾钠 338 mg 溶解，调节 pH 为 5.8。

（5）1.5% 硫化铵溶液：取硫化铵 0.15 ml，加入三蒸水至 10.0 ml。

## 五、降钙素受体染色及放射自显影

成熟破骨细胞膜含丰富的降钙素受体（calcitonin receptor, CTR）（> 10⁶/细胞）。CTR 只在定向破骨细胞前体和成熟破骨细胞表达，其他骨细胞和骨髓细胞均无 CTR 存在。CTR 是破骨细胞特征性标志之一，也是区分哺乳类破骨细胞和多核巨噬细胞的主要指标之一。它与降钙素结合后对破骨细胞的骨吸收功能产生明显影响。目前用于检测破骨细胞 CTR 的方法较多，如放射性自显影、免疫组织化学或荧光化学、放射性配基结合分析、Western Blot 及定量 PCR（real time-polymerase chain reaction, RT－PCR）。下面简单介绍应用放射自显影技术及免疫细胞化学或荧光化学法检测降钙素受体的方法。

（一）降钙素受体放射自显影

**【方法】**

（1）细胞接种于 24 孔培养板中盖玻片上（直径 13.5 mm）培养。与 α－MEM 培养液（含 0.1% BSA）中的 0.2 nmol/L ¹²⁵I－降钙素、含和不含 200 nmol/L 未标记的鲑鱼降钙素共孵育 1 小时。

（2）用 PBS 缓冲液清洗细胞 3 次，然后用含 1% 甲醛、1% 戊二醛的 0.1 mol/L 二甲砷酸盐缓冲液（pH 7.4）固定细胞 5 分钟。

（3）将盖玻片固定在载玻片上，浸入 NR-M2 乳液中，放置 4℃暗盒中。

（4）孵育 14 天后，载玻片用 Rendol 显影。因为结合了 $^{125}$I-降钙素，降钙素受体聚集了致密颗粒而被识别图 6-13A、B，而这种现象在与过量未标记降钙素孵育的样品中不出现。

（二）免疫细胞荧光（化学）法

【方法】

（1）破骨细胞接种于 24 孔培养板中盖玻片上（直径 13.5 mm）培养 3～4 小时。PBS 缓冲液洗涤后，4.0% 多聚甲醛 4℃固定 10 分钟，TBS 缓冲液洗涤 3 次，每次 1 分钟。

（2）3% $H_2O_2$ 孵育 15 分钟，阻断内源性过氧化物酶；加入 2%～5% BSA，室温封闭 30～60 分钟；甩掉封闭液，加入降钙素抗体孵育，4℃过夜；

（3）TBS 缓冲液洗涤 3 次，每次 5 分钟，加入生物素或荧光标记的第二抗体，室温放置 60 分钟（荧光标记的第二抗体需避光）；TBS 缓冲液洗涤 3 次，每次 5 分钟。

（4）对于荧光标记的第二抗体，经过 DAPI 复染后可以封片，荧光显微镜或激光共聚焦显微镜观察。对于生物素标记的第二抗体，需要加入稀释的 ABC 试剂 C 液，室温放置 40 分钟；TBS 缓冲液洗涤 3 次，每次 5 分钟，加入 DAB 显色液约 5 分钟（镜下观察到出现典型阳性染色细胞即终止反应），蒸馏水洗涤 2 次，苏木素复染，自来水冲洗，明胶封片。荧光标记的降钙素受体见图 6-13。

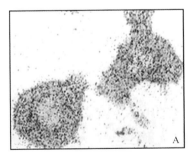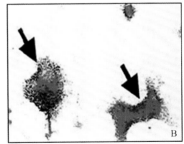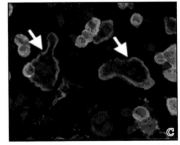

（引自 Quinn et al., Bone, 1999.）

图6-13　降钙素受体染色

A、B. 降钙素受体结合 $^{125}$I-降钙素后显示为黑色颗粒；C. 免疫荧光染色可见降钙素受体分布于破骨细胞表面

## 六、降钙素应答

降钙素受体是破骨细胞的重要特征性指标之一。对降钙素应答是破骨细胞重要的鉴别指标和功能指标。加入降钙素作用后，破骨细胞表现为 CT 引导的两种作用：① 静止作用（Q 部分），产生较快，表现为细胞运动、细胞颗粒移动、酸和酶的分泌活动逐渐停止。② 回缩作用（R 部分），出现较慢，表现为细胞伪足回缩、细胞变小和细胞表面变光滑。根据 V-ATP 酶及 F 肌动蛋白分布，破骨细胞可以分为 3 种：① A 型，破骨细胞既

有亮区又有V-ATP酶在亮区聚集；② B型，破骨细胞中F肌动蛋白积聚并和极化的V-ATP酶重叠；③ C型，破骨细胞既没有亮区也没有极化的V-ATP酶。通常A型破骨细胞的数量最多，而加入降钙素作用后，C型破骨细胞数量逐渐增多，而B型破骨细胞数量先增多后逐渐减少（图6-14、图6-15），可见降钙素作用后显著降低脾单核细胞细胞来源破骨细胞形成。

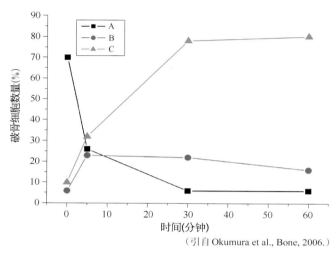

（引自Okumura et al., Bone, 2006.）

图6-14　降钙素作用不同时间后，不同类型破骨细胞数量的变化

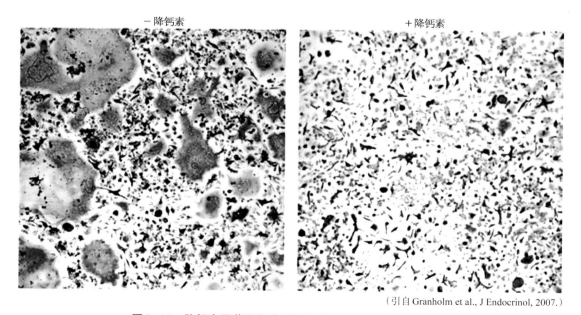

（引自Granholm et al., J Endocrinol, 2007.）

图6-15　降钙素显著降低脾单核细胞细胞来源破骨细胞形成

## 七、吸收陷窝

破骨细胞在体外具有骨吸收活性。骨片上有破骨细胞存在时,24小时内可以形成吸收陷窝。应用破骨细胞粗制液和骨片可建立一种可靠的骨陷窝分析法。破骨细胞对骨组织的消化吸收过程包括无机盐溶解和胶原蛋白降解。胶原的降解速度较慢,吸收后的骨组织残留的胶原纤维经甲苯胺蓝染色可在光学显微镜下识别。此外,目前还可以通过破骨细胞活性分析板(osteoclast activity assay substrate, OAAS)或者模拟基质板检测破骨细胞溶解吸收无机盐的能力。OAAS板是一层覆盖有钙磷薄层的细胞培养板,活性破骨细胞可以溶解钙磷覆盖层,形成类似于骨片吸收的陷窝。由于其覆盖层较透明,可以满足研究期间动态连续观察的需要。

(一)骨片培养法

【方法】

(1)采用象牙棒(10 mm)用锯式切片机、打孔器制备牙片(直径10 mm,厚100 μm)。

(2)牙片在蒸馏水中超声清洗5分钟(重复3次),70%乙醇消毒,紫外灯下照射4小时(双面),浸泡于10倍抗生素培养液。

(3)牙片置于24孔培养板中,每孔加入0.5 ml含10% FBS的α-MEM培养液,每孔0.1 ml破骨细粗制液转移到牙片上。

(4)置37℃培养30分钟后,更换一般培养液。孵育24～48小时后,去除培养液,每孔加入1 mol/L $NH_4OH$ 1 ml孵育30分钟。

(5)然后用超声波清洗牙片,乙醇梯度脱水(40%、75%、90%及95%)用1.0%甲苯胺蓝染色3～5分钟,再用蒸馏水清洗。

(6)甲苯胺蓝染色后在透射光下可清楚地观察到骨吸收陷窝。

(7)在光学显微镜下计算牙片上骨吸收陷窝的数量,还可以用与光学显微镜相连的图像分析系统测量陷窝的面积和深度。

骨片培养法还可以同时测定培养液中Ⅰ型胶原降解物的含量,同样可以反映细胞的骨吸收能力。

(二)破骨细胞活性分析板(OAAS)培养法

【方法】

(1)加入含破骨细胞粗制液,置于细胞培养箱中,37℃、5% $CO_2$条件下培养。在细胞培养期间可以动态观察骨陷窝形成情况。根据实验设计选择培养时间。

(2)培养结束时,去掉培养液,5%次氯酸钠浸泡5分钟,去掉黏附细胞。生理盐水清洗OAAS板,光学显微镜/扫描电镜下直接观察/陷窝形成(图6-16)。

OAAS板不能真实反映破骨细胞与骨基质的作用。此外,由于基质层厚度很薄,在冲洗、固定等过程中都有可能导致假性吸收陷窝形成。

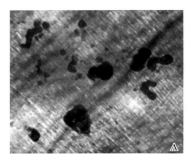 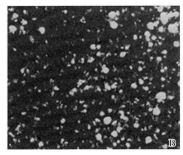 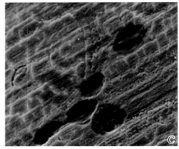

（引自 Everts et al., The FASEB J, 1999.）

图6-16　骨吸收陷窝

A. 骨片法；B. OAAS板；C. 扫描电镜扫描兔长骨吸收陷窝

（陈　晓）

# 破骨细胞的功能测定

●

上述破骨细胞鉴定多为形态组织学分析。此外，还可以对上述的组织形态分析进行定量的研究，比如可以分析TRAP阳性细胞细胞核数量，TRAP阳性细胞数量、面积及大小，还可以对破骨细胞骨细胞骨吸收陷窝进行定量分析，分析陷窝数量、面积等。除此之外，还可以通过酶联免疫吸附测定（enzyme-linked immunosorbent assay, ELISA）及 Western Blot 的方法检测破骨细胞特异酶的表达和mRNA的表达，如TRAP、TRACP5b、TrATP、RANK等。凋亡（apoptosis）也是细胞的重要转归途径，评价其凋亡情况也能反映细胞基本活性和功能。下面将从TRAP阳性细胞计数、骨吸收陷窝分析、凋亡检测及标志酶蛋白基因表达等方面对破骨细胞功能检测予以简要介绍。

## 一、抗酒石酸酸性磷酸酶阳性细胞计数

在骨吸收研究中，常用抗酒石酸酸性磷酸酶（TRAP）染色计数识别破骨细胞，如骨髓细胞培养中观察破骨细胞从单核细胞的产生及激素和细胞因子对破骨细胞发生的影响，并评价激素或生长因子对原代培养破骨细胞生存力、活性的影响。具体方法包括：TRAP阳性细胞计数或培养液 TRAP（TRACP5b）浓度定量测定。部分研究者以甲基伞形内酯磷酸盐为底物，利用其水解可以产生荧光物质的特点，与细胞上清液或裂解液反应后荧光比色测定分析TRAP的活性，观察细胞因子对破骨细胞功能的影响。

【方法】

细胞培养及染色方法同前。利用图像分析系统，对培养细胞进行拍照，利用分析软件

计算破骨细胞的数量,分析细胞面积、直径、周长等参数。

TRAP法是以破骨细胞特征性酶化学反应为基础的检测方法,简便易行。在观察影响因素对破骨细胞的短期作用时,比骨吸收陷窝分析法更灵敏。但是TRAP法不能直接代表骨吸收情况,必须结合其他方法,才能得到比较可靠的结果。

## 二、骨片吸收陷窝分析

骨片上骨吸收陷窝是破骨细胞骨吸收的直接结果,其陷窝大小、数量和深度直接反映破骨细胞骨吸收能力。应用体外培养技术,破骨细胞可在牛骨片、象牙骨片或OAAS板上形成吸收陷窝。观察陷窝的形态和测定陷窝数量、大小是检测破骨细胞骨吸收功能的可靠指标。

【方法】

细胞培养及样本处理具体方法同前。利用图像分析系统,对骨片或OAAS板进行拍照。骨片中可见圆形、椭圆形或腊肠样的蓝紫色的骨吸收陷窝。应用图像分析软件分析陷窝数量、面积、直径等参数,结果以陷窝数(面积)/骨片表示。

破骨细胞在骨片上形成吸收陷窝,陷窝的数量和面积是评估的重要指标。传统方法是采用扫描电镜(scanning electron microscopy, SEM)分析,SEM可清晰准确观察骨片吸收陷窝。但是SEM需要特定人员操作,并且耗时及费用花费较高。培养24小时以上,骨片的吸收陷窝经甲苯胺蓝染色后普通光学显微镜观察易识别,呈蓝紫色,形态典型、边界清晰。因而可以应用甲苯胺蓝染色技术在普通光学显微镜下对骨片吸收陷窝进行分析。

## 三、破骨细胞凋亡检测

细胞凋亡(apoptosis)指为维持内环境稳定,由基因控制的细胞自主、有序的死亡。凋亡是破骨细胞重要转归途径。破骨细胞的凋亡对维持基本多细胞单位(basic multicellular unit, BMU)中破骨细胞群的大小十分重要。研究表明破骨细胞凋亡在骨代谢调控和绝经后骨质疏松症等代谢疾病的发生、发展过程中具有重要意义。可采用荧光染色技术识别和计量凋亡破骨细胞,观察药物对破骨细胞生存力的影响。此外,通过分子生物学技术检测细胞凋亡相关基因蛋白表达,也可以反映破骨细胞凋亡情况。

【方法】

1. 吖啶橙法　破骨细胞接种于24孔培养板中盖玻片上(直径13.5 mm)培养3～4小时,加入不同浓度待测药物,在不同时间取盖玻片,PBS缓冲液洗涤后,4.0%多聚甲醛固定10分钟,0.01%吖啶橙荧光染色5～10分钟,荧光显微镜下计数100个破骨细胞中凋亡细胞的百分比。借助荧光染色方法能鉴别3种状态的破骨细胞:① 正常细胞体积大,多核,发绿色荧光;② 凋亡细胞体积缩小,核固缩,核仁消失,发橙红色荧光;③ 坏死细胞肿胀,发均匀淡红色荧光。玻片培养破骨细胞检测应在24小时内完成。

2. Hoechst-PI双染色法　　培养细胞漂洗后,加入Hoechst-PI染色液孵育。Hoechst 33342是一种与DNA特异结合的活性染料,能透入细胞膜,可选择性地与DNA结合,正常细胞染色为弱蓝色弱红色荧光。凋亡细胞的膜通透性增强,Hoechst可大量进入凋亡细胞,细胞核DNA片断化,呈现多个强蓝色弱红色团块;晚期凋亡及坏死细胞膜破损,PI红色染料可以进入细胞,呈强红色弱蓝色荧光。

此外,尚有多种方法可以检测破骨细胞凋亡,如膜联蛋白V(Annexin V)联合PI染色法、DNA片断原位标记法等,目前已有商品试剂盒可供选择。

## 四、破骨细胞标志酶基因及蛋白检测

分泌功能和活性蛋白是评估破骨细胞功能的重要指标。破骨细胞分泌表达一系列与其活性和功能密切相关的蛋白,包括TRAP、CAII、CK、MMP-9、RANK。通过RT-PCR以及Western Blot法可以检测基因及蛋白表达的变化,可以评估细胞因子、激素等药物影响。也可以通过检测凋亡相关基因和蛋白表达,评估细胞凋亡情况。目前可以通过RT-PCR检测mRNA表达,通过Western Blot或ELISA的方法检测特异蛋白的表达。

## 五、同位素测定法

破骨细胞对骨组织的消化吸收过程包括无机盐溶解和胶原降解,会有钙和氢离子释放出来。通过 $^{45}Ca$ 和 $^3H$ 预标记骨组织为底物,与破骨细胞共培养。破骨细胞对骨组织消化吸收过程中,放射性钙会释放到培养液中。根据释放比(净释放量/掺入量)来评估破骨细胞骨吸收能力。相对于其他方法来说,同位素标记法稍显复杂,有放射性,对操作条件要求较高,目前应用相对较少。主要包括放射性核素预标记、共培养及释放比测量等。

【方法】

(1)底物预标记:取孕18天左右大鼠皮下注射 $^{45}Ca$ 0.2mCi(mCi=37 MBq)或 $^3H$ 1mCi,第二天解剖分离胎鼠四肢长骨或头盖骨,去除周围结缔组织,冻融灭活,将长骨剖开,剪成碎片,紫外线消毒,干燥备用。

(2)共培养:取一定量上述骨碎片与分离或诱导的OC共培养,每日换液10%,并设阴性对照组。

(3)释放比测量:定时取培养液5%,通过液体闪烁计数法测定总释放量和非特异释放量。骨组织消化后($NH_4Cl$ 过夜)测定 $^{45}Ca$ 的残余量,或者通过脱钙(EDTA法)、消化(胰酶)等处理后可以测得胶原中 $^3H$ 残余总量。同时测定阴性对照组中非特异释放量。释放比=(总释放量-非特异释放量)/(总释放量+骨组织残余量)。 $^{45}Ca$ 释放比可以反映钙盐吸收溶解程度, $^3H$ 释放比可以反映胶原降解程度。

## 六、实时细胞分析

实时细胞分析(real-time cell analysis, RTCA)实时无标记细胞分析仪是一款新型的细胞分析平台,具有非侵入性、实时监测、高信息量、无须标记、全自动化、高灵敏度和高准确性等独特优点。细胞接种于E-plate微孔板上,每个孔的底部嵌有微电子感应器,微电极阻抗主要由点及周边的离子环境决定,当电场加在上面时可以测量到一个基线阻抗,细胞的有无、形态及贴壁程度都会影响电极传感器表面电子和离子的通过。细胞在E-plate板上的贴壁、黏附、生长等情况与传感器测量得到的阻抗相对应。根据阻抗变化可反映细胞的增殖、存活、凋亡、形态变化等细胞生物学状态。RTCA无须外部标记,在细胞毒性检测或药效学评价中,可实时、动态、直观地评估细胞生物学变化。最近有研究表明RTCA可以评估破骨细胞的形成情况。RTCA评估法和传统TRAP染色法具有很好的一致性(图6-17)。

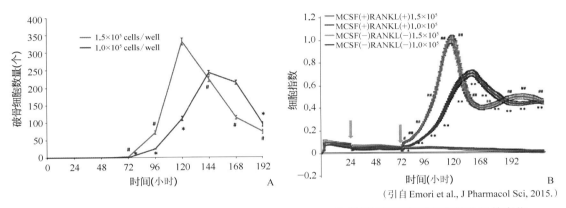

（引自 Emori et al., J Pharmacol Sci, 2015.）

图6-17 TRAP染色(A)及RTCA法显示M-CSF/RANKL诱导不同时间破骨细胞数量的变化

· **作者述评** ·

破骨细胞鉴定有多种方法,除了形态学观察外,TRAP染色是最常用的鉴定方法。目前已经有商品试剂盒可供选择,染色方法简洁快速,一般30～60分钟内可获得结果。但是其也有缺陷,即在进行计数或面积分析时,耗时较长,且存在一定主观性。抗酒石酸酸性磷酸酶5b(TRAP 5b)来源于破骨细胞,近年来研究表明TRAP 5b可反映破骨细胞的数量和活性。通过ELISA的方法检测细胞TRAP 5b,可以高通量完成定量分析,可与TRAP染色联合评估破骨细胞活性和功能。骨吸收陷窝可以直接反映破骨细胞骨吸收能力,而鲸和象的牙切片由于血管腔陈旧吸收较少,可以大大改善观察效果,对破骨细胞功能评估具有重要意义。但是目前象牙及其制品禁止交易,象牙片的应用受到较大限制。随着材料技术的发展,在骨吸收陷窝分析中已有骨片/牙片替代物。一般在研究中应同时选择多种方法进行相关研究。尽管破骨细胞培养及鉴定已取得很大成绩,但我国在该领域的研究还有待于进一步发展和完善。

（陈　晓）

**参·考·文·献**

[ 1 ] Andersson G N, Marks S C. Tartrate-resistant acid ATPase as a cytochemical marker for osteoclasts [ J ]. J Histochem Cytochem, 1989, 37(1): 115−117.

[ 2 ] Bradley E W, Oursler M J. Osteoclast Culture and Resorption Assays [ M ]//Westendorf JJ (eds) Osteoporosis: Methods and protocol. Totowa: Humana Press, 2008.

[ 3 ] Chambers T J, Magnus C J. Calcitonin alters behaviour of isolated osteoclasts [ J ]. J Pathol, 1982, 136(1): 27−39.

[ 4 ] Chambers T J, Revell P A, Fuller K, et al. Resorption of bone by isolated rabbit osteoclasts [ J ]. J Cell Sci, 1984, 66(5): 383−399.

[ 5 ] Cheng P, Chen C, He H, et al. miR−148a regulates osteoclastogenesis by targeting V−maf musculoaponeurotic fibrosarcoma oncogene homolog B [ J ]. Journal of Bone and Mineral Research, 2013, 28(5): 1180−1190.

[ 6 ] Dunford J E, Rogers M J, Ebetino F H, et al. Inhibition of protein prenylation by bisphosphonates causes sustained activation of Rac, Cdc42, and Rho GTPases [ J ]. Journal of Bone and Mineral Research, 2006, 21(5): 684−694.

[ 7 ] Emori H, Iwai S, Ryu K, et al. A new method for measuring osteoclast formation by electrical impedance [ J ]. J Pharmacol Sci, 2015, 128(2): 87−91.

[ 8 ] Everts V, Korper W, Jansen D C, et al. Functional heterogeneity of osteoclasts: matrix metalloproteinases participate in osteoclastic resorption of calvarial bone but not in resorption of long bone [ J ]. The FASEB J, 1999, 13(10): 1219−1230.

[ 9 ] Feige U, Overwien B, Sorg C. Purification of human blood monocytes by hypotonic density gradient centrifugation in Percoll [ J ]. J Immunol Methods, 1982, 54(3): 309−315.

[ 10 ] Granholm S, Lundberg P, Lerner U H. Calcitonin inhibits osteoclast formation in mouse haematopoetic cells independently of transcriptional regulation by receptor activator of NF−[ kappa ]B and c−Fms [ J ]. J Endocrinol, 2007, 195(3): 415−427.

[ 11 ] Guerrini M M, Sobacchi C, Cassani B, et al. Human osteoclast-poor osteopetrosis with hypogammaglobulinemia due to TNFRSF11A (RANK) mutations [ J ]. The American Journal of Human Genetics, 2008, 83(1): 64−76.

[ 12 ] Hoebertz A, Arnett T R. Isolated osteoclast cultures [ M ]//Bone Research Protocols. 1st edition. New Jersey: Humana Press, 2003: 19−28.

[ 13 ] Hoebertz A, Arnett T R. Isolated osteoclast cultures [ M ]//Helfrich M H, Ralston S H. Bone Research Protocols. 1st edition. New Jersey: Humana Press Inc, 2003: 19−28.

[ 14 ] Nicholson G C, Malakellis M, Collier F M, et al. Induction of osteoclasts from CD14⁻ positive human peripheral blood mononuclear cells by receptor activator of nuclear factor kappaB ligand (RANKL) [ J ]. Clin Sci (Lond), 2000, 99(2): 133−140.

[ 15 ] Okumura S, Mizoguchi T, Sato N, et al. Coordination of microtubules and the actin cytoskeleton is important in osteoclast function, but calcitonin disrupts sealing zones without affecting microtubule networks [ J ]. Bone, 2006, 39(4): 684−693.

[ 16 ] Pisoni G, D'Amelio P, Sassi F, et al. Multinucleated giant cells with an osteoclast phenotype derived from caprine peripheral blood mononuclear cells [ J ]. Vet J, 2011, 189(3): 361−363.

[ 17 ] Quinn J W, Morfis M, Lam M C, et al. Calcitonin receptor antibodies in the identification of osteoclasts [ J ]. Bone, 1999, 25(1): 1−8.

[ 18 ] Schmidt S, Nakchbandi I, Ruppert R, et al. Kindlin−3−mediated signaling from multiple integrin classes is required for osteoclast-mediated bone resorption [ J ]. J Cell Biol, 2011, 192(5): 883−897.

[ 19 ] Shui C, Khosla R S. The immunosuppressant rapamycin, alone or with transforming grouth factor-b, enhances osteoclast differentiation of RAW 264.7 monocyte-macrophage cells in the presence of RANK-Ligand [ J ]. Calcif Tissue Int, 2002, 71(5): 437−446.

[ 20 ] Sobacchi C, Frattini A, Guerrini M M, et al. Osteoclast-poor human osteopetrosis due to mutations in the gene encoding RANKL [ J ]. Nature Genetics, 2007, 39(8): 960−962.

[ 21 ] Sørensen M G, Henriksen K, Schaller S, et al. Characterization of osteoclasts derived from CD14⁺ monocytes isolated from peripheral blood [ J ]. Journal of Bone and Mineral Metabolism, 2006, 25(1): 36−45.

[ 22 ] Taylor A, Rogers M J, Tosh D, et al. A novel method for efficient generation of transfected human osteoclasts [ J ]. Calcified Tissue International, 2007, 80(2): 132−136.

[ 23 ] Tezuka K, Sato T, Kamioka H, et al. Identification of osteopontin in isolated rabbit osteoclasts [ J ]. Biochem Biophys Res Commun, 1992, 186(2): 911−917.

[ 24 ] Udagawa N, Takahashi N, Akatsu T, et al. Origin of osteoclasts: mature monocytes and macrophages are capable of differentiating into osteoclasts under a suitable microenvironment prepared by bone marrow-derived stromal cells [ J ]. Proc Natl Acad Sci USA, 1990, 87(18): 7260−7264.

[ 25 ] Vrtačnik P, Marc J, Ostanek B. Epigenetic mechanisms in bone [ J ]. Clinical Chemistry and Laboratory Medicine, 2014, 52(5).

［26］ Väänänen H K, Horton M. The osteoclast clear zone is a specialized cell-extracellular matrix adhesion structure［J］. J Cell Sci, 1995, 108 (Pt 8): 2729−2732.

［27］ Yasuda H, Shima N, Nakagawa N, et al. Osteoclast differentiation factor is a ligand for osteoprotegerin/osteoclastogenesis-inhibitory factor and is identical to TRANCE/RANKL［J］. Proc Natl Acad Sci USA, 1998, 95(7): 3597−3602.

［28］ Yoneda T, Alsina M M, Garcia J L, et al. Differentiation of HL-60 cells into cells with the osteoclast phenotype［J］. Endocrinology, 1991, 129(2): 683−689.

［29］ 柴立民,王正东,颜南.不同体积分数血清对培养原代破骨细胞噬骨能力的影响［J］.中国组织工程研究与临床康复,2007, 11(28): 5485−5487.

［30］ 高建军,王洪复.体外培养破骨细胞骨吸收功能的检测和应用［J］.中国骨质疏松杂志,1997, 3(1): 79−82.

［31］ 李斌斌,于世风,庞淑珍.两种破骨细胞培养方法的比较及其吸收骨质的动态观察［J］.北京大学学报(医学版),2005, 37(5): 536−541.

［32］ 王洪复.骨细胞图谱与骨细胞体外培养技术［M］.上海:上海科学技术出版社,2001.

［33］ 王连唐,刘子君,郑铭豪.骨破骨细胞生物学研究的一些进展［J］.中国病理生理杂志,1997, 13(6): 746−750.

［34］ 王正东,颜南,潘峰,等.两种方法培养大鼠破骨细胞的噬骨能力比较［J］.中国组织工程研究,2013, (20): 3611−3617.

［35］ 于明香,金蔚芳,王洪复.体外培养破骨细胞的标志酶染色［J］.中国骨质疏松杂志,1999, 5(3): 27−28.

［36］ 于世风.破骨细胞及其骨吸收调控研究进展.中国骨质疏松杂志,2000, 6(1): 78−83.

［37］ 朱国英.破骨细胞的分离和培养［M］//徐苓.骨质疏松症.上海:上海科学技术出版社,2011.

# 第 7 章
# 细胞共培养技术

细胞培养在现代科学研究中的应用越来越广泛。培养过程中细胞独立生存于人工模拟的体内环境，但该环境与真实体内环境仍有很大差异，因此，细胞实验结果不能完全等同于在体外实验结果。为了建立更真实模拟体内环境的培养体系，使细胞间能相互沟通信息、相互支撑和生长增殖，20世纪80年代后期，在细胞培养技术基础上发展了细胞共培养技术。细胞共培养技术是将2种或2种以上的细胞共同培养于同一环境的技术，能更好地模拟体内环境。

## 细胞共培养技术概述

细胞共培养体系主要应用于以下几个方面：诱导细胞向另一种细胞分化、诱导细胞自身的分化、调节细胞的功能和活性、调控细胞增殖、促进早期胚胎发育和提高代谢物产量等。体外模拟在体微环境、构建三维细胞培养模型、体外组织工程技术的应用、抗体与疫苗的制备与研发、动植物优良品种的开发与利用、动物克隆和干细胞的临床应用等研究都需要用到细胞共培养技术。因此，细胞共培养技术越来越受到关注，其在生命科学、基础和临床医学、药学、预防医学等各个研究领域的应用也越来越广泛，已被广泛应用于现代细胞学研究中，应用前景非常广阔。

细胞共培养方法包括直接共培养和间接共培养。直接共培养是将2种或2种以上的不同类细胞同时或分别接种于同一环境中，不同种类的细胞之间直接接触；间接共培养是将2种或2种以上不同的细胞分别接种于不同的载体上，然后将这两种载体置于同一培养环境中，使不同种类的细胞共用同一培养体系而不直接接触，但载体上带有不同孔径的微孔使得细胞分泌产生的可溶性因子可通过。常见的间接共培养方法有盖玻片共培养法、Transwell小室共培养法等。盖玻片共培养法是将盖玻片上接种不同的细胞后共置于培养皿中，Transwell小室共培养法是将不同的细胞分别接种于Transwell的上室和下室，进而观察生物学效应改变及其相互作用。

　　Transwell小室共培养法是目前最常用的共培养方法,它的原理是将两种细胞置于同一个培养孔中共同培养,共同培养的两种细胞间采用特殊装置分隔。该方法是采用了分层渗透培养方法,模拟了最接近于体内的生长环境。Transwell培养板是采用上、下室嵌套的分离设计,其中上室底面为透明具通透性的聚酯膜(polyethylene terephthalate, PET),膜厚约10 μm,膜上带有不同孔径的微孔(共培养中最常用0.4 μm微孔),使得经旁分泌产生的可溶性细胞因子可通过聚碳脂膜,而细胞本身则无法通过(图7-1)。这种装置只存在弥散因子的交换而杜绝细胞之间的直接接触,排除了接触反应的影响。因此,Transwell共培养体系既可以避免细胞的直接接触,又能使干预细胞分泌因子能透过微孔滤膜作用于未干预细胞,接近体内的"实时"调节。

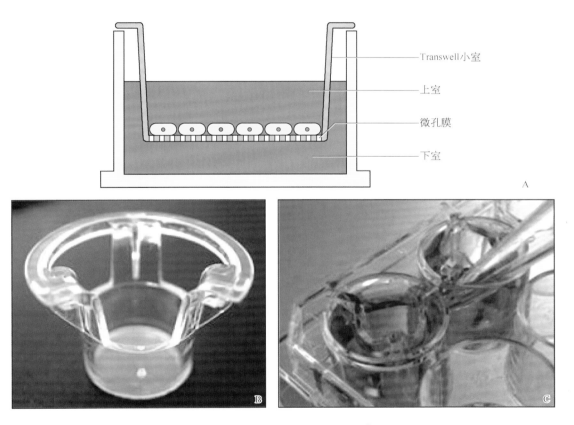

图7-1　Transwell小室结构原理示意图

A. Transwell嵌套结构示例:由上部和下部空间组成,中间由一层多孔的聚酯膜隔开;B. Transwell上室:底部有透明的通透性的聚酯膜,膜上有不同孔径微孔;C. Transwell上、下室嵌套:上室和下室可分别接种不同细胞进行共培养

# 成骨细胞与成骨细胞共培养技术

可应用Transwell板建立成骨细胞-成骨细胞共培养体系,可用于观察受干预的成骨细胞对未受干预细胞生物学功能的影响。采用这种共培养体系,尽管受干预细胞与未干预细胞无直接接触,但由于受干预成骨细胞分泌的细胞因子能透过微孔滤膜作用于未干预成骨细胞,可真实模拟体内的"实时"调节,通过检测其细胞增殖、分化和体外矿化能力及相关基因和蛋白表达的改变,观察干预措施对未直接受干预成骨细胞功能的影响,包括促进成骨功能或者导致骨损伤等,并能够对其相关的效应及其细胞机制进行探讨。对于骨代谢基础、临床干预和应用研究有重要意义。

【取材】

(1)成骨细胞(osteolast):来源于大鼠颅盖骨原代成骨细胞。

(2)MEM培养液。

(3)胎牛血清(fetal bovine serum, FBS)。

(4)普通12孔细胞培养板。

(5)Transwell双室联合培养板。

(6)茜素红S(ARS)染色液。

(7)光学显微镜。

【方法】

(1)成骨细胞的分离与培养:从新生大鼠头盖骨采用消化法(胰蛋白酶和胶原酶)分离出成骨细胞,培养传代,具体见前文。

(2)成骨细胞(上室)接种与干预A:成骨细胞用0.25%胰蛋白酶消化,中止消化后吹打均匀并计数,以30 000个/孔接种于Transwell 12孔共培养板的上室内膜,加入培养液0.5 ml,置5% $CO_2$、37℃条件下培养。24小时后待细胞贴壁后换液并进行干预(A),继续培养,所有培养板均隔2天换液1次。

(3)成骨细胞(下室)接种:成骨细胞用0.25%胰蛋白酶消化,中止消化后吹打均匀并计数,以10 000个/孔接种于Transwell 12孔共培养板的下室,加入成骨细胞悬液1.5 ml,置5% $CO_2$、37℃条件下培养,所有培养板均隔2天换液1次。

(4)将干预后的Transwell上室嵌套至接种有成骨细胞的下室中,进行共培养(图7-2)。实验终点时观察下室成骨细胞的生长及生物学效应改变,包括:① 倒置相差显微镜观察细胞形态改变。② MTT法或CCK 8检测细胞增殖能力。③ PNPP法检测其碱性磷酸酶(alkaline phosphatase, ALP)活性。④ 茜素红染色检测体外矿化能力。⑤ RT-PCR、蛋白质印迹法(western-blotting)检测成骨细胞相关基因和蛋白表达,例如:ALP、骨钙素

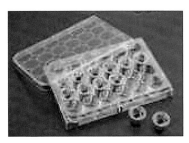

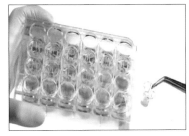 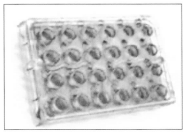

图7-2 共培养体系实验图示

Transswell板上室加入含干预后OB的成骨细胞悬液,下室加入未干预的OB悬液

（osteocalcin, OCN）、护骨因子（osteoprotegerin, OPG）、NF-κB受体激活蛋白配体（receptor activator of NF-κB ligand, RANKL）和胱天蛋白酶（caspase）3等。

【应用】

以$^{137}$Cs γ射线照射为干预方法,介绍成骨细胞与成骨细胞共培养的具体方法。采用Transswell板,观察受照OB对未直接受照OB生物学功能的影响,验证电离辐射致骨损伤的远端效应及其细胞机制。

新生SD大鼠颅盖骨分离成骨细胞,培养传代后,以$1 \times 10^4$个/孔接种于Transswell 12孔共培养板的下室,加入成骨细胞悬液1.5 ml,置于5% $CO_2$、37℃条件下培养,隔2天换液。同时,以$3 \times 10^4$个/孔接种于Transswell共培养板的上室内膜,加入培养液0.5 ml,置5% $CO_2$、37℃条件下培养,24小时细胞贴壁后换液,给予1～2 Gy $^{137}$Cs γ射线照射,照后继续培养一定时间后,将Transswell共培养板的上室移至Transswell下室嵌套,进行共培养。倒置相差显微镜观察Transswell板共培养板下室中细胞形态改变、MTT法检测细胞增殖、PNPP法检测ALP活性、茜素红染色检测体外矿化结节形成能力、RT-PCR和蛋白质印迹法检测成骨相关基因和蛋白（ALP、OCN、OPG、RANKL）以及胱天蛋白酶3的表达。

研究结果表明,受到Transswell上室培养的照后成骨细胞分泌细胞因子的作用,下室未受照成骨细胞的增殖能力、ALP活性和矿化能力均出现明显抑制,成骨相关基因ALP、OCN、OPG、RANKL表达下调,成骨细胞凋亡相关基因胱天蛋白酶3的mRNA和蛋白表达明显上调（图7-3）,提示受照成骨细胞可通过旁分泌因子引起未直接受照自体细胞增殖、分化和矿化能力的抑制以及细胞凋亡产生间接损伤效应,证明Transswell共培养体系可用于辐射骨损伤远端效应的细胞分子机制研究。

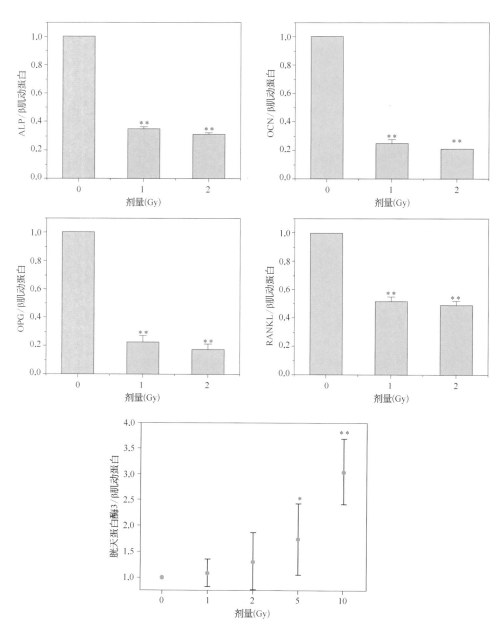

图7-3 Transwell共培养体系观察IR对成骨基因表达的远端效应

（朱国英）

# 原代肾小管上皮细胞与骨髓间充质干细胞共培养技术

•

肾脏对骨组织具有非常重要的调节作用,运用现代生物学方法研究,发现肾脏组织对骨组织的调控作用和作用机制,对于阐释肾与骨之间的密切联系具有重要意义。现代研究发现,肾脏对骨的调节途径包括了钙磷代谢的调节;下丘脑—垂体—靶腺轴中相关激素的调节,如降钙素(CT)、甲状旁腺激素(PTH)、性激素等;另外还有一些细胞因子,如骨形成蛋白-7(BMP-7)、β-联蛋白等,它们共同调控骨组织状态。因此建立成熟稳定的肾小管上皮细胞与骨组织细胞共培养技术不仅可以方便肾骨相关性研究,也能在此基础上为药物的开发研究提供平台。体外肾小管上皮细胞的培养比系膜细胞和其他组织细胞培养更为困难,主要是因为哺乳类动物肾脏中至少含有20～30种细胞,分离纯化同种细胞的难度较大。下面通过胶原酶A消化法联合Percoll分离提纯法,获得原代小鼠肾小管上皮细胞,同时联合原代骨髓间充质干细胞培养,建立了小鼠肾小管上皮细胞和骨髓间充质干细胞培养技术。

## 【取材】

(1)实验动物:3周龄C57BL/6雄性小鼠8只。

(2)主要试剂与仪器:α-MEM培养基、DMEM/F12培养基、DMEM培养基,胶原酶A、Percoll细胞分离液、β-甘油磷酸钠、维生素C以及地塞米松,胰酶细胞消化液,兔抗小鼠上皮钙黏素抗体(E-cadherin, alexa flour® 488 conjugate),兔抗小鼠α-SMA抗体、兔抗小鼠CK-18抗体、兔抗小鼠波形蛋白抗体,Cy5-山羊抗兔IgG,DAPI染色液,1-Step NBT/BCIP染料,Transwell小室,流式细胞破膜剂。低温离心机,JEM-1230透射电镜,FACSAria Ⅲ流式细胞仪,倒置生物显微镜,超净工作台,VS120数字切片工作站。

## 【方法】

1. **原代骨髓间充质干细胞的分离与培养** 取C57小鼠4只,实验前12小时禁食不禁水,断颈处死,75%乙醇浸泡消毒,完整分离双下肢骨组织,置于含有2%双抗的PBS培养皿中,反复清洗3次,移入超净台中,用无菌眼科剪适当剪去下肢骨两端,充分暴露骨髓腔,用装有1%双抗、10%胎牛血清的α-MEM培养基的20 ml注射器(针头使用1 ml注射器的针头)冲洗骨髓,经40 μm筛网过滤,最后将滤液均匀接种在10 cm培养皿中,于37℃、5% CO$_2$条件下进行培养,培养5天后换液一次,此后隔天换液一次。

2. **原代肾小管上皮细胞的分离与培养** 培养原代骨髓间充质干细胞5～6天后,取小鼠2只,实验前12小时禁食不禁水,断颈处死,75%乙醇浸泡消毒,打开腹腔取肾,将其置于含有2%双抗的PBS培养皿中,在冰上去除肾包膜,将肾脏剪碎成约1 mm×1 mm大小的小节段,用含有2%双抗生理盐水反复冲洗3次后,将其转移至含有1 mg/ml胶原酶A

的DMEM溶液中,37℃震荡消化30分钟后,用移液管轻轻吹打数次,将消化后的细胞悬液经70 μm筛网过滤,离心(1 500 r/min,4℃,5分钟)。离心后弃上清,将细胞沉淀用PBS制成1～2 ml细胞悬液,取预先配制好的31%的Percoll分离液10～12 ml置于15 ml离心管中,将细胞悬液轻轻铺于其上,离心(3 000 r/min,4℃,10分钟),取管底层,即为分离纯化的肾小管节段。将分离纯化的肾小管节段用含有2%双抗的PBS离心洗涤2次(1 500 r/min,4℃,5分钟)。最后将肾小管节段均匀接种在10 cm培养皿与放有细胞爬片的48孔细胞培养板内,于37℃、5% CO₂条件下,用含1%双抗、10%胎牛血清的DMEM/F12培养基对其进行贴壁培养,从节段内爬出的细胞记为P0代,48小时后首次换液,此后每24小时换液一次。

3. 肾小管上皮细胞的形态学观察与鉴定

(1)分别于0、24小时、48小时、72小时、96小时用光学倒置显微镜观察细胞形态与生长情况。

(2)肾小管上皮细胞的鉴定:当细胞基本铺满爬片后(第5天)对其进行鉴定,包括:

1)透射电镜:戊二醛固定,脱水,包埋,固化,切片,3%乙酸铀-枸橼酸铅双染色,透射电镜观察。

2)碱性磷酸酶染色:室温10%中性甲醛固定10分钟,PBS洗片,加1-Step NBT/BCIP染料,阴性对照加同体积PBS,37℃温箱反应30分钟后,于光学倒置显微镜下观察。

3)细胞免疫荧光染色:双标记免疫荧光染色:将细胞分为阳性标记组(CK-18+上皮钙黏素)和阴性标记组(波形蛋白+α-SMA),室温10%中性甲醛固定10分钟,PBS洗片3次,Trypsln修复10分钟,PBS洗片,破膜3分钟,PBS洗片。两组分别加兔抗CK-18(1：200)、兔抗波形蛋白抗体(1：200),4℃过夜,PBS洗片,各组均加Cy5标记的山羊抗兔IgG(1：100),37℃避光反应30分钟,PBS洗片3次后,两组分别加含荧光素的兔抗上皮钙黏素抗体、兔抗α-SMA,37℃避光反应30分钟,PBS洗片3次,各组均加DAIP染核(1：1 000),PBS洗片3次,置于载玻片上,荧光显微镜观察染色结果。

4)流式细胞术:收集培养的细胞并计数,设实验组和空白组。其中实验组包括:上皮钙黏素组、CK-18组、(上皮钙黏素+CK-18)组以及波形蛋白组,各组做3个复管,每管含细胞1×10⁶个,细胞以10%中性甲醛固定20分钟后,离心(2 200 r/min,4℃,5分钟),用100 μl透膜液重悬。CK-18组与(上皮钙黏素+CK-18)组均加兔抗CK-18抗体(1：100),波形蛋白组加兔抗波形蛋白抗体(1：100),室温反应30分钟,离心(2 200 r/min,4℃,5分钟);上皮钙黏素组加带荧光兔抗上皮钙黏素抗体(1：100),4℃避光反应30分钟,空白组加同体积免疫IgG,离心(2 200 r/min,4℃,5分钟),300 μl PBS重悬细胞后,4℃避光备用。将CK-18组、(上皮钙黏素+CK-18)组以及波形蛋白组分别加入Cy5-羊抗兔IgG(1：100),室温避光反应30分钟,离心(2 200 r/min,4℃,5分钟),用300 μl PBS重悬CK-18组与波形蛋白组,4℃避光备用。最后(上皮钙黏素+CK-18)组加入含荧光素的兔抗上皮钙黏素抗体(1：100),4℃避光反应30分钟,离心(2 200 r/min,4℃,5分钟),300 μl PBS重悬细胞后,4℃避光备用。随后上机检测。

4. 原代肾小管上皮细胞与骨髓间充质干细胞共培养方法 取培养9～10天的骨髓间充质干细胞,经胰蛋白酶消化,铺于12孔Transwell板上室,20万个/孔,37℃、5% $CO_2$条件下,成骨诱导液(地塞米松$1×10^{-8}$ mol/L;维生素C $2×10^{-4}$ mol/L;β-甘油磷酸钠10 mmol/L)培养。24小时后,将原代肾小管上皮细胞均匀铺于Transwell下室,5万个/孔,将Transwell共培养板的上室移至Transwell下室嵌套,进行共培养,于不同时间点进行ALP染色等相应检测。

【结果】

1. 形态学观察 光学倒置显微镜观察培养过程。发现刚开始时可见大量分离的肾单位节段;24小时后从节段中爬出细胞;72小时后可见大量呈铺路石样排列的细胞密集生长(图7-4)。透射电镜观察显示细胞之间存在紧密连接,细胞顶端存在微绒毛,细胞内含有大量细胞器(图7-5)。

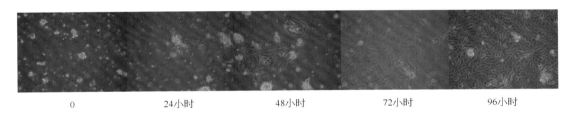

| 0 | 24小时 | 48小时 | 72小时 | 96小时 |

**图7-4 原代肾小管上皮细胞培养过程形态学观察(光学倒置显微镜,200×)**
刚开始时可见大量肾小管上皮细胞节段;24小时后从节段中爬出肾小管上皮细胞;96小时后可见大量呈铺路石样排列的肾小管上皮细胞

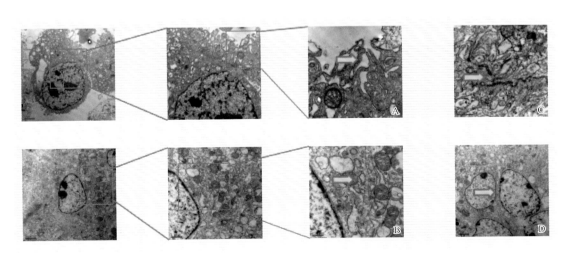

**图7-5 透射电镜观察原代肾小管上皮细胞超微结构**
A.肾小管上皮细胞顶端微绒毛;B.大量细胞器;C.桥粒;D.核仁

2. **抗原表达** 培养的原代细胞中CK-18、上皮钙黏素表达明显,波形蛋白与α-SMA抗原仅见极少量表达(图7-6)。

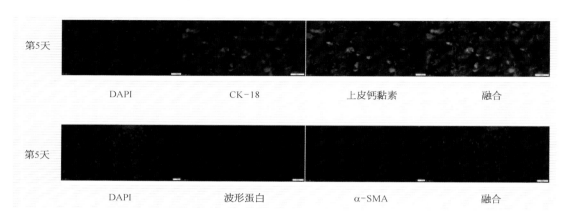

第5天　　DAPI　　　　　CK-18　　　　上皮钙黏素　　　融合

第5天　　DAPI　　　　　波形蛋白　　　　α-SMA　　　融合

图7-6　原代肾小管上皮细胞免疫荧光染色

3. **碱性磷酸酶活性** 小鼠肾小管上皮细胞碱性磷酸酶染色呈阳性表现(图7-7)。

4. **流式细胞术检测结果** 流式细胞术检测发现CK-18、上皮钙黏素以及两者均阳性细胞分别为98.65%、98.68%、98.47%,波形蛋白阴性细胞为96.15%(图7-8、图7-9)。

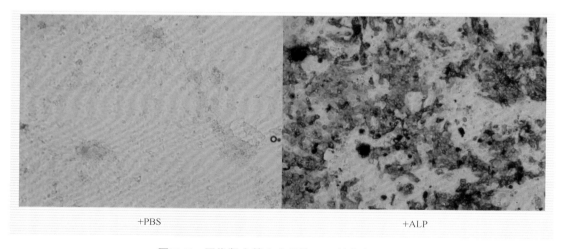

+PBS　　　　　　　　　　　　　　　　+ALP

图7-7　原代肾小管上皮细胞ALP染色(200×)

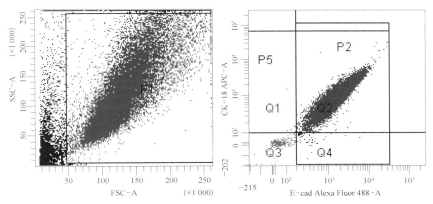

上皮钙黏素+（AF488+）：P2/P1；CK-18+（Cy5+）：P5/P；上皮钙黏素+CK-18+：Q2/P1；P1：总细胞数

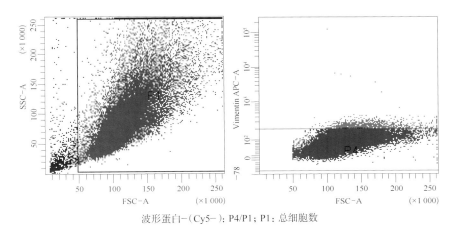

波形蛋白-（Cy5-）：P4/P1；P1：总细胞数

**图7-8　原代肾小管上皮细胞流式检测CK-18、上皮钙黏素表达**
原代肾小管上皮细胞流式检测CK-18、上皮钙黏素表达。培养肾小管上皮细胞CK-18、
上皮钙黏素阳性细胞在90%以上，而波形蛋白阴性细胞少

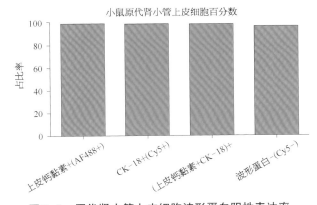

**图7-9　原代肾小管上皮细胞波形蛋白阴性表达率**
定量分析显示原代肾小管上皮细胞CK-18、上皮钙黏素以及两者共同阳性细胞分别为98.65%、98.68%、
98.47%，波形蛋白阴性细胞为96.15%

（舒　冰　王　强）

# 成骨细胞与破骨细胞/破骨前体细胞共培养技术

骨形成和骨吸收都是非常复杂的过程,受到多种细胞因子、激素及信号通路的调控。目前很多研究表明,成骨细胞及破骨细胞之间也可通过直接接触、分泌细胞因子等途径产生相互作用。成骨细胞可以影响破骨细胞的形成、分化及凋亡;而破骨细胞也可以影响成骨细胞的活性及其介导的骨形成。在成骨细胞及破骨细胞的相互调控中,两种细胞的间接或直接的共培养技术具有重要作用。下面将对常用的几种共培养方法做简要阐述。

## 一、直接共培养

将成骨细胞和破骨细胞/破骨前体细胞同时或分别接种于同一孔中,两种细胞直接接触,观察两种细胞的相互作用。机械分离法获得的破骨细胞中存在部分成骨细胞,可视为直接共培养。直接共培养适合研究两种细胞的直接接触,而在成骨细胞与破骨细胞共培养中较少应用。

## 二、间接共培养

将成骨细胞和破骨细胞/破骨前体细胞分别接种于不同的载体上,然后将这两种载体置于同一培养环境中,观察两种细胞的相互影响(图7-10)。比如破骨细胞分化的情况,或者成骨细胞增殖、分化、矿化及基因表达的变化。

另外一种间接培养可以通过条件培养基来实现。即可以将培养成骨细胞的培养液,根据研究需要配制成不同浓度,加入破骨细胞/破骨前体细胞中,观察其对破骨细胞的影响。同样也可以分析破骨细胞条件培养基对成骨细胞生物功能的影响。

本部分将以成骨细胞与RAW 2647细胞间接共培养为例介绍共培养方法。

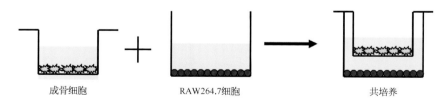

成骨细胞        RAW264.7细胞        共培养

图7-10 　成骨细胞与破骨前体细胞(RAW 264.7)共培养示意图

【取材】

(1)原代成骨细胞或其他成骨细胞细胞株。

(2)RAW 264.7细胞,或破骨细胞/破骨前体细胞、骨髓单核细胞、骨髓基质细胞等。

(3)抗酒石酸酸性磷酸酶(tartrate resistant acid phosphatase, TRAP)染色液。

（4）胎牛血清（fetal bovine serum, FBS）。

（5）α–MEM 培养液（可根据具体共培养细胞选择适合培养液）。

（6）普通 24 孔细胞培养板。

（7）Transwell 双室联合培养板。

（8）光学显微镜。

**【方法】**

（1）通过连续酶消化法获得原代成骨细胞（具体方法见前文相关章节），接种于培养瓶中，待细胞 80% 汇合时，胰蛋白酶消化传代，二代细胞用于后续的共培养。

（2）将 RAW 264.7 细胞复苏、接种于培养板，待细胞汇合时，用细胞刮轻柔刮下或 0.25% 胰蛋白酶 +0.02% EDTA 联合消化，中止消化后吹打混匀，细胞计数板计数。以（2 000 ～ 4 000）个/孔接种于 Transwell 双室联合培养板下室。如果是进行成骨细胞与破骨细胞、骨髓单核细胞或者骨髓基质细胞共培养，请按照前文所述方法获得相应细胞。根据文献资料，成骨细胞与骨髓基质细胞的比例约为 1 ： 10（1×10⁴ ： 1×10⁵）。

（3）将获得的原代成骨细胞以 2 000 个/孔接种于 Transwell 双室联合培养板上室，置于 24 孔培养板中，培养 24 小时后，将上室置于 Transwell 联合培养板中（图7–10）。隔天更换培养液，培养 3 ～ 5 天后，下层培养板可通过 TRAP 染色观察破骨细胞的形成情况（图7–11）。TUNEL–TRAP 染色观察破骨细胞凋亡情况（图7–12），上室中的成骨细胞也可以分析其分化情况及基因表达的变化。

采用同样的共培养方法也可以研究破骨细胞对成骨细胞的影响。有不少文献显示破骨细胞也可以通过分泌某些因子，如骨硬化蛋白，或 MicroRNA、外泌体，影响成骨细胞的分化及基因转录，具体内容可以参考后文"成骨细胞与破骨细胞的耦联调控进展"章节。

–成骨细胞　　　　　　　　　　　　　　　+成骨细胞

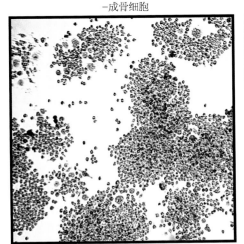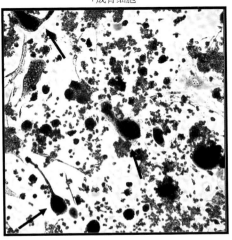

**图7–11　成骨细胞与 RAW 264.7 细胞共培养促进多核破骨细胞形成（100×）**
RAW 264.7 细胞与成骨细胞共培养后，可见多量 TRAP 阳性细胞（箭头），多核，多细胞突起

－成骨细胞　　　　　　　　　　　　　　＋成骨细胞

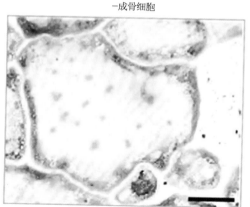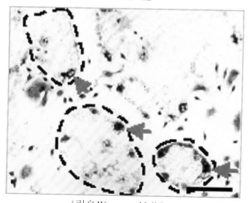

（引自 Wang, et al.lell Death Differ, 2015.）

**图7-12　成骨细胞与成熟破骨细胞共培养诱导破骨细胞凋亡（200×）**

成熟破骨细胞与成骨细胞共培养后，TUNEL-TRAP染色可见破骨细胞凋亡

（陈　晓）

# 骨陷窝细胞与成骨细胞共培养技术

　　成熟骨组织中存在大量骨陷窝细胞，相邻骨陷窝细胞的突起之间有缝隙连接。骨陷窝细胞能产生新的基质，改变晶体液，使骨组织钙、磷沉积和释放处于稳定状态。骨陷窝细胞对骨吸收和骨形成都起作用，是维持成熟骨新陈代谢的主要细胞。骨陷窝细胞的密度与成骨细胞及破骨细胞的活性相关。研究表明不但骨陷窝细胞之间存在相互作用，骨陷窝细胞与成骨细胞也通过缝隙连接相互影响。骨陷窝细胞可影响成骨细胞的最终分化以及基因表达的变化。下面将对骨陷窝细胞细胞株（MLO-Y4细胞株）与MC3T3-E1成骨细胞株的直接共培养方法做简单介绍。

**【取材】**

（1）MC3T3-E1细胞，MLO-Y4细胞。

（2）胎牛血清（fetal bovine serum, FBS）。

（3）α-MEM培养液（可根据具体共培养细胞选择适合培养液）。

（4）6孔培养板，Transwell双室联合培养板。

（5）G418。

（6）茜素红S（ARS）染色液。

**【方法】**

（1）MC3T3-E1细胞以 $1 \times 10^5$/孔接种于6孔板，培养18小时后，加入含有6.25 μl质粒

转染剂（LTX）及2 μg表达绿色荧光蛋白的质粒载体（pEGFP–N1），继续培养24小时。通过G418，筛选纯化绿色荧光蛋白阳性MC3T3–E1细胞。

（2）取$2 \times 10^6$个上述获得的MC3T3–E1细胞与$2 \times 10^6$个MLO–Y4细胞混合，然后接种于培养板，直接共培养72小时。也可根据实际需要设计成不同比例的细胞混合液进行直接共培养。

（3）研究终点时，可通过流式细胞术分选出两种细胞，可分析其基因表达、细胞周期的变化以及成骨细胞分化、矿化功能的变化。两种细胞共培养示意图见图7–13。结果显示骨陷窝细胞对成骨细胞ALP、BSP表达及矿化功能有明显影响（图7–14）。

（4）为了研究缝隙连接的作用，可以将两种细胞分别接种于Transwell双室联合培养板的上下室，即采用间接共培养的方法（见前文），观察成骨细胞基因表达及生物学功能的变化。如果间接培养时成骨细胞基因表达及生物学功能无显著变化或变化较小，则提示细胞直接接触或缝隙连接有重要作用。

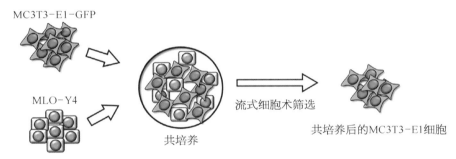

（引自：Nishikawa et al., Biochem Biophys Res Commun, 2015.）

图7–13 骨陷窝细胞株MLO–Y4与成骨细胞株MC3T3–E1共培养示意图

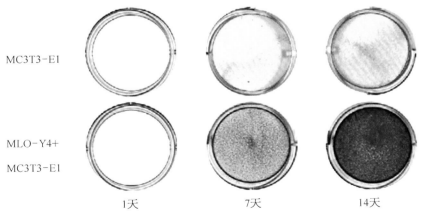

（引自：Nishikawa, et al. Biochem Biophys Res Commun, 2015.）

图7–14 骨陷窝细胞株MLO–Y4与成骨细胞株MC3T3–E1直接共培养可促进成骨细胞矿化形成

尽管上述的共培养方法可以满足研究的需要，但是细胞的生存空间和实际情况有很大差异。有研究采用骨松质外植法，将骨松质表面的骨髓及成骨细胞等细胞清除干净，然后将成骨细胞接种于外植骨，研究骨陷窝细胞对成骨细胞的影响。此种培养系统更接近于活体情况，可以更真实地反映两种细胞的相互影响。但是由于需要进行其他细胞清除干净与否的验证，相对烦琐，而且如果其他细胞清除不够干净将干扰最终的研究结果。此外，除了可以研究骨陷窝细胞对成骨细胞的影响外，还可以通过类似的共培养体系研究骨陷窝细胞对破骨细胞形成的影响。在进行类似研究中也需要注意细胞比例及设立单一细胞培养作为对照组；直接共培养时可以将一种细胞转染绿色或红色荧光蛋白，以便后续可以通过流式细胞术将两种细胞分离。

### ·作者述评·

在进行共培养体系中细胞的比例对研究结果有重要的影响，具体研究中需要通过前期实验获得较佳的细胞比例。此外还需注意，通过共培养观察一种细胞对另一种细胞的作用时需要设立对照组以及选择适用于两种细胞的培养基。除了直接将两种细胞共培养外，还可以先对两种细胞施加不同的干预措施，然后再进行共培养，研究干预措施的作用。也可以观察不同阶段的细胞之间的相互影响。

（陈　晓）

## 参·考·文·献

[ 1 ] Chan M E, Lu X L, Huo B, et al. A trabecular bone explant model of osteocyte-osteoblast co-culture for bone mechanobiology [ J ]. Cell Mol Bioeng, 2009, 2(3): 405−415.

[ 2 ] de Grooth R, Kawilarang-de Haas E W, van de Sande-Rijkers C M, et al. The role of osteoblast density and endogenous interleukin−6 production in osteoclast formation from the hemopoietic stem cell line FDCP−MIX C2GM in coculture with primary osteoblasts [ J ]. Calcif Tissue Int, 1998, 63(1): 57−62.

[ 3 ] Hagemann J H, Thomasova D, Mulay S R, et al. Nrf2 signalling promotes ex vivo tubular epithelial cell survival and regeneration via murine double minute (MDM)−2 [ J ]. Nephrol Dial Transplant, 2013, (28): 2028−2037.

[ 4 ] Kurata K, Heino T J, Higaki H, et al. Bone marrow cell differentiation induced by mechanically damaged osteocytes in 3D gel-embedded culture [ J ]. J Bone Miner Res, 2006, 21(4): 616−625.

[ 5 ] Matsuoka K, Park K A, Ito M, et al. Osteoclast-derived complement component 3a stimulates osteoblast differentiation [ J ]. J Bone Miner Res, 2014, 29: 1522−1530.

[ 6 ] Nishikawa Y, Akiyama Y, Yamamoto K, et al. Osteocytes up-regulate the terminal differentiation of pre-osteoblasts via gap junctions [ J ]. Biochem Biophys Res Commun, 2015, 456(1): 1−6.

[ 7 ] Ryu J, Kim H J, Chang E J, et al. Sphingosine 1−phosphate as a regulator of osteoclast differentiation and osteoclast-osteoblast coupling [ J ]. EMBO J, 2006, 25: 5840−5851.

[ 8 ] Wang L, Liu S, Zhao Y, et al. Osteoblast-induced osteoclast apoptosis by fas ligand/FAS pathway is required for maintenance of bone mass [ J ]. Cell Death Differ, 2015, 22(10): 1654−1664.

[ 9 ] Wang X, Wu J, Shidoji Y, et al. Effects of geranylgeranoic acid in bone: induction of osteoblast differentiation and inhibition of osteoclastformation [ J ]. J Bone Miner Res, 2002, 17(1): 91−100.

[ 10 ] Yellowley C E, Li Z, Zhou Z, et al. Functional gap junctions between osteocytic and osteoblastic cells [ J ]. J Bone Miner Res, 2000, 15(2): 209−217.

[11] Zarrinkalam M R, Mulaibrahimovic A, Atkins G J, et al. Changes in osteocyte density correspond with changes in osteoblast and osteoclast activity in an osteoporotic sheep model[J]. Osteoporos Int, 2012, 23(4): 1329−1336.

[12] Zhao S, Zhang Y K, Harris S, et al. MLO−Y4 osteocyte-like cells support osteoclast formation and activation[J]. J Bone Miner Res, 2002, 17(11): 2068−2079.

[13] 蔡文琴,王伯沄.实用免疫细胞化学与核酸分子杂交技术[M].成都:四川科学技术出版社,1994, 10−12.

[14] 李娟,王克华,张丽红,等. 人类早期胚胎与体细胞共培养的研究进展[J]. 国际生殖健康/计划生育杂志,2009, 28(2): 99−102.

[15] 李旭芳.电离辐射致骨损伤远端效应的细胞机制研究[D].复旦大学,2014.

[16] 谭玉珍.实用细胞培养技术[M].北京:高等教育出版社,2010, 294.

[17] 张茜,金若敏.细胞共培养技术的研究进展[J].中国药理学与毒理学杂志,2011(03): 330−332.

# 第 8 章
# 成骨细胞力学效应研究技术

作为人体重要器官,骨所具有的运动、负重和保护内脏等功能均与骨的力学性质密切相关。骨生物力学研究已从宏观发展至微观、细胞分子层面,如从骨的微观结构角度更为全面地揭示骨的重要力学性能,以及从细胞与分子角度揭示骨组织的力学响应机制等。

## 一、概述

骨组织的主要细胞成分包括骨细胞、成骨细胞和破骨细胞。除骨细胞存在于骨基质内外,其余细胞均位于骨组织表面。成骨细胞位于骨小梁的表面,可在狭小的空间内形成间隙连接,构成成骨细胞网络。骨小梁所组成的网状结构的孔隙内充满了液体,当人们活动身体时,来自肌肉的收缩力以及重力会使骨发生变形,从而造成其中的液体流动,进而在细胞表面引起剪切应变。流体剪切力会在成骨细胞上引起诸多生物学响应,最终调控细胞的增殖、凋亡和分化。

作为机械应力的效应细胞,成骨细胞在骨重建的过程中处于重要调控地位,是力学信号转导过程中对应力应变信号进行感知的主要力学敏感性细胞。因此,研究应力刺激对成骨细胞生物学行为的影响,对深入阐明应力作用下骨组织的改建具有重要的价值。本章将对现有的成骨细胞力学效应研究技术进行介绍。

## 二、方法与技术

由于在体(*in vivo*)环境异常复杂,细胞生理或病理现象的研究仍依赖于细胞体外(*in vitro*)分离和培养技术。因此,构建细胞体外力学加载实验系统是目前研究细胞力学响应机制的主要途径,目前常用的方法包括以下几类。第一类方法是利用液体流动产生的剪切力或压力对细胞进行加载,如平行流室(平板流动腔)技术(flow chamber)、悬浮技术(suspending technique)、微孔滤筛法等。第二类方法利用对细胞黏附的基底材料进行加载,利用基底材料变形产生的应变传递到细胞上,如四点弯曲梁的单向应变加载方法、膜材料的双向应变加载方法及三维加载技术等。第三类是微流控芯片又称芯片实验室(microfluidics chip),是一种以在微米尺度空间对仿生环境流体进行操控为主要特征的技术，具有将生物、化学等实验室的基本功能微缩到一个几平方厘米芯片上的能力。微流控芯片最早的表现形式是以单一分离为主的芯片电泳，此后的一段时间则着重发展显示分析功能的微全分析系统。第四类是微管吸吮技术（micropipette aspiration technique），经过多年不断的改进与发展，目前已成为研究细胞力学性能的重要方法之一。

（一）流体剪切加载技术

平行流室技术是一种接近生理情况的实验技术，利用液体流动产生的剪切力对细胞进行加载，可在体外模拟生理流动下研究生物大分子间相互作用介导的细胞黏附行为。它能保证细胞在受到不同大小的定常流或生理脉动流作用下仍保持黏附，已成为研究细胞力学特性的重要手段之一。目前常用的平行流室技术都是从顶视方向平面观察细胞在剪应力作用下的变形、细胞与基底的黏附强度以及细胞的生物学反应。

平行流室由平行流室单元、微量直线注射泵、显微镜和视频图像采集单元等部分组成（图8-1）。平行平板流室单元由上下两块有机玻璃平板和一块硅胶垫片组成。下平板中央有一个凹槽，用于放置细胞爬片，长方形凹槽的两端设计有缓冲槽，其主要作用是缓冲流入的灌流液，使平常层流更加均匀，避免形成涡流。下板的两侧各有一个出入口，用于培养液的注入和流出。上下平板夹有硅胶垫片，用以密封上下平板，并决定平行平板流室的高度，上下平板用螺钉加以固定。灌流系统由平行平板流室、螺动泵、储液瓶、硅胶管道构成一个循环系统，由恒流螺动泵提供动力，将储液瓶内细胞培养液泵出，通过硅胶管道，进入流体小室，给小室内的细胞爬片加以恒定大小的流体剪切力。

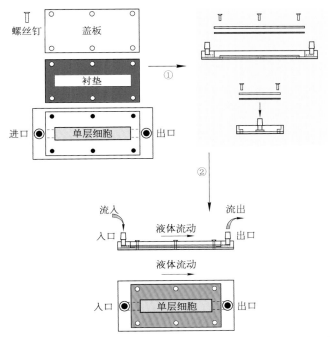

**图8-1 平行流室组成示意图**
平行流室由平行流室单元、微量直线注射泵、显微镜和视频图像采集单元等部分组成

（引自：Christopher A. Palmiotti, et al. Pharm Res.; 31(12): 3229-3250.）

**【方法】**

（1）对平行平板流动腔进行消毒。硅胶垫片和硅胶管采用高温高压灭菌，有机玻璃板经超声清洗，1% 新洁尔灭（苯扎溴铵）浸泡30分钟后，蒸馏水反复冲洗、供干，再紫外灯照射灭菌30分钟，储液瓶按照常规玻璃器皿消毒的方法进行消毒，先泡酸，再用蒸馏水冲洗，烘干，最后高温高压灭菌。

（2）细胞爬片：在制备细胞爬片之前，需对载玻片进行清洁消毒处理。首先用清水浸泡，使其上附着物软化或被溶掉，烘干后，经酸泡24小时，流水冲洗，蒸馏水浸泡和冲洗，烘干，高温高压灭菌消毒，烘干，至超净工作台，紫外消毒30分钟。取消毒好的载玻片放入细胞培养皿内，将处于快速生长期的成骨细胞以 $1 \times 10^5$ 个 /ml 密度均匀接种于载玻片上，静置30分钟待细胞初步贴壁后，加入 10 ml 的完全培养基，置于细胞培养箱内培养，细胞爬片制备完毕，用以流体剪切力的加载实验。

（3）剪切力加载：根据实验要求，对流动腔内成骨细胞施加不同大小和不同时间的流体剪切力刺激。

（二）基底应变加载技术

细胞在人体内主要承受两种形式的力学作用，一种是流体剪切力和压力，如血管中的内皮细胞等；另一种是如同骨基质中的骨细胞受到骨基质变形产生的应变作用。因此，在加载方法上也相应出现两种情况，一种是流体加载方法，如前面所述的流体剪切加载技术；另一种就是基底应变加载技术，利用模板、液体或气体对基底膜施加可控的位移或压力作用，引起培养膜发生弹性变形，从而使膜上的细胞受到相应的张应变作用。目前常用的研究基底形变对细胞的影响主要是张应变加载模型，通过拉伸细胞附着的基底而影响细胞受力的Flexcell细胞拉伸系统。

Banes等（1985）设计了真空负压加载装置，通过不断改进，已经成为商品化的装置：FX-1000T Flexcell细胞牵张系统，该系统由FlexCentral控制电脑、FlexLink连接控制器、培养板真空基座、加载柱、细胞培养板以及真空泵等几部分连接而成（图8-2）。工作原理在于将细胞种植于特制培养板内，培养板底是柔软可变形的硅胶膜材料。种植细胞的培养板置于培养板真空基座上，从硅胶模下方抽吸真空使其向下发生形变，通过FlexCentral电脑控制FlexLink内真空阀打开与闭合的幅度与频率，达到对膜上细胞施加特定幅度、频率以及作用时间的周期性张应变目的。

该装置是国际上较为公认的商品化细胞牵张系统，其优点在于：① 稳定性好。可以连续不断运行，且载波形保持稳定。② 可控性好。在一定范围内，可分别独立调控牵张的幅度、频率、作用时间以及不同种类的波形。③ 操作简单，除细胞培养外，操作人员无须具备特定的技能。

**【方法】**

取原代成骨细胞，待细胞长满瓶底，用0.25%胰蛋白酶（含EDTA）消化，并传代培养。

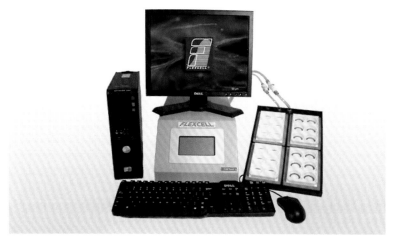

（引自：http://www.flexcellint.com/FX5000T.htm）

图8-2　FX-5000T Flexcell 细胞牵张系统

将成骨细胞按 $1 \times 10^5$/孔接种到6孔弹性膜培养板上培养2天，待细胞在弹性膜底贴壁牢固生长状态稳定后，换含2%胎牛血清的培养液继续培养12小时。将6孔弹性膜培养板随机分为力学加载组和对照组。力学加载组换含2%胎牛血清的DMEM培养液后以不同的拉伸应变率下以0.5 Hz频率下加载一定时间后进行相应的研究。

（三）微流体芯片技术

微流控仿人体环境的生物实验方法在仿生研究中的应用已经发展了数十年，这一技术使得模仿体内复杂的环境条件成为可能。无论是对于生物体内的结构、成分，还是微环境的仿生都可通过该技术实现。而其对于体内微环境如电学、力学环境等的仿生研究更是其他方法难以实现的。在进一步明确骨组织细胞在不同力学刺激下对骨重建的影响研究中，有许多种商业和定制的平台已经被开发出来，用于对细胞施加载荷并培养，通过操控流体压力、流体流动、基底变形等进行调控（图8-3）。通过微流体芯片研究细胞生物力学的常用方法有：① 向培养的细胞施加静水压力，控压腔体是通过改变压板距离来提升腔体内静水压力从而作用到生物样品上。② 平行平板流动腔装置，剪切力可以通过在载玻片上的平行平板流动空腔中实现。③ 旋转圆锥-平板剪切力装置流动向细胞施加剪切力，使用圆锥-平板腔体，通过圆锥旋转使得平板上培养的细胞受到均匀的剪切力。④ 弯曲基底设备，细胞在可变形基底上的培养，可以通过对基底进行快速弯曲变形来模拟这类力学刺激。每种方法都可被用于生物材料封装的三维细胞培养体中，但这需要谨慎考虑和分析这类系统中所产生的力学刺激信号。除此之外，微流体芯片可通过流道设计实现高通量以及多参数实验，这使得实验成本与周期大大减少。

微流体系统主要制备材料为基底与盖片的材料选择，需要根据实验设计来选择和加工不同的软硬材料，微结构通常是位于盖片上的。培养实验平台搭建中，基底材料常采用

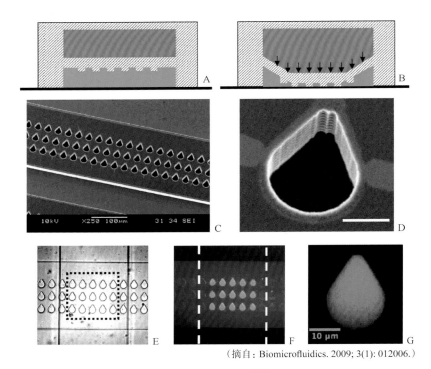

（摘自：Biomicrofluidics. 2009; 3(1): 012006.）

图8-3 微流体系统简图

A. 粉色为对照通道,绿色为流体通道；B. 刺激对照通道可使基底变形；C. 扫描电镜显示流体通道凹槽；D. 高倍扫描电镜显示凹槽泪滴形状；E. 流体通道光镜图像；F. 绿色及红色荧光蛋白标记后流体通道；G. 荧光标记流体通道高倍成像

玻璃,玻璃具有较好的光学透光性,便于实验过程中的实时监测和后期荧光实验的进行；在传感检测平台搭建中,基底是电容式表面应力生物传感器,用于信号采集,为检测实验提供稳定无干扰检测环境。而盖片选择的是聚合物材料聚二甲基硅氧烷(PDMS),它主要特点有：① 可塑性与稳定性高,通过光刻模塑、氧离子清洗键合等方法可以快速成型与组合且对检测信号无干扰。② 生物兼容性好,适宜用在细胞培养与检测领域。③ 无毒,PDMS材料具有化学惰性,不易与其他试剂反应。④ 材料键合性很好,方便与玻璃基底的键合。⑤ 光学性能较佳,便于后期实验的进行。

【方法】

将1 mg/ml的Ⅰ型胶原蛋白利用重力沉降原理铺盖在微流体芯片通道内,然后将培养好的成骨细胞和培养液灌注在微流体通道内,利用重力作用,细胞在12小时后可以贴壁。将微流体新品置于培养箱内,待细胞长满后进行后续实验。

(四)微管吸吮技术

微管吸吮技术是目前研究细胞力学性能的重要方法之一,也是检测单个细胞或细胞对变形和黏附的重要手段,其理论基础是把细胞假定为均质的黏弹性体,并采用标准三参数固体黏弹性模型来研究细胞的力学性质。具体说来,它通过测量在一定负压作用下细胞

的变形及变形过程来研究细胞的力学性能，或采用双微管吸吮黏附在一起的细胞对，利用细胞的变形以分析细胞间相互作用的力学问题。该系统通常由微吸管、显微操作器、倒置显微镜、负压加载系统、磁带实时记录系统、图像处理仪、计算机等组成。利用直线电机驱动显微操作器，并通过悬臂式力传感器测量荷载，使两微吸管端面距离增大、细胞产生拉伸变形。

【方法】

细胞黏弹性常数测量系统是倒置显微镜、摄像记录系统、时标发生器、负压控制、加载装置和图像处理仪组成。该系统从目镜到监视器屏幕的放大倍数为 3 500 倍，并用 40 μm 光栅加以标定。实验使用的微吸管是用外径为 2 mm、内径为 1 mm、长度为 100 mm 的玻璃毛细管在微吸管拉制器上拉制成。把成骨细胞用 0.02% 的 EDTA 加 0.125% 的胰蛋白酶消化液从细胞培养瓶中消化下来制成细胞悬液，然后用吸管移入放置在倒置显微镜载物台上的 Chamber 中，并加入 1 ～ 2 ml Hank 液，保持温度为 37℃。用微管吸吮系统对细胞进行测量，测量全过程与实验时间均用摄像记录系统记录下来，并通过图像处理仪和计算机进行处理与计算并进行数据采样，得到吸入长度随负压、时间的变化曲线。

· 作者述评 ·

骨是全身承受力最多且最复杂的器官，骨生物力学研究从 20 世纪的宏观研究时代飞速发展期到 21 世纪的微观研究时代。骨细胞、成骨细胞、破骨细胞在骨组织中各司其职又相互联系，而力学对上述细胞主动或被动的生物学行为之影响已不容忽视。但限于缺乏系统、可用的工具及环境，使得体外力学刺激无法很好地模拟体内环境。在本章中，我们通过成骨细胞这一最常用的工具细胞，重点介绍了应用广泛的传统力学模型和目前较前沿的力学模型，以期使读者进一步了解骨骼细胞力学生物学体外模型的构建与使用。

（于志锋 曲新华）

················ 参·考·文·献 ················

［1］ Palmiotti C A, Prasad S, Naik P, et al. In Vitro Cerebrovascular Modeling in the 21st Century: Current and Prospective Technologies ［J］. Pharm Res, 2014, 31(12): 3229−3250.

［2］ Vanapalli S A, Duits M H, Mugele F, et al. Microfluidics as a functional tool for cell mechnics［J］. Biomicrofluidics, 2009, 3(1): 012006. Published online 2009 Jan 5. doi: 10.1063/1.3067820.

# 第3篇
# 骨细胞病理学和药效学研究应用与进展

# 第9章
# 骨细胞分化发育与功能的调控机制

骨重建是骨组织进行新陈代谢的一种重要机制,包括骨吸收与骨形成两个核心过程,其关键作用体现在3个方面:① 使骨骼系统的形态与密度发生应力改变而适应环境。② 修复骨组织的损伤,维持骨组织正常的骨质和骨量。③ 通过调节钙等骨矿盐的代谢而维持人体内环境稳态。这些作用的正常发挥依赖于骨吸收与骨形成的动态平衡。骨重建的基本多细胞单位(basic multicellular unit, BMU),包括破骨细胞(osteoclast, OC)、成骨细胞(osteoblast, OB)、骨陷窝细胞(osteocyte, OCY),通过4个步骤形成一个新的骨单位(osteon)。首先,静止的骨表面被信号激活(activation phase),吸引破骨前体细胞聚集并融合为多核细胞。这些多核前破骨细胞黏附于骨表面并分化为破骨细胞后,通过酸化和蛋白水解作用吸收骨质(resorption phase)。而后破骨细胞凋亡,骨质通过原位募集作用聚集包括前成骨细胞在内的多种细胞(reversal phase)。这些细胞分化为成骨细胞并介导类骨质的形成与矿化,从而形成新骨(formation phase)。最终成骨细胞凋亡,或包埋成为骨陷窝细胞,或静止于骨表面成为骨衬细胞。OC与OB的分化、增殖、活化分别受到体内多种细胞因子、生长因子及激素的调控,其彼此间也通过这些复杂的调节因子网络相耦联。疾病状态下,多种因素调节下的OC与OB功能失调、骨吸收与骨形成失衡,导致诸如骨质硬化、骨质疏松症等骨代谢性疾病。其中,骨质疏松症较为常见,并严重影响患者生活质量。不论是老年性骨质疏松症、绝经后骨质疏松症,还是应用药理剂量糖皮质激素所致骨质疏松,均由骨重建功能紊乱所引发,故也可称为骨重建异常的代谢性骨病。因此,理解OC与OB功能的具体调节机制,对于阐明这些疾病的具体发病机制以及合理用药有重要意义。本章根据近年来的研究成果,就OC与OB分化发育与功能的调控机制做一概述。

## 一、成骨细胞

### (一)全身性调节因素

1. **甲状旁腺激素** 甲状旁腺激素(parathyroid hormone, PTH)既促进骨形成,又促进骨吸收。持续注射PTH能增加骨吸收,而间断注射PTH却能促进新骨形成、改善现有骨质的微结构。PTH能通过一系列机制促进骨形成(图9-1),包括:① 抑制成骨细胞凋亡;② 促进成骨细胞增殖分化;③ 激活骨衬细胞转变为成骨细胞;④ 减少骨陷窝细胞生成骨硬化蛋白,从而增加成骨细胞Wnt信号通路的作用;⑤ 促进破骨细胞分泌促骨形成因子。

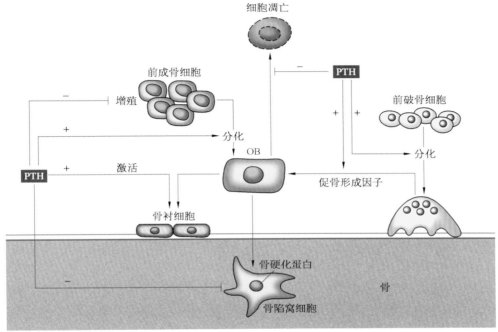

(引自:Khosla S, Westendorf J J, Oursler M J. Building bone to reverse osteoporosis and repair fractures.)

图9-1 PTH促进骨形成的潜在细胞靶点

2. **维生素D及其活性形式** 1,25(OH)$_2$D$_3$是最具活性的维生素D代谢产物,其能降低成骨细胞增殖,促进成骨细胞分化,并增加成骨细胞合成骨基质的矿化过程。研究表明,除了肾脏来源的1,25(OH)$_2$D$_3$,维生素D也可能通过自分泌或旁分泌途径来独立调节成骨细胞的功能。在维生素D合成过程中,催化25(OH)D$_3$生成1,25(OH)$_2$D$_3$的1α-羟化酶(CYP27B1)是重要的限速酶。而25(OH)D$_3$能通过IGF-1的调节作用,放大维生素D信号通路的效应,继而诱导CYP27B1产生正反馈性,最终促进成骨细胞分化。除了1,25(OH)$_2$D$_3$和25(OH)D$_3$,24,25(OH)$_2$D$_3$也能促进成骨细胞分化。

3. **性激素** 性腺类固醇激素主要包括雌激素、雄激素和孕激素,在骨细胞代谢方面发挥重要作用已得到广泛认可。其中最重要的雌激素能抑制成骨细胞凋亡并延长其寿命,这一作用需要活化的Src/Shc/细胞外调节蛋白激酶(extracellular regulated protein kinase, ERK)信号通路。雌二醇还能与Wnt信号通路共同调节成骨细胞基因表达、增殖和分化,该过程需要雌激素受体和T细胞因子(T cell factor, TCF)的参与。

（二）自分泌或旁分泌调节因素

**1. 胰岛素样生长因子** 胰岛素样生长因子（insulin-like growth factor, IGF）包括IGF-1和IGF-2两种亚型，IGF-1和IGF-2均对成骨细胞有正向调节作用。IGF-1主要由肝脏分泌，其对骨的作用较局部骨质分泌的IGF-1作用更明显。机械负荷也促进骨形成，而IGF-1在骨对机械负荷的反应中具有重要作用。研究显示，IGF-1和脉动流（作为一种机械负荷）能共同活化哺乳动物雷帕霉素靶复合物（mammalian target of rapamycin complex, mTOR）通路，从而促进成骨细胞mRNA翻译。IGF-2亦促进成骨过程。有研究发现，Hedgehog（Hh）通路参与了IGF-2对成骨过程的正反馈机制。

**2. 转化生长因子** 转化生长因子-β（transforming growth factor-β, TGF-β）对成骨细胞可能有负向调节。研究显示，在1D11（一种TGF-β抗体）的中和作用下，成骨细胞数量增加，而骨髓中的活性破骨细胞减少。

**3. 骨形成蛋白** 骨形成蛋白（bone morphogenetic protein, BMP）成骨作用显著，其中最重要的是BMP-2和BMP-7。BMP-2能诱导成骨细胞分化，这一过程中可能由Ⅱ型BMP受体（type Ⅱ BMP receptor, BMPR-Ⅱ）/ⅡB型激活素受体（type ⅡB activin receptor, ActR-ⅡB）通路介导。而BMP-7具有促进间充质干细胞成软骨分化和成骨分化的双重作用，其通过与起始细胞种系特异性信号协同，决定细胞分化的具体种类。

**4. 成纤维细胞生长因子** 成纤维细胞生长因子（fibroblast growth factor, FGF）受体表达在成骨细胞发育的各个阶段。研究显示，FGF受体1（FGFR-1）信号通路不但促进骨祖细胞分化并抑制其增殖，还能抑制已分化的成骨细胞继续分化。因此FGFR-1信号通路对成骨细胞成熟的作用具有阶段特异性。而成骨细胞上FGFR-1的相应配体尚不明确，FGF-2、FGF-9、FGF-18为可能的FGFR-1配体。研究提示FGF-9和FGF-18可能在胚胎发育阶段占优势，而FGF-2在出生后的作用更重要。

**5. 血小板衍生生长因子** 血小板衍生生长因子（platelet-derived growth factor, PDGF）有两种亚基：PDGF-A和PDGF-B，故同二聚体表示为PDGF-AA和PDGF-BB，异二聚体表示为PDGF-AB。PDGF能促进成骨细胞护骨因子（osteoprotegerin, OPG）的生成，并且PDGF-AA、PDGF-BB和PDGF-AB的作用效果相似。

**6. 血管内皮生长因子** 骨生成和血管生成是相互协调和影响的。血管内皮生长因子（vascular endothelial growth factor, VEGF）不但促进血管生成，还参与骨代谢的平衡调节。成骨细胞来源的VEGF可刺激间充质干细胞分化为成骨细胞，同时抑制间充质干细胞向脂肪细胞分化，这种作用可能是通过胞内分泌方式进行的。

**7. 前列腺素** 前列腺素（prostaglandin, PG）可分为PGA、PGB、PGD、PGE、PGF、PGP、PGH、PGI 8类。其对骨组织的复杂性表现在：PG受体上存在多条G蛋白耦联受体途径，能产生不同的生物效应。$PGE_2$是人体生成最广泛的前列腺素，能对不同的靶器官产生不同作用，包括参与骨愈合、骨形成、炎症等。$PGE_2$通过4种G蛋白耦联受体亚型（EP1、EP2、EP3、

EP4)介导而产生作用,其中EP2和EP4受体在调节骨形成和骨吸收中具有重要作用。

（三）成骨细胞功能调节小结

调节成骨细胞的各种激素、生长因子和细胞因子等具有协同作用,它们共同构成复杂的调节网络,作用于成骨细胞。PTH可加强$1,25(OH)_2D_3$对成骨细胞的作用,而$1,25(OH)_2D_3$却能抑制PTH的作用而形成负反馈调节。$1,25(OH)_2D_3$和PTH相互协调反馈,对成骨细胞发挥更大的生物学作用。雌激素可以上调TGF-β、IGF-1、BMP-6等表达。PTH、BMP均可调节TGF-β受体功能。其中,PTH为较主要的骨形成调节激素,对成骨细胞和破骨细胞都有作用。小剂量间歇使用PTH以促进成骨细胞活性为主,但大剂量持续使用可增加破骨细胞骨吸收活性。故PTH在临床使用上治疗窗较窄。

## 二、破骨细胞

（一）正向调节

### 1. 间接调节

（1）甲状旁腺激素:甲状旁腺激素（parathyroid hormone, PTH）能增强破骨细胞活性,促进骨吸收。PTH也能通过蛋白激酶A通路增加鼠成骨细胞单核细胞趋化蛋白-1（monocyte chemotactic protein-1, MCP-1）的表达。而MCP-1能增加破骨前体细胞的化学趋向性,增强RANKL诱导的破骨过程,从而促进骨吸收。实验证明,在外周血单核细胞来源的人破骨细胞上有PTH受体表达。但PTH是否能直接作用于破骨细胞仍不明确。

（2）维生素D及其活性形式:维生素D是破骨细胞生成的重要调节因子。在生理浓度的$25(OH)D_3$作用下,破骨细胞生成过程中的关键转录因子和标记基因表达上调。也有研究认为维生素D能通过作用于成骨细胞的不同分化阶段,对破骨细胞生成过程产生不同的作用。在未成熟的成骨细胞上,维生素D通过RANKL机制促进破骨细胞生成。在成熟成骨细胞上,维生素D促进OPG生成,从而抑制破骨细胞生成。故维生素D是一种优化破骨细胞分化水平、改善破骨细胞活性、促进骨形成和骨吸收相耦联的重要固有机制。

### 2. 直接调节

（1）白介素:白介素（interleukin, IL）家族的成员很多,作用也各不相同。IL-3对破骨细胞生成具有双重作用,既能促进破骨前体细胞（osteoclast progenitor, OCP）发育,又能抑制破骨细胞生成。IL-6由成骨细胞分泌,可能通过增加RANKL基因表达来间接促进骨吸收过程。而IL-12或IL-18能抑制TNF诱导下骨髓细胞向破骨细胞分化的过程,转而使骨髓细胞凋亡。

（2）巨噬细胞集落刺激因子:巨噬细胞集落刺激因子（macrophage colony stimulating factor, M-CSF）和RANKL是诱导单核细胞和巨噬细胞向破骨细胞分化的关键因素。M-CSF能调节破骨细胞生成的多个步骤,包括增殖、分化和前体细胞融合。在破骨细胞生成后期,M-CSF能调节骨吸收活性,但对破骨细胞存活没有作用。

（3）核因子κB受体活化因子（receptor activator for nuclear factor-κB, RANK）和核因子κB受体激活蛋白配体（receptor activator for nuclear factor-κB ligand, RANKL）：OPG、RANKL、RANK三者共同构成了影响破骨细胞分化、活化和凋亡的至关重要的三角调节关系。大多数促进破骨细胞生成的因素都是通过刺激成骨细胞上RANKL表达，从而间接作用于破骨细胞的。RANKL结合并激活RANK，通过各种破骨细胞生成的调节通路产生作用，包括：核因子κB、激活蛋白-1和活化T细胞核因子C1。

（二）负向调节

1. 间接调节

（1）降钙素：降钙素（calcitonin, CT）是破骨细胞的关键调节因素。CT虽能防止破骨细胞凋亡，但通过诱导细胞骨架改变、造成细胞分离、降低细胞运动能力等作用于整合素信号通路，能抑制骨吸收。CT可直接作用于破骨细胞，使其形态迅速改变并停止代谢（Q作用），随后破骨细胞从骨表面的刷状缘皱缩，形成不能运动的细胞（R作用）。而这一过程中，环磷酸腺苷（cAMP）和胞内钙离子是第二信使。

（2）雌激素：雌激素（estrogen）抑制骨吸收的作用很强。雌激素通过抑制成骨细胞和骨细胞合成RANKL，刺激OPG生成，从而减少破骨细胞生成。雌激素还能通过诱导Fas/FasL系统而调节成熟破骨细胞的寿命。

2. 直接调节

（1）护骨因子：护骨因子（osteoprotegerin, OPG）又名破骨细胞生成抑制因子，是RANKL的可溶性"诱饵"受体，能够抑制RANKL与RANK结合所产生的作用，从而抑制破骨细胞生成和成熟破骨细胞活性。而破骨细胞表达的OPG还能通过诱导破骨细胞凋亡，独立对破骨细胞生成的后期阶段进行调节。

（2）前列腺素$D_2$：前列腺素$D_2$（prostaglandin $D_2$, $PGD_2$）已知能通过结合两种受体产生作用：DP和CRTH-2受体。研究显示，这两种受体在人类破骨细胞上都存在。$PGD_2$结合于任一种受体，都能抑制破骨细胞生成，抑制骨吸收。并且内外源性的$PGD_2$被证实能通过CRTH-2受体诱导人类已分化的破骨细胞凋亡。

（三）破骨细胞功能调节小结

虽然影响破骨细胞的因素很多，但破骨细胞的生成主要是由M-CSF和RANKL/RANK介导的。骨髓中的成骨细胞分泌M-CSF，在各种促进破骨细胞生成的因子作用下，与OCP上的相应受体结合，诱导OCP表面的RANK表达。而RANK在RANKL的结合激活下，能够促进破骨细胞的生成与分化。RANKL由成骨细胞表达，其表达水平可被PTH、PTH相关蛋白、1,25（OH）$_2D_3$、IL-1和TNF上调。而一些细胞因子，如IL-6和TNF，能直接促进破骨细胞分化。同时，成骨细胞分泌的OPG在雌激素、BMP-2等作用下，能抑制RANKL与RANK结合，从而限制OCP分化和破骨细胞生成。上述机制详见图9-2。

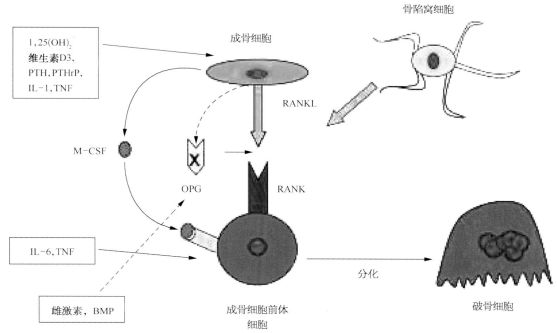

（引自：Boyce B F, Rosenberg E, de Papp A E et al. The osteoclast, bone remodelling and treatment of metabolic bone disease.）

图9-2 破骨细胞的功能调节

## 三、成骨细胞与破骨细胞之间的相互作用

骨重塑是一个复杂的过程，包括骨形成和骨吸收两个核心过程。在破骨细胞的作用下，骨表面形成BMU，继而由成骨细胞促进骨形成。成骨细胞和破骨细胞通过各种激素、细胞因子和生长因子相互调节，共同维护骨代谢的稳定状态。而骨代谢与其他组织代谢的不同之处在于，骨重建并不主要由内分泌激素进行调节，局部分泌的细胞因子和旁分泌激素的作用远远超过内分泌激素的作用。具体来说，破骨细胞的分化、活性和寿命可由骨质中的一些其他细胞进行调节，其中包括成骨细胞、骨陷窝细胞和免疫细胞。多数促进骨吸收的因素能通过这些细胞分泌的细胞因子进行调节，而M-CSF和RANKL的作用尤其重要。而破骨细胞也能对成骨细胞系进行正性和负性调节。

## 四、小结与展望

骨重塑包括骨形成和骨吸收两个核心过程。成骨细胞和破骨细胞的数量和功能都受到各种激素、细胞因子和生长因子的调节，且两者间通过这些因素相互耦联，形成复杂的调节网络，共同维护骨代谢的稳定状态。其中PTH为较主要的成骨细胞调节因素，而破骨细胞的生成主要是由M-CSF和RANKL/RANK介导。但骨细胞的调控机制复杂，未来需要更深入研究以阐明各项调节因素间的相互关系，进一步明确骨细胞的调控网络构成。

（于明香 赵辰荷）

**参·考·文·献**

［1］ Pettway G J, Meganck J A, Koh A J, et al. Parathyroid hormone mediates bone growth through the regulation of osteoblast proliferation and differentiation［J］. Bone, 2008, 42(4): 806−818.

［2］ Khosla S, Westendorf J J, Oursler M J. Building bone to reverse osteoporosis and repair fractures［J］. J Clin Invest, 2008, 118(2): 421−428.

［3］ van Driel M, Pols H A, van Leeuwen J P. Osteoblast differentiation and control by vitamin D and vitamin D metabolites［J］. Curr Pharm Des, 2004, 10(21): 2535−2555.

［4］ van Driel M, Koedam M, Buurman C J, et al. Evidence for auto/paracrine actions of vitamin D in bone: 1alpha-hydroxylase expression and activity in human bone cells［J］. FASEB J, 2006, 20(13): 2417−2419.

［5］ Atkins G J, Anderson P H, Findlay D M, et al. Metabolism of vitamin D3 in human osteoblasts: evidence for autocrine and paracrine activities of 1 alpha,25−dihydroxyvitamin D3［J］. Bone, 2007, 40(6): 1517−1528.

［6］ Zhou S, LeBoff M S, Glowacki J. Vitamin D metabolism and action in human bone marrow stromal cells［J］. Endocrinology, 2010, 151(1): 14−22.

［7］ van der Meijden K, Lips P, van Driel M, et al. Primary human osteoblasts in response to 25−hydroxyvitamin D3, 1,25−dihydroxyvitamin D3 and 24R,25−dihydroxyvitamin D3［J］. PLoS One, 2014, 9(10): e110283.

［8］ Khosla S, Oursler M J, Monroe D G. Estrogen and the skeleton［J］. Trends Endocrinol Metab, 2012, 23(11): 576−581.

［9］ McCarthy T L, Kallen C B, Centrella M. β-Catenin independent cross-control between the estradiol and Wnt pathways in osteoblasts［J］. Gene, 2011, 479(1−2): 16−28.

［10］ Bakker A D, Gakes T, Hogervorst J M, et al. Mechanical Stimulation and IGF−1 Enhance mRNA Translation Rate in Osteoblasts Via Activation of the AKT−mTOR Pathway［J］. J Cell Physiol, 2016, 231(6): 1283−1290.

［11］ Shi Y, Chen J, Karner C M, et al. Hedgehog signaling activates a positive feedback mechanism involving insulin-like growth factors to induce osteoblast differentiation［J］. Proc Natl Acad Sci USA, 2015, 112(15): 4678−4683.

［12］ Edwards J R, Nyman J S, Lwin S T, et al. Inhibition of TGF-beta signaling by 1D11 antibody treatment increases bone mass and quality in vivo［J］. J Bone Miner Res, 2010, 25(11): 2419−2426.

［13］ Liu H, Zhang R, Chen D, et al. Functional redundancy of type Ⅱ BMP receptor and type Ⅱ B activin receptor in BMP2-induced osteoblast differentiation［J］. J Cell Physiol, 2012, 227(3): 952−963.

［14］ Shen B, Wei A, Whittaker S, et al. The role of BMP−7 in chondrogenic and osteogenic differentiation of human bone marrow multipotent mesenchymal stromal cells in vitro［J］. J Cell Biochem, 2010, 109(2): 406−416.

［15］ Jacob A L, Smith C, Partanen J, et al. Fibroblast growth factor receptor 1 signaling in the osteo-chondrogenic cell lineage regulates sequential steps of osteoblast maturation［J］. Dev Biol, 2006, 296(2): 315−328.

［16］ McCarthy H S, Williams J H, Davie M W, et al. Platelet-derived growth factor stimulates osteoprotegerin production in osteoblastic cells［J］. J Cell Physiol, 2009, 218(2): 350−354.

［17］ Liu Y, Olsen B R. Distinct VEGF functions during bone development and homeostasis［J］. Arch Immunol Ther Exp (Warsz), 2014, 62(5): 363−368.

［18］ Li M, Thompson D D, Paralkar V M. Prostaglandin E(2) receptors in bone formation［J］. Int Orthop, 2007, 31(6): 767−772.

［19］ 廖二元, 谭利华. 代谢性骨病学［M］. 北京: 人民卫生出版社, 2003.

［20］ Li X, Qin L, Bergenstock M, et al. Parathyroid hormone stimulates osteoblastic expression of MCP−1 to recruit and increase the fusion of pre/osteoclasts［J］. J Biol Chem, 2007, 282(45): 33098−33106.

［21］ Dempster D W, Hughes-Begos C E, Plavetic-Chee K, et al. Normal human osteoclasts formed from peripheral blood monocytes express PTH type 1 receptors and are stimulated by PTH in the absence of osteoblasts［J］. J Cell Biochem, 2005, 95(1): 139−148.

［22］ Kogawa M, Findlay D M, Anderson P H, et al. Osteoclastic metabolism of 25(OH)−vitamin D3: a potential mechanism for optimization of bone resorption［J］. Endocrinology, 2010, 151(10): 4613−4625.

［23］ Baldock P A, Thomas G P, Hodge J M, et al. Vitamin D action and regulation of bone remodeling: suppression of osteoclastogenesis by the mature osteoblast［J］. J Bone Miner Res, 2006, 21(10): 1618−1626.

［24］ Hong H, Shi Z, Qiao P, et al. Interleukin−3 plays dual roles in osteoclastogenesis by promoting the development of osteoclast progenitors but inhibiting the osteoclastogenic process［J］. Biochem Biophys Res Commun, 2013, 440(4): 545−550.

［25］ Duplomb L, Baud'Huin M, Charrier C, et al. Interleukin−6 inhibits receptor activator of nuclear factor kappa B ligand-induced osteoclastogenesis by diverting cells into the macrophage lineage: key role of Serine 727 phosphorylation of signal transducer and activator of transcription 3［J］. Endocrinology, 2008, 149(7): 3688−3697.

[ 26 ] Kitaura H, Fujimura Y, Yoshimatsu M, et al. IL−12− and IL−18−mediated, nitric oxide-induced apoptosis in TNF-alpha-mediated osteoclastogenesis of bone marrow cells[ J ]. Calcif Tissue Int, 2011, 89(1): 65−73.

[ 27 ] Boyle W J, Simonet W S, Lacey D L. Osteoclast differentiation and activation[ J ]. Nature, 2003, 423(6937): 337−342.

[ 28 ] Hodge J M, Kirkland M A, Nicholson G C. Multiple roles of M−CSF in human osteoclastogenesis[ J ]. J Cell Biochem, 2007, 102(3): 759−768.

[ 29 ] Boyce B F, Rosenberg E, de Papp A E, et al. The osteoclast, bone remodelling and treatment of metabolic bone disease[ J ]. Eur J Clin Invest, 2012, 42(12): 1332−1341.

[ 30 ] Kuo Y J, Tsuang F Y, Sun J S, et al. Calcitonin inhibits SDCP-induced osteoclast apoptosis and increases its efficacy in a rat model of osteoporosis[ J ]. PLoS One, 2012, 7(7): e40272.

[ 31 ] Robinson L J, Yaroslavskiy B B, Griswold R D, et al. Estrogen inhibits RANKL-stimulated osteoclastic differentiation of human monocytes through estrogen and RANKL-regulated interaction of estrogen receptor-alpha with BCAR1 and Traf6[ J ]. Exp Cell Res, 2009, 315(7): 1287−1301.

[ 32 ] Nakamura T, Imai Y, Matsumoto T, et al. Estrogen prevents bone loss via estrogen receptor alpha and induction of Fas ligand in osteoclasts[ J ]. Cell, 2007, 130(5): 811−823.

[ 33 ] Kang J H, Ko H M, Moon J S, et al. Osteoprotegerin expressed by osteoclasts: an autoregulator of osteoclastogenesis[ J ]. J Dent Res, 2014, 93(11): 1116−1123.

[ 34 ] Durand M, Gallant M A, de Brum-Fernandes A J. Prostaglandin D2 receptors control osteoclastogenesis and the activity of human osteoclasts[ J ]. J Bone Miner Res, 2008, 23(7): 1097−1105.

[ 35 ] Yue L, Haroun S, Parent J L, et al. Prostaglandin D(2) induces apoptosis of human osteoclasts through ERK1/2 and Akt signaling pathways[ J ]. Bone, 2014, 60: 112−121.

# 第 10 章
# 成骨细胞与破骨细胞的耦联调控进展

骨是代谢活跃的器官,需要通过持续的骨重建来维持骨骼结构和功能的正常。骨重建是一个复杂的过程,成骨细胞(osteoblast, OB)和破骨细胞(osteoclast, OC)是骨重建过程两种主要细胞。破骨细胞负责旧骨吸收,成骨细胞负责新骨形成。生理状态下成骨细胞和破骨细胞的数量及功能维持在稳定水平,骨重建过程才能维持动态平衡。当骨形成及骨吸收平衡被打乱,骨结构和功能就会出现异常,进而引发骨骼疾病。当破骨细胞过度活跃,骨吸收增强,而骨形成不能跟上骨吸收的节奏,那么将会导致骨丢失增加,引起骨质疏松症等疾病。相反,如果成骨细胞活跃,骨形成增加,骨吸收不能跟上骨形成的节奏,将会引起石骨症等疾病。

骨形成和骨吸收都是非常复杂的过程,受到多种细胞因子、激素及信号通路的调控。目前很多研究表明,成骨细胞及破骨细胞之间也可通过直接接触、分泌细胞因子及骨基质等途径产生相互作用。成骨细胞与破骨细胞之间相互作用相当复杂,本章将从以下几个方面予以简要概述。

## 一、成骨细胞对破骨细胞的调控

(一)成骨细胞与破骨细胞直接接触

成骨细胞和破骨细胞间可通过直接接触相互作用。当两种细胞相互邻近时,它们之间可通过缝隙连接交换可溶性分子。研究表明黏附于骨表面的破骨细胞与骨衬细胞有密切联系。在致密性成骨不全患者骨组织中,骨衬细胞通常聚集在破骨细胞汇集区。由此推测,破骨细胞不但能与骨衬细胞直接作用,也可与分化好的成骨细胞直接作用。透射电镜也观察到成熟破骨细胞与成熟成

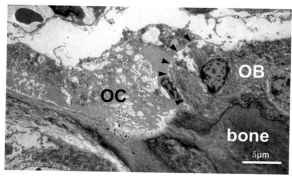

(摘自 Koichi and Naoko, 2008.)

图 10-1　透射电镜显示骨髓中破骨细胞(OC)与成骨细胞(OB)之间直接接触(箭头所示)

骨细胞之间存在直接接触(图 10-1)。骨重建过程中的基本多细胞单元(basic multicellular unit, BMU)也可能是成骨细胞-破骨细胞进行细胞间交流的结构部位。

(二)通过 M-CSF/MCP-1 对破骨细胞的作用

成骨细胞还可以分泌巨噬细胞集落刺激因子(macrophage colony-stimulating, M-CSF),也称为集落刺激因子-1(CSF-1)。它可以与破骨前体细胞表面的 C-FMS 受体结合,吸引 DAP12 和非受体型酪氨酸激酶组成的信号复合物,从而激活 ERK/Grb-2 和 Akt/PI3k 信号通路。M-CSF 基因敲除的小鼠,体内的破骨细胞数量大大减少。M-CSF 对单核-巨噬细胞系的增殖、分化及其活性维持有重要作用。M-CSF 在破骨前体细胞的增殖和分化过程中有重要作用。它可以促进骨髓前体细胞向破骨前体细胞分化,还可以促进骨髓前体细胞中核因子 κB 受体激活蛋白(receptor activator of nuclear factor κB, RANK)的表达。M-CSF 对于破骨细胞形成过程中的基因表达谱具有关键作用。

成骨细胞还可以分泌一种 MCP-1(也叫 CCL-2)蛋白,促进破骨前体细胞向修复部位的募集。破骨前体细胞可以表达 MCP-1 受体。

(三)OPG/RANKL/RANK 通路

成骨细胞可以合成分泌细胞因子,通过与破骨细胞表面受体结合,进而调控破骨细胞分化和形成。其中成骨细胞及其前体细胞合成的护骨因子(osteoprotegerin, OPG)和核因子 κB 受体激活蛋白配体(receptor activator of nuclear factor κB ligand, RANKL)起主要调节作用。

OPG 也称为破骨形成抑制因子(osteoclastogenesis inhibitory factor, OCIF)或肿瘤坏死因子受体超家族 11B(tumor necrosis factor receptor superfamily member 11B, TNFRSF11B),属于肿瘤坏死因子受体家族成员,为含有 401 个氨基酸的可溶性分泌性糖蛋白,含有 7 个结构域,缺乏跨膜结构和胞内结构域。有单体及二聚体两种形式,两者蛋白活性和功能无明显区别。除了成骨细胞外,机体多种组织和细胞均可表达 OPG。有研究显示 64% 骨髓中的 OPG 是由 B 细胞分泌的,B 细胞可能是骨髓中 OPG 的主要来源。早期的研究显示 OPG 过表达可引起非常严重的骨硬化症,而 OPG 敲除的小鼠可出现骨质疏松。OPG 还可抑制甲状旁腺激素及 $1,25(OH)_2D_3$ 诱导的破骨细胞形成。OPG 可作为"饵受体"与 RANKL 结合,进而抑制 RANKL 与破骨前体细胞表面的 RANK 结合,从而抑制破骨前体细胞向成熟破骨细胞的分化并诱导破骨细胞凋亡。多种因子和激素可影响 OPG 的表达,如雌激素、$1,25(OH)_2D_3$ 及 TNF 等。

RANKL 属于肿瘤坏死因子配体家族成员,也被称为破骨细胞分化因子(osteoclast differentiation factor, ODF)、TNF 相关的活化诱导细胞因子(TNF-related activation-induced cytokine, TRANCE)及护骨因子配体(osteoprotegerin ligand, OPGL)。美国骨矿研究学会(American Society for Bone and Mineral Research, ASBMR)将其标准化命名为 RANKL。RANKL 是一种 II 型同源三聚体跨膜蛋白,有膜结合型和分泌型两种类型。RANKL 在

胸腺、肝脏、结肠、小肠及成骨细胞等多种组织和细胞中都有较高表达，而在骨髓、胃、外周血及脾脏等组织和细胞中表达较少。尽管骨髓和成骨细胞不是RANKL表达的主要器官和细胞，但其对破骨细胞的形成和活化具有重要作用。RANKL基因敲除的小鼠表现为骨硬化症和破骨细胞显著减少，而注射可溶性RANKL可诱导骨质疏松。RANKL可以与破骨前体细胞表面的RANK结合，进而激活破骨细胞生长和分化的下游细胞传导通路。多种因子和激素可影响RANKL的表达，如甲状旁腺激素、地塞米松、炎性细胞因子及雌激素等。一般来讲，影响RANKL表达的因子也会调节OPG的表达。OPG/RANKL比值的变化将影响破骨细胞的形成。RANKL表达的增加或者OPG表达的降低，或者两者都发生变化，进而引起OPG/RANKL比值的变化，破骨细胞数量和活性都会增加。

RANK是TNF受体超家族成员之一，属于Ⅰ型跨膜蛋白。RANK高度表达于破骨前体细胞、成熟破骨细胞、树突状细胞以及腺体上皮细胞。RANK可与其配体RANKL结合，激活破骨细胞分化相关信号通路。两者结合后，TNF受体相关因子（TNF receptor-associated factors, TRAF）可与RANK胞质结构域特异位点结合。尽管TRAF中的2,5,6都与RANK结合，但是由于RANK并没有内在的蛋白激酶活性，只有与TRAF 6结合后才可以激活下游信号通路。RANK/TRAF介导的蛋白激酶途径主要有以下几种：介导破骨细胞形成，包括JNK/AP-1、IκK/NF-κB、c-myc及calcineurin/NFATc1途径；介导破骨细胞活性，包括Src和MKK6/p38/MITF途径；介导破骨细胞存活，包括Src和细胞外信号调节激酶途径。TRAF激活MAPK级联途径，最终激活JNK。JNK活化后将上调c-jun和c-fos表达，形成异源二聚物AP-1，并能增加与AP-1结构基元的结合。RANKL也能激活NF-κB途径，TRAF可以促进Iκ激酶磷酸化，进而与NF-κB分离，NF-κB可进入细胞核与其相应基因结合启动转录过程。

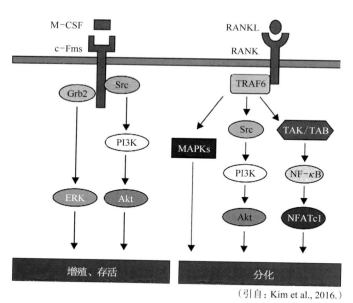

（引自：Kim et al., 2016.）

**图10-2 M-CSF及RANKL对破骨细胞增殖、存活及分化的影响机制**

巨噬集落刺激因子（M-CSF）可通过激活细胞外调节蛋白激酶（ERK）和蛋白激酶B（Akt）信号通路促进细胞增殖和存活。核因子-κB受体激活蛋白配体（RANKL）与RANK结合可募集肿瘤坏死因子受体相关因子6（TRAF6），通过激活丝裂原活化蛋白激酶（MAPKs）、Akt和激活T细胞核因子c1（NFATc1）促进破骨细胞前体细胞向破骨细胞分化

M-CSF及RANKL对破骨细胞增殖、分化及存活的影响见图10-2。M-CSF通过活化ERK和Akt诱导破骨前体细胞

增殖和活化。RANKL可以促使TRAF6和RANK结合,活化MAPKS、Akt以及NFATc1,促进破骨前体细胞向破骨细胞分化。

（四）肝配蛋白（ephrin）2/EphB4通路

骨细胞及其前体细胞都可表达ephs和ephrins。Zhao等在动物模型中证实在成骨细胞和破骨细胞中存在其他双向调控。这种双向调控是由破骨细胞表面的跨膜ephrin2配体和成骨细胞表面的酪氨酸激酶受体EphB4介导的。成骨细胞可以通过EphB4与破骨前体细胞的ephrin2作用,抑制破骨细胞的分化。破骨细胞可以通过ephrin2与成骨细胞EphB4的作用,刺激成骨细胞的分化。当成骨细胞过表达EphB4,骨形成增加而骨吸收降低。Ephrin-eph的正向作用（OC—OB）可以启动新骨形成,负向作用（OB—OC）可以抑制破骨细胞骨吸收。ephrin2/EphB4的相互作用见图10-3。

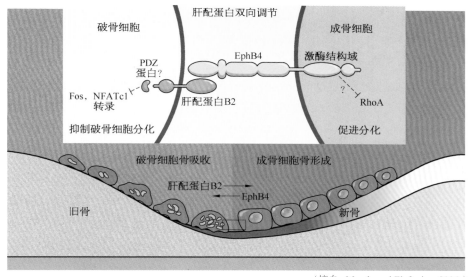

（摘自：Mundy and Elefteriou, 2006.）

图10-3 Ephrin-eph信号通路对骨重建的双向调节作用

（五）Sema3A/Nrp通路

Semaphorins是最近新发现的一个蛋白分子,由于其对成骨细胞和破骨细胞独特的双向调节作用而吸引众多研究者的注意。日本学者的研究表明成骨细胞分泌的Sema3A可以抑制破骨前体细胞向破骨细胞分化,当加入Nrp1（Sema3A的饵受体）时,这种抑制作用消失。Sema3A可与Nrp1和plexins A（PlxnA1-A4）组成的受体复合物结合。当通过shRNA抑制Nrp1表达以后,Sema3A对破骨细胞分化的抑制也消失。敲除Nrp1上的Sema3A结合位点以后,小鼠骨组织中破骨细胞数量显著增加。这些都表明Sema3A通过Nrp1调控破骨细胞分化。Sema3A-Nrp1抑制破骨细胞分化可能与Nrp1可与TREM2竞争PlxaA1,使PlxaA1与TREM2分离,进而抑制ITAM信号通路及RhoA活化而抑制RANKL介导的破骨细胞形成。

（六）TNF/IL-1

成骨细胞还可以通过分泌TNF/IL-1对破骨细胞产生影响。Johnson等发现将过表达TNF的细胞注入裸鼠体内可以增加裸鼠破骨细胞数量。还有研究表明TNF可诱导破骨细胞RANK的表达，进而增加RANKL的活性。TNF与其受体TNFR1结合可以模拟类似RANK-RANKL之间的作用。TNF可以促进TRAF与TNFR1的结合，进而活化NF-κB信号通路以及MAPK通路。还有研究表明TNF敲除的小鼠并不出现明显的骨硬化，提示TNF可能只参与部分调控。

有研究显示雌激素缺乏的小鼠破骨细胞数量增加，同时伴有IL-1活性的增加。相反雌激素增加时，其可以通过抑制IL-1而抑制破骨细胞形成。推测雌激素可能通过影响IL-1受体而间接影响IL-1。体外研究表明IL-1可以通过其特定gp130结构域诱导破骨细胞分化。而gp130敲除的小鼠只表现为轻微骨硬化，破骨细胞的数量仍然维持在较高水平。由此可见IL-1并不是破骨细胞生成的必要因素，而只参与部分调控。

（七）成骨细胞诱导破骨细胞凋亡

FAS配体（factor associated suicide ligand, FASL）是一种跨膜蛋白，属于TNF家族成员。它与FAS受体结合后可以启动细胞凋亡途径。研究表明雌激素等可以上调成骨细胞FASL表达，启动成骨细胞介导的破骨前体细胞凋亡。成骨细胞也可分泌可溶性FASL诱导破骨细胞凋亡。Wang等将成骨细胞的FASL敲除后发现其诱导破骨细胞凋亡的能力要显著低于对照组。FASL基因敲除的小鼠会出现低骨量，其原因与破骨细胞凋亡减少及破骨细胞活性增加有关，而OPG及RANKL的表达没有明显变化。FASL/FAS可能是独立于RANKL/OPG而调控破骨细胞，其主要是去除成熟破骨细胞。由于破骨前体细胞FAS表达较低，FASL/FAS可能对于破骨前体细胞没有影响。还有资料显示，FASL可以促进破骨前体细胞向破骨细胞分化。

## 二、破骨细胞对成骨细胞的调控

前文讲到破骨细胞的形成受成骨细胞的调控，而成骨细胞的分化和活性同样也受到破骨细胞的调节。

成骨细胞和破骨细胞都可以合成和分泌转化生长因子β（transforming growth factor-β，TGF-β），破骨细胞骨吸收时可以促进TGF-β从骨基质释放。TGF-β可以促进骨形成和抑制成骨细胞RANKL表达，而增加成骨细胞OPG的分泌。TGF-β1可以诱导破骨细胞分泌趋化因子CXCL16以及通过直接作用促进成骨细胞迁移，而TGF-β1又通过增加破骨细胞LIF的表达，而抑制通过直接作用的促成骨细胞迁移。此外，破骨细胞还可以产生和分泌骨形成蛋白-2（bone morphogenetic protein-2, BMP-2）。而BMP-2可以促进成骨细胞分化。此外，骨形成蛋白还存在于骨基质中，溶骨过程中可以从骨基质释放，进而可以调节成骨细胞功能。成骨细胞和破骨细胞的分化受多种信号通路调控，而其中BMP-Smad就是非常重要的一种。

　　采用基因芯片技术，目前还发现一些破骨细胞合成因子可以刺激成骨细胞分化，包括ephrin2、胶原蛋白三股螺旋重复蛋白1（collagen triple helix repeat containing 1, Cthrc 1）以及1磷酸鞘氨醇（sphingosin-1-phosphate, S1P）。研究还表明破骨细胞的ephrin2可以通过细胞与细胞的直接作用与成骨细胞表面的EphB4受体结合。Ephrin-EphB4具有双向的调节作用。Cthrc 1是一种在破骨细胞活化及骨吸收过程中的分泌蛋白，Cthrc 1基因敲除的小鼠会出现低骨量及低骨形成。Cthrc 1可以促进成骨细胞的募集和分化、基质矿化及成骨特异基因的表达，如碱性磷酸酶（alkaline phosphates, ALP）、Ⅰ型胶原蛋白1a1及骨钙素。破骨细胞形成中鞘氨醇激酶1表达上调，其可以促进S1P的生成，而S1P可以促进成骨细胞募集、分化及矿化。

　　Lee等在2006年报道质子泵的一个组成蛋白Atp6v0d2可以抑制成骨细胞生长。Atp6v0d2在骨吸收过程中由破骨细胞大量表达，可促进破骨细胞融合和活性。将Atp6v0d2基因敲除后破骨前体细胞的融合过程被破坏，导致破骨细胞数量减少，骨吸收能力减弱；同时，成骨细胞数量增加，骨生成能力增强。Atp6v0d2不仅参与调控破骨细胞的融合，而且调控破骨细胞或前体细胞释放至少一种细胞因子，从而抑制成骨前体细胞分化为骨细胞的过程。

　　最近的研究发现破骨细胞来源的补体3a（complement component 3a, C3a）可以刺激成骨细胞分化。破骨细胞形成过程中C3的表达增加，其中C3a是活性分子，可以诱导局部和整体的炎性反应。成骨细胞表面可以表达C3a受体，当加入C3a受体拮抗剂后，破骨细胞培养液诱导的成骨细胞分化受到不同程度的抑制，提示是培养液中的C3a在起作用。将C3a基因敲除的破骨细胞的培养液也不能促进成骨细胞分化，进一步证明是破骨细胞来源的C3a促进成骨细胞分化。

　　日本学者发现破骨细胞表达的Sema4D（semaphorin 4D）可以抑制成骨细胞形成。Sema4D与成骨细胞表面的Plexin-B1受体结合后，可以引起小分子GTPase Rhoa活化，Rhoa激活下游信号分子，包括Rho相关蛋白激酶（ROCK），RhoA-ROCK途径介导IRS-1磷酸化，进而通过抑制胰岛素样生长因子1（insulin-like growth factor-1）信号通路及调控成骨细胞迁移而抑制骨形成。进一步的研究发现将Sema4D、Plexin-B1等基因敲除后，小鼠骨形成增加，而Sema4D特异抗体可以降低绝经后骨丢失。此外，前文提到的Sema3A也可以由破骨细胞合成，其结合到间充质前体细胞的Nrp1上并通过Wnt/β-联蛋白信号通路促进成骨细胞的分化、抑制脂肪细胞的分化。使用Sema3A处理正常小鼠，发现其骨吸收可被抑制，骨形成增加，并且骨缺损模型小鼠的骨重建活动明显增强。

　　在2003年，Kusu等的研究发现骨硬化蛋白（sclerostin）可以抑制碱性磷酸酶活性。然而Winkler等采用RT-PCR研究却显示人破骨细胞不能表达骨硬化蛋白。研究结果不同可能与他们采用的研究方法不同有关。最近Ota等的研究发现老龄鼠（18月龄或24月龄）10倍浓缩的破骨细胞培养液可以明显抑制骨基质矿化，而相对幼龄鼠（6周龄或12月龄）浓缩的破骨细胞培养液却能促进矿化。提示老龄鼠破骨细胞或许能分泌某种因子抑制成骨细胞矿化功能。进一步研究发现老龄鼠破骨细胞骨硬化蛋白基因表达及蛋白表达明显高于幼龄鼠（6周龄），当加入骨硬化蛋白抗体后，成骨细胞骨矿化能力恢复。该研究提示老龄鼠破骨细胞可通过骨硬化蛋白影响成骨细胞矿化。

最近的研究发现破骨细胞可以通过外泌体microRNAs影响成骨细胞的骨形成。Mir-214-3p是一种脊椎动物特异miRNA的前体。研究发现血清、血清外泌体及骨组织中miR-214-3p水平均随年龄增高而增高。在有低能量骨折的老年患者中miR-214-3p升高更为明显。进一步的研究发现大量的miR-214-3存在于成熟破骨细胞中，而成骨细胞含量较少。破骨细胞培养液中含有大量外泌体miR-214-3p，而成骨细胞培养液含量较低。在骨折老年女性及切除卵巢（OVX）的小鼠中，破骨细胞miR-214-3p增高与血清外泌体miR-214-3p增高及骨形成减少有关联。将破骨细胞特异性miR-214-3p基因敲入小鼠后，其血清外泌体miR-214-3p增高，而骨形成减少。加入破骨细胞靶向性miR-214-3p拮抗剂后，成骨细胞的骨形成能力改善。体外研究也证实将破骨细胞特异性外泌体miR-214-3p转入成骨细胞后可抑制成骨细胞活性和骨形成能力。此外，破骨细胞靶向性miR-214-3p拮抗剂可以促进卵巢切除老年鼠的骨形成。

除上述提到因子以外，破骨细胞还可以分泌Mim-1及肝细胞生长因子（hepatocyte growth factor, HGF），其可以促进成骨前体细胞的迁移和分化。破骨细胞还可以分泌血小板源性生长因子BB同型二聚体，其可以抑制成骨细胞分化。还有研究表明过表达组织蛋白酶K（cathepsin K）的转基因小鼠，其骨形成能力显著增加，提示破骨细胞也可通过组织蛋白酶K影响成骨细胞的形成和分化。进一步的研究发现，组织蛋白酶K敲除后，破骨细胞鞘氨醇激酶（sphingosine kinase）表达增加，进而引起S1P表达增高，促进成骨细胞分化及矿化。破骨细胞还可以通过抗酒石酸酸性磷酸酶（tartrate resistant acid phosphatase, TRAcP）、BMP-6、Wnt10b及骨硬化蛋白（sclerostin）等因子影响骨形成。TRAcP过表达的转基因小鼠中骨形成增加，体外研究也证实TRAcP可以提高成骨细胞碱性磷酸酶活性。前文提到骨吸收过程中从骨组织释放的TGF-β可以促进骨形成，除了直接的作用外，通过刺激破骨细胞分泌Wnt10b也是重要途径。Wnt信号通路及其抑制剂可能在破骨细胞-成骨细胞交互作用中有重要作用。

综上所述，骨重建是一个复杂过程，需要成骨细胞与破骨细胞相互协调共同发挥作用。在骨重建过程中成骨细胞的生成及活性调节着破骨细胞的数量和功能，同样破骨细胞对成骨细胞也发挥着调节作用。成骨细胞与破骨细胞之间的相互作用非常复杂，涉及很多途径，也有很多细胞因子、信号通路参与其中。现在有些学者已经把骨骼作为一个代谢器官或者免疫器官。近20年来尽管在骨细胞研究中已经取得很大进展，特别是破骨细胞研究，但是目前还有很多未知途径需要进一步研究。深入探讨成骨细胞与破骨细胞相互间的调节及机制，可以加深对骨质疏松症、骨性关节炎等疾病的认识，并为药物开发及疾病防治提供策略。

（陈　晓）

---------------------------------------- 参·考·文·献 ----------------------------------------

［1］ 陈斌，李学东，杜世新. 成骨细胞与破骨细胞的相互作用对骨重塑的调节［J］. 国际老年医学杂志，2009, 30(5): 222-224.

［2］ 仲蕾蕾，杨冰，黄晓斌，等. OPG/RANKL/RANK 系统在成骨细胞和破骨细胞相互调节中的作用［J］. 中国骨质疏松杂志，2011, 17(11): 1010-1013.

［3］ Everts V, Delaisse J M, Korper W, et al. The bone lining cell: its role in cleaning Howship's lacunae and initiating bone formation ［J］. J Bone Miner Res, 2002, 17(1): 77-90.

［4］ Matsuo K, Irie N. Osteoclast-osteoblast communication［J］. Arch Biochem Biophys, 2008, 473(2): 201-209.

［5］ Lacey D L, Erdmann J M, Shima M, et al. Interleukin 4 enhances osteoblast macrophage colony-stimulating factor, but not interleukin 6, production［J］. Calcif Tissue Int, 1994, 55(1): 21-28.

［6］ Wiktor-Jedrzejczak W, Bartocci A, Ferrante A W Jr, et al. Total absence of colony-stimulating factor 1 in the macrophage-deficient osteopetrotic (op/op) mouse［J］. Proc Natl Acad Sci U S A, 1990, 87(12): 4828-4832.

［7］ Kim J H, Kim N. Signaling Pathways in Osteoclast Differentiation［J］. Chonnam Med J, 2016, 52(1): 12-17.

［8］ Sambandam Y, Blanchard J J, Daughtridge G, et al. Microarray profile of gene expression during osteoclast differentiation in modelled microgravity［J］. J Cell Biochem, 2010, 111(5): 1179-1187.

［9］ Li X, Qin L, Bergenstock M, et al. Parathyroid hormone stimulates osteoblastic expression of MCP-1 to recruit and increase the fusion of pre/osteoclasts［J］. J Biol Chem, 2007, 282(45): 33098-33106.

［10］ Li Y, Toraldo G, Li A, et al. B cells and T cells are critical for the preservation of bone homeostasis and attainment of peak bone mass in vivo［J］. Blood, 2007, 109(9): 3839-3848.

［11］ Simonet W S, Lacey D L, Dunstan C R, et al. Osteoprotegerin: a novel secreted protein involved in the regulation of bone density ［J］. Cell, 1997, 89(2): 309-319.

［12］ Bucay N, Sarosi I, Dunstan C R, et al. Osteoprotegerin-deficient mice develop early onset osteoporosis and arterial calcification［J］. Genes Dev, 1998, 12(9): 1260-1268.

［13］ Boyle W J, Simonet W S, Lacey D L. Osteoclast differentiation and activation［J］. Nature, 2003, 423(6937): 337-342.

［14］ Lacey D L, Timms E, Tan H L, et al. Osteoprotegerin ligand is a cytokine that regulates osteoclast differentiation and activation［J］. Cell, 1998, 93(2): 165-176.

［15］ Karsenty G. The genetic transformation of bone biology［J］. Genes Dev, 1999, 13(23): 3037-3051.

［16］ Kong Y Y, Yoshida H, Sarosi I, et al. OPGL is a key regulator of osteoclastogenesis, lymphocyte development and lymph-node organogenesis［J］. Nature, 1999, 397(6717): 315-523.

［17］ Kim H H, Lee D E, Shin J N, et al. Receptor activator of NF-kappa B recruits multiple TRAF family adaptors and activates c-Jun N-terminal kinase［J］. FEBS Lett, 1999, 443(3): 297-302.

［18］ Boyle W J, Simonet W S, Lacey D L. Osteoclast differentiation and activation［J］. Nature, 2003, 423(6937): 337-342.

［19］ Shevde N K, Bendixen A C, Dienger K M, et al. Estrogens suppress RANK ligand-induced osteoclast differentiation via a stromal cell independent mechanism involving c-Jun repression［J］. Proc Natl Acad Sci USA, 2000, 97(14): 7829-7834.

［20］ Srivastava S, Toraldo G, Weitzmann M N, et al. Estrogen decreases osteoclast formation by down-regulating receptor activator of NF-kappa B ligand (RANKL)-induced JNK activation［J］. J Biol Chem, 2001, 276(12): 8836-8840.

［21］ Wei S, Teitelbaum S L, Wang M W, et al. Receptor activator of nuclear factor-kappa b ligand activates nuclear factor-kappa b in osteoclast precursors［J］. Endocrinology, 2001, 142(3): 1290-1295.

［22］ Kobayashi N, Kadono Y, Naito A, et al. Segregation of TRAF6-mediated signaling pathways clarifies its role in osteoclastogenesis ［J］. EMBO J, 2001, 20: 1271-1280.

［23］ Zhao C, Irie N, Takada Y, et al. Bidirectional ephrinB2-EphB4 signaling controls bone homeostasis［J］. Cell Metab, 2006, 4(2): 111-121.

［24］ Mundy G R, Elefteriou F. Boning up on ephrin signaling［J］. Cell, 2006, 126(3): 441-443.

［25］ Tamma R, Zallone A. Osteoblast and osteoclast crosstalks: from OAF to Ephrin［J］. Inflamm Allergy Drug Targets, 2012, 11(3): 196-200.

［26］ Hayashi M, Nakashima T, Taniguchi M, et al. Osteoprotection by semaphorin 3A［J］. Nature, 2012, 485(7396): 69-74.

［27］ Phan T C, Xu J, Zheng M H. Interaction between osteoblast and osteoclast: impact in bone disease［J］. Histol Histopathol, 2004, 19(4): 1325-1344.

［28］ Johnson M R, Polymeropoulos M H, Vos H L, et al. A nonsense mutation in the cathepsin k gene observed in a family with pycnodysostosis［J］. Genome Res, 1996, 6(11): 1050-1055.

［29］ Kobayashi K, Takahashi N, Jimi E, et al. Tumor necrosis factor alpha stimulates osteoclast differentiation by a mechanism independent of the odf/rankl-rank interaction［J］. J Exp Med, 2000, 191(2): 275-286.

［30］ Nanes M S. Tumor necrosis factor-alpha: Molecular and cellular mechanisms in skeletal pathology［J］. Gene, 2003, 321: 1-15.

［31］ Troen B R. Molecular mechanisms underlying osteoclast formation and activation［J］. Exp Gerontol, 2003, 38(6): 605-614.

［32］ Sunyer T, Lewis J, Collin-Osdoby P, et al. Estrogen's-protective effects may involve differential il-1 receptor regulation in human osteoclast-like cells［J］. J Clin Invest, 1999, 103(10): 1409-1418.

［33］ Vaananen H K. Osteoclast function: biology and mechanisms［M］//Principles of bone biology. Bilezikian J P, Raisz L G, Rodan G A, et al. San Diego: Academic Press, 1993: 103-113.

［34］ Kawasaki K, Gao Y H, Yokose S, et al. Osteoclasts are present in gp130-deficient mice［J］. Endocrinology, 1997, 138(11): 4959-4965.

［35］ Krum S A, Miranda-Carboni G A, Hauschka P V, et al. Estrogen protects bone by inducing FAS ligand in osteoblasts to regulate osteoclast survival［J］. EMBO J, 2008, 27: 535-545.

［36］ Garcia A J, Tom C, Guemes M, et al. ER α signaling regulates MMP3 expression to induce FASL cleavage and osteoclast apoptosis［J］. J Bone Miner Res, 2013, 28(2): 283-290.

［37］ Wang L, Liu S, Zhao Y, et al. Osteoblast-induced osteoclast apoptosis by fas ligand/FAS pathway is required for maintenance of bone mass［J］. Cell Death Differ, 2015, 22(10): 1654-1664.

［38］ Park H, Jung Y K, Park O J, et al. Interaction of Fas ligand and Fas expressed on osteoclast precursors increases osteoclastogenesis［J］. J Immunol, 2005, 175(11): 7193-7201.

［39］ Oursler M J. Osteoclast synthesis and secretion and activation of latent transforming growth factor beta［J］. J Bone Miner Res, 1994, 9(4): 443-452.

［40］ Quinn J M, Itoh K, Udagawa N, et al. Transforming growth factor β affects osteoclast differentiation via direct and indirect actions［J］. J Bone Miner Res, 2001, 16(10): 1787-1794.

［41］ Takai H, Kanematsu M, Yano K, et al. Transforming growth factor-β stimulates the production of osteoprotegerin/osteoclastogenesis inhibitory factor by bone marrow stromal cells［J］. J Biol Chem, 1998, 273(42): 27091-27096.

［42］ Ota K, Quint P, Weivoda M M, et al. Transforming growth factor beta 1 induces CXCL16 and leukemia inhibitory factor expression in osteoclasts to modulate migration of osteoblast progenitors［J］. Bone, 2013, 57(1): 68-75.

［43］ Itoh K, Udagawa N, Katagiri T, et al. Bone morphogenetic protein 2 stimulates osteoclast differentiation and survival supported by receptor activator of nuclear factor-kappa B ligand［J］. Endocrinology, 2001, 142(8): 3656-3662.

［44］ Takeshita S, Fumoto T, Matsuoka K, et al. Osteoclast-secreted CTHRC1 in the coupling of bone resorption to formation［J］. J Clin Invest, 2013, 123(9): 3914-3924.

［45］ Pederson L, Ruan M, Westendorf J J, et al. Regulation of bone formation by osteoclasts involves Wnt/BMP signaling and the chemokine sphingosine-1-phosphate［J］. Proc Natl Acad Sci USA, 2008, 105(52): 20764-20769.

［46］ Lee S H, Rho J, Jeong D, et al. v-ATPase V0 subunit d2-deficient mice exhibit impaired osteoclast fusion and increased bone formation［J］. Nat Med, 2006, 12(12): 1403-1409.

［47］ Matsuoka K, Park K A, Ito M, et al. Osteoclast-derived complement component3a stimulates osteoblast differentiation［J］. J Bone Miner Res, 2014, 29(7): 1522-1530.

［48］ Negishi-Koga T, Shinohara M, Komatsu N, et al. Suppression of bone formation by osteoclastic expression of semaphorin 4D［J］. Nat Med, 2011, 17(11): 1473-1480.

［49］ Kusu N, Laurikkala J, Imanishi M, et al. Sclerostin is a novel secreted osteoclast-derived bone morphogenetic protein antagonist with unique ligand specificity［J］. J Biol Chem, 2003, 278(26): 24113-24117.

［50］ Winkler D G, Sutherland M K, Geoghegan J, et al. Osteocyte control of bone formation via sclerostin, a novel BMP antagonist［J］. EMBO J, 2003, 22(23): 6267-6276.

［51］ Ota K, Quint P, Ruan M, et al. Sclerostin is expressed in osteoclasts from aged mice and reduces osteoclast-mediated stimulation of mineralization［J］. J Cell Biochem, 2013, 114(8): 1901−1907.

［52］ Li D, Liu J, Guo B, et al. Osteoclast-derived exosomal miR−214−3p inhibits osteoblastic bone formation［J］. Nat Commun, 2016, 7: 10872.

［53］ Grano M, Galimi F, Zambonin G, et al. Hepatocyte growth factor is a coupling factor for osteoclasts and osteoblasts in vitro［J］. Proc Natl Acad Sci USA, 1996, 93(15): 7644−7648.

［54］ Kubota K, Iseki S, Kuroda S, et al. Synergistic effect of fibroblast growth factor−4 in ectopic bone formation induced by bone morphogenetic protein−2［J］. Bone, 2002, 31(4): 465−471.

［55］ Kiviranta R, Morko J, Uusitalo H, et al. Accelerated turnover of metaphyseal trabecular bone in mice overexpressing cathepsin K［J］. J Bone Miner Res, 2001, 16(8): 1444−1452.

［56］ Lotinun S, Kiviranta R, Matsubara T, et al. Osteoclast-specific cathepsin K deletion stimulates S1P−dependent bone formation［J］. J Clin Invest, 2013, 123(2): 666−681.

［57］ Angel N Z, Walsh N, Forwood M R, et al. Transgenic mice overexpressing tartrate-resistant acid phosphatase exhibit an increased rate of bone turnover［J］. J Bone Miner Res, 2000, 15(1): 103−110.

［58］ Teti A. Mechanisms of osteoclast-dependent bone formation［J］. Bonekey Rep, 2013, 2: 449−449.

# 第 11 章
# 间充质干细胞成骨分化的调控因子

骨骼是一种重要的器官，为全身脏器提供支持和保护作用。骨代谢的异常会导致多种疾病发生，如骨质疏松症、骨质减少、骨硬化病等。骨髓间充质干细胞（mesenchymal stem cell, MSC）是一种骨髓来源的多能干细胞，是骨骼系统中成骨细胞、脂肪细胞、软骨细胞、肌细胞等多种细胞的前体细胞。MSC 在多种信号通路调控下可定向分化为脂肪细胞、成骨细胞、肌细胞、软骨细胞等多种细胞，对于维持骨骼内环境的稳定及骨代谢的正常具有关键作用。其中，MSC 成骨分化过程异常与骨质疏松症等骨代谢疾病的发生密切相关，值得深入研究。

MSC 成骨分化过程受到多种信号通路调控，例如，转化生长因子 β（transforming growth factor-β，TGF-β）、Wnt、骨形态发生蛋白质（bone morphogenetic protein, BMP）、Hedgehog、成纤维细胞生长因子（fibroblast growth factor, FGF）、胰岛素样生长因子（insulin-like growth factor, IGF）等，这些经典信号通路不仅能独立影响 MSC 向成骨细胞分化的过程，而且彼此之间能直接靶向成骨相关基因或与其他信号通路相互作用，形成一个错综复杂的调控网络，调控 MSC 的成骨分化过程。深入研究和阐明这些信号通路的成骨分化调控作用与机制，对于骨代谢性疾病的治疗及骨损伤的修复有重要意义。

BMP 和 Wnt 信号通路促进成骨分化的作用在近几十年的体内外实验中已被广泛验证，重组人骨形态发生蛋白质-2（recombinant human bone morphogenetic protein-2, rhBMP-2）、重组人骨形态发生蛋白质-4（recombinant human bone morphogenetic protein-4, rhBMP-4）等基于 BMP 信号通路的生物制剂已经用于临床治疗骨代谢疾病。骨硬化蛋白（sclerostin）单克隆抗体等作用于 Wnt 信号通路的药物制剂也正在进行临床试验。另外，FGF、Notch、Hedgehog 等信号通路不仅能通过直接靶向成骨相关基因表达、发挥诱导 MSC 成骨分化的作用，还能通过调控 BMP 和 Wnt 信号通路中的关键信号分子间接影响 MSC 成骨分化。上述多种信号通路共同形成一个调控网络，调控 MSC 分化过程并维持骨骼内环境稳定。

## 一、调控成骨分化的主要信号通路

### （一）BMP 信号通路

BMP 是 TGF-β 超家族的一员。BMP 通过与细胞膜表面的 Ⅱ 型丝氨酸-苏氨酸受体结合，依次磷酸化Ⅰ型受体和胞质内转录因子Smad1/5/8，活化的Smad1/5/8与Smad4形成复合体后入核，启动Runt相关转录因子2（runt-related transcription factor 2, Runx2），碱性磷酸酶（alkaline phosphatase, ALP）等靶基因的转录。另外，BMP还可以激活非经典BMP/Smad信号通路，如p38、JNK等MAPK信号通路，从而调控成骨分化过程。目前发现的BMP有20多种，根据氨基酸序列同源性、结构和功能等不同，可以将这些BMP分为4个亚家族：① BMP-2和BMP-4；② BMP-5、BMP-6、BMP-7、BMP-8a和BMP-8b；③ BMP-9和BMP-10；④ BMP-12、BMP-13、BMP-14。研究发现，BMP-2、BMP-4、BMP-6、BMP-7、BMP-9都具有促进成骨分化的作用。

BMP作用于MSC后，ALP、OCN、OPN表达明显增加。同样，BMP-2$^{-/-}$和BMP-4$^{-/-}$MSC成骨分化标志物表达降低，增殖、分化能力下降，凋亡增加。与BMP-2和BMP-4相比，BMP-6和BMP-9作用于细胞能更有效地促进成骨分化。Kang等通过构建表达BMP的重组腺病毒的方法对BMP-2、BMP-4等14种BMP蛋白进行研究，发现BMP-9和BMP-6在多个时间点都能诱导更多的矿化结节，能更有效地调控成骨分化过程。BMP-9不仅能通过Smad1/5/8促进下游成骨相关基因表达，而且还能激活p38、JNK等非经典BMP/Smad信号通路，说明BMP-9诱导MSC成骨分化的作用比其他BMP更强更复杂。另外，BMP-2$^{-/-}$、BMP-4$^{-/-}$和Smad1$^{-/-}$小鼠都呈现成骨细胞分化障碍、软骨发育不全、肢体骨密度降低等表型，说明BMP信号通路在体内外成骨分化过程中有重要促进作用。BMP信号通路独立诱导MSC成骨分化的作用主要受剂量和BMP受体（bone morphogenetic protein receptor, BMPR）类型影响，高浓度和BMPR-1B激活是BMP促进MSC成骨分化的两个重要影响因素。

BMP信号通路在成骨分化方面已被广泛研究，BMP-2和BMP-7已经被FDA批准用于脊柱融合术后、退行性腰椎间盘疾病、长骨骨折不愈合的治疗等。目前，BMP-2或BMP-7缓释支架等已经被广泛用于骨组织工程学以促进骨折后骨组织再生。

（二）Wnt信号通路

Wnt信号通路最早在果蝇中发现，主要有3种类型，经典Wnt/β-联蛋白通路、Wnt/Ca$^{2+}$通路和Wnt/平面细胞极性（PCP）通路。其中，经典Wnt/β-联蛋白通路在成骨细胞分化和成熟过程中发挥重要作用。近年，陆续有研究发现非经典Wnt/Ca$^{2+}$通路也具有调控成骨分化的作用。Wnt作为配体与Frizzled受体、低密度脂蛋白受体相关蛋白5/6（low density lipoprotein receptor related protein 5/6, LRP5/6）结合，经过细胞内一系列信号转导，最终抑制β-联蛋白泛素化降解并促进其磷酸化。随后，β-联蛋白在细胞内积聚并转移入核，与转录因子T细胞因子/淋巴增强因子（T cell factor/lymphoid enhancer factor, TCF/LEF）形成二聚体调控下游靶基因的转录、翻译过程。非经典Wnt信号通路不依赖β-联蛋白。Wnt5A能激活非经典Wnt/Ca$^{2+}$信号通路，Wnt5A与Frizzled受体结合后激活Rho、Rac1、IP3、DAG等信号传递分子，从而调控靶基因表达。

研究发现，经典和非经典Wnt信号通路在体内外都具有促进MSC成骨分化的能力。Wnt3A、Wnt6、Wnt10A等都能激活经典Wnt信号通路发挥诱导MSC成骨分化的作用，并且在促进MSC成骨分化的同时还能抑制过氧化物酶体增殖物激活受体−γ（peroxisome proliferator activated receptors−γ，PPAR−γ）等转录因子活性，从而抑制MSC向脂肪细胞分化。LRP5/6受体激活型、失活型突变后，细胞内ALP、OPN、OCN和胶原蛋白等成骨分化标志物分别增加或降低；LRP5/6基因突变小鼠也呈现相应的四肢骨密度增加或者降低表型，说明Wnt/β−联蛋白信号通路在调控成骨分化过程中起重要作用。Wnt5a$^{-/-}$成骨细胞的ALP、OCN、OPN表达量减少，矿化结节数量显著下降；Wnt5a$^{+/-}$小鼠肢体骨密度降低，成骨细胞、破骨细胞分化障碍，说明非经典Wnt信号通路也能在体内外促进成骨分化。

Wnt信号通路促进成骨分化过程在许多体内外实验中都得了验证，但是由于Wnt的高亲脂性使其不能直接作为治疗药物用于临床。目前，许多研究者已经在脂质体囊泡中成功地包裹Wnt3A用以促进骨折愈合。其他基于Wnt信号通路用于治疗骨质疏松的药物是Dickkopf1（DKK1）单克隆抗体和骨硬化蛋白（sclerostin）单克隆抗体。骨硬化蛋白sclerostin和DKK1是Wnt信号通路的抑制因子，许多项大型临床试验都表明两者的单克隆抗体都具有促进骨形成、增加骨密度等作用。

（三）FGF信号通路

FGFs是生长因子家族的一个成员，参与了血管和胚胎形成、皮肤再生、骨骼生长发育、骨折愈合等多种生理过程。FGFs与细胞表面受体FGFR结合，继而诱导受体磷酸化及FRS2α等下游信号转导分子活性改变，最终激活p38、细胞外调节蛋白激酶（extracellular regulated protein kinases，ERK1/2）、JNK和PI3K−AKT等信号通路，调控相关靶基因转录表达，调控MSC成骨分化进程。

FGF/FGFR信号传导在MSC分化为成骨细胞过程中起着重要作用，但是这种促成骨分化作用受FGF和FGFR的类型、细胞成熟阶段、微环境等因素影响。研究表明FGF2、FGF4、FGF8、FGF9、FGF18都具有促进成骨分化的作用，其中以FGF2和FGF18作用最强。FGF2、FGF4、FGF8单独作用都能上调细胞内转录因子RUNX2表达；FGF18$^{-/-}$MSC的增殖能力和成骨分化能力均降低。体内实验中，FGF2基因敲除小鼠四肢骨骼中成骨细胞分化减少，骨密度降低。

（四）Notch信号通路

Notch信号通路主要包括Notch受体、Jagged和Delta等配体以及转录因子CSL。Notch受体与配体结合后，Notch受体胞内区域（NICD）被水解，从细胞膜游离并进入细胞核。NICD转移至细胞核内激活CSL启动靶基因转录。

Notch通路调控MSC成骨分化具有双向作用，这些作用已经在多个体内外模型得到证实。在MSC中过表达Notch信号通路的配体Jagged能促进骨涎蛋白（bone sialoprotein，BSP）表达并且能明显增加矿化结节数量。同样，在MSC中过表达NICD也能促进ALP、

BSP 表达,诱导 MSC 成骨分化。另外,抑制 Notch 信号通路中转录因子 RBPjk 能使得小鼠骨髓内成骨细胞数量增加,肢体长骨骨密度增加。在生物工程方面,已经有研究证明,Jagged 蛋白可以与生物材料结合而不影响其诱导成骨细胞分化的作用。

（五）Hedgehog 信号通路

Hedgehog 信号通路高度保守,有 Sonic Hedgehog（SHh）、Indian Hedgehog（IHh）和 Desert Hedgehog（DHh）3 种配体蛋白,都能激活 Hedgehog 信号通路。Hedgehog 蛋白与细胞表面蛋白 Pathed（Ptc）和 Smoothened（Smo）结合,继而解除 Smo 受体的抑制,导致转录因子 Gli1、Gli2 和 Gli3 活化,以调节 Hedgehog 靶向基因的表达。

研究表明,SHh、IHh 和 Gli 等 Hedgehog 信号通路组成成分在 MSC 中高表达。Hedgehog 信号通路激活后,不仅 ALP 等成骨分化标志物表达增加,而且细胞中促进脂肪细胞分化的转录因子 PPAR γ 和 C/EBP α 表达下降、脂质积累减少。此外,IHH$^{-/-}$ 小鼠呈现颅骨发育不全,骨缝增宽等表现。以上研究表明 Hedgehog 信号通路在成骨分化过程中有重要促进作用。

（六）其他信号通路

除了上述信号分子以外,NELL-1、IGF、PTH 等信号分子也具有调控 MSC 成骨分化作用。

IGF 主要由肝细胞产生、分泌入血液循环的一种生长因子,主要分为 IGF1 和 IGF2。其中,IGF1 被认为是骨形成中重要的调节蛋白。IGF-1 主要通过 IGF1 受体（insulin-like growth factor receptor, IGF1R）和 IGF 结合蛋白（insulin-like growth factor binding protein, IGFBP）发挥作用。IGF-1 与 IGF1R 结合后通过激活 PI3K、PDK-1 和 Akt 等多种细胞内信号传导途径增加成骨相关基因转录、翻译,促进成骨分化过程。

NELL-1 是一种骨形成诱导蛋白,在软骨内成骨和膜内成骨过程中都高表达。NELL-1 与整合素 β1 等受体结合后可以增强许多胞内信号通路的活动,如 MAPK、Hedgehog、Wnt 通路,改变一系列相关转录因子的活性,从而调控成骨分化过程。

## 二、成骨分化各种调控因子的交互作用

BMP、Wnt、FGF、Notch、Hedgehog 等信号通路都被证明具有较强的促进 MSC 成骨分化的能力,它们能独立激活细胞内特异性的信号通路,促进成骨相关基因表达。但是,在体内大环境中常常存在上述多种信号通路的同时激活,MSC 成骨分化过程由各种信号通路组成的调控网络共同决定。因此,上述信号通路促进 MSC 成骨分化的作用不是独立的,而是相互联系、相互影响的。关于 BMP、Wnt 信号通路研究最多,它们在多个环节都有交互作用,能够相互促进。FGFs、Notch、Hedgehog 等信号通路以复杂的方式,通过靶向 BMP、Wnt 通路相关信号分子表达或影响 BMP、Wnt 信号通路中转录因子活性来间接调节 MSC 的成骨分化过程。

（一）BMP 和 Wnt 信号通路之间的交互调控作用

BMP、Wnt 信号通路在调控 MSC 成骨分化过程中都具有重要作用,并且有错综复杂

的协同作用,能相互促进、相互影响,协同调控MSC成骨分化。在细胞内同时激活BMP和Wnt信号通路后,成骨分化标志物表达量比单独激活时显著增加。Wnt抑制因子(Wnt inhibitory factor-1, WIF-1)抑制Wnt信号通路后,BMP-2诱导成骨分化作用明显减弱,ALP、OCN、OPN表达量下调。

BMP协同Wnt信号通路的机制可以总结为有3类:① 信号通路受体、配体表达量的调控;② 转录因子的表达量和活性的改变;③ 信号通路的调节蛋白表达量变化。BMP-2可以促进Wnt蛋白和Wnt信号通路部分受体的表达,例如,Wnt5A、Wnt7A、Wnt10、Frizzled、LRP6等。BMP-2也能调控DKK1、sclerostin等Wnt信号通路调节因子的表达量。Wnt信号通路核心转录因子β-联蛋白的转录活性受到BMP调控。Wnt3A也能促进BMP-2、BMP-4的表达。

研究证明,BMP和Wnt信号通路在多个分子水平都能够协同促进MSC成骨细胞分化过程。此外,BMP、Wnt信号通路不但能够相互影响,还受到多种信号分子调控,如FGF、Hedgehog、Notch等。

（二）FGF对BMP、Wnt信号通路之间的交互调控作用

MSC成骨分化中,BMP、Wnt信号通路受到FGF信号通路的调控。FGFs对BMP和Wnt信号通路的作用,可以分为抑制和增强两个方面,如同一把双刃剑。

FGF-2、FGF-18能促进BMP、Wnt信号通路的成骨分化诱导作用。FGF18能够促进小鼠MSC中BMP-2、RUNX-2表达,进而促进小鼠颅骨融合。此外,FGF2还能促进β-联蛋白、Smad1/5/8等转录因子表达和核转位,进而间接促进MSC成骨分化。

部分FGFs对BMP、Wnt信号通路也有抑制作用。例如,虽然FGF-2能促进小鼠MSC中BMP、Wnt信号通路的成骨分化诱导作用,但是Biver等认为FGF-2作用于人MSC后,细胞内BMP-2、BMP-4和BMPR表达量降低,BMP信号通路部分抑制。另外,FGF-1和FGF-8能抑制Frizzled受体、LRP5/6受体和Wnt5A表达,从而抑制Wnt信号通路。

从上述研究可以看出,不同的FGF介导的信号通路对BMP、Wnt信号通路产生不同的调控,可能具有组织、细胞、种属特异性。

（三）Notch对BMP、Wnt信号通路之间的交互调控作用

Notch信号通路对BMP、Wnt信号通路的调控作用也存在促进和抑制两方面,但是研究相对较少。

Notch信号通路能协同BMP诱导MSC向成骨细胞分化。Notch信号通路对BMP-2通路的促进作用主要与转录因子Smad1/5/8转录活性增强有关。Notch信号通路还能协同促进BMP-9的成骨分化诱导作用,但是机制尚不明确。此外,激活Notch通路还降低sclerostin和DKK1表达量,抑制Wnt信号通路。

Notch信号通路对BMP、Wnt信号通路也有抑制作用,但研究较少。Deregowski等认为,Notch1过表达能抑制Wnt3A和β-联蛋白表达,负调控Wnt信号通路。

（四）Hedgehog 对 BMP、Wnt 信号通路之间的交互调控作用

Hedgehog 信号通路与 BMP、Wnt 信号通路之间的交互作用与上述 FGF、Notch 信号通路不同。大量研究表明 Hedgehog 信号通路能正调控 BMP、Wnt 信号通路，促进 MSC 成骨分化过程。Hedgehog 信号通路能够与多种 BMP 协同增强其成骨分化作用。而很少有研究表明 Hedgehog 信号通路对 BMP、Wnt 信号通路有抑制作用。

Hedgehog 能与 BMP-2、BMP-4 和 BMP-9 协同促进成骨分化。IHh、SHh 能促进 BMP-2、BMP-4、RUNX2 等表达。Hedgehog 还能增强 BMP-9 介导的 Smad1/5/8 的磷酸化作用，增强该转录因子的转录活性。Hedgehog 信号通路协同 Wnt 信号通路促进骨形成的研究较少，机制尚未明确。

（五）NELL-1、IGF 等对 BMP、Wnt 通路之间的交互调控作用

NELL-1 是一种新发现的成骨诱导蛋白，在体内实验中能与 BMP2 联合发挥促进成骨分化的作用。另外，NELL-1 通过整合素 β1 增强转录因子 β-联蛋白表达或者磷酸化，从而促进 Wnt 通路的成骨分化作用。

IGF 和 BMP 都属于生长因子，IGF1 能促进 Smad1/5/8 磷酸化和核转位，从而促进 BMP-2、BMP-7、BMP-9 诱导的成骨分化作用。

## 三、总结与展望

成骨分化过程非常复杂，受化学、物理、生物因素影响。BMP、Wnt、FGF、Hedgehog、Notch、NELL-1、IGF 等信号通路均在成骨分化过程中发挥重要作用。上述信号通路以复杂的方式通过直接靶向相关基因或与其他信号通路相互作用，形成一个错综复杂的网络，调控 MSC 的成骨分化过程。其中，BMP 和 Wnt 信号通路在这个调控网络中发挥关键作用。目前，BMP-2 和 BMP-7 生物制剂、骨硬化蛋白 sclerostin 单克隆抗体和 DKK1 单克隆抗体等已经用于临床治疗或者正在进行临床试验。基于 FGF、Hedgehog、Notch、NELL-1、IGF 等信号通路的生物制剂在骨组织工程领域也有巨大的应用前景。因此，阐明这些信号通路之间的交互作用机制对于骨质疏松症等骨代谢疾病发病机制的研究、治疗及预防等方面有重要意义。

（高艳虹　陈晓婷）

-------------------------------- 参・考・文・献 --------------------------------

［1］ Javed A, Afzal F, J.-S B, et al. Specific residues of RUNX2 are obligatory for formation of BMP2-Induced RUNX2-SMAD complex to promote osteoblast differentiation［J］. Cells Tissues Organs, 2008, 189(1-4): 133-137.

［2］ Balboni A L, Hutchinson J A, Decastro A J, et al. DeltaNp63alpha-mediated activation of bone morphogenetic protein signaling governs stem cell activity and plasticity in normal and malignant mammary epithelial cells［J］. Cancer Research, 2013, 73(2): 1020.

［3］ Kang Q, Sun M H, Cheng H, et al. Characterization of the distinct orthotopic bone-forming activity of 14 BMPs using recombinant adenovirus-mediated gene delivery［J］. Gene Therapy, 2004, 11(17): 1312-1320.

［4］ Beederman M, Lamplot J D, Nan G, et al. BMP signaling in mesenchymal stem cell differentiation and bone formation［J］. Journal of Biomedical Science & Engineering, 2013, 6(8A): 32−52.

［5］ Fujioka-Kobayashi M, Sawada K, Kobayashi E, et al. Recombinant Human Bone Morphogenetic Protein 9 (rhBMP9) Induced Osteoblastic Behavior on a Collagen Membrane Compared With rhBMP2［J］. Journal of Periodontology, 2016, 87(6): e101−e107.

［6］ Visser R, Arrabal P M, Santosruiz L, et al. Basic fibroblast growth factor enhances the osteogenic differentiation induced by bone morphogenetic protein−6 in vitro and in vivo［J］. Cytokine, 2012, 58(1): 27−33.

［7］ James A W. Review of signaling pathways governing MSC osteogenic and adipogenic differentiation［J］. Scientifica, 2013(1): 684736.

［8］ Lyon T, Scheele W, Bhandari M, et al. Efficacy and safety of recombinant human bone morphogenetic protein−2/calcium phosphate matrix for closed tibial diaphyseal fracture: a double-blind, randomized, controlled phase−Ⅱ/Ⅲ trial［J］. Journal of Bone & Joint Surgery (American Volume), 2013, 95(23): 2088−2096.

［9］ Maeda K, Kobayashi Y, Udagawa N, et al. Wnt5a−Ror2 signaling between osteoblast-lineage cells and osteoclast precursors enhances osteoclastogenesis［J］. Nature Medicine, 2012, 18(3): 405−412.

［10］ Cawthorn W, Bree A J, Yao Y, et al. Wnt6, Wnt10a and Wnt10b inhibit adipogenesis and stimulate osteoblastogenesis through a β-catenin-dependent mechanism［J］. Bone, 2012, 50(2): 477−489.

［11］ Baron R, Kneissel M. WNT signaling in bone homeostasis and disease: from human mutations to treatments［J］. Nature Medicine, 2013, 19(2): 179−192.

［12］ Gong Y, Slee R B, Fukai N, et al. LDL Receptor-Related Protein 5 (LRP5) Affects Bone Accrual and Eye Development［J］. Cell, 2001, 107(4): 513−523.

［13］ Kobayashi Y, Uehara S, Nobuyuki U, et al. Regulation of bone metabolism by Wnt signals［J］. Journal of Biochemistry, 2015, 159(4): 387−392.

［14］ Minear S, Leucht P, Jiang J, et al. Wnt proteins promote bone regeneration［J］. Science Translational Medicine, 2010, 2(29): 29ra30.

［15］ Padhi D, Jang G, Stouch B, et al. Single-dose, placebo-controlled, randomized study of AMG 785, a sclerostin monoclonal antibody［J］. Journal of Bone & Mineral Research the Official Journal of the American Society for Bone & Mineral Research, 2011, 26(1): 19−26.

［16］ Mcclung M R, Grauer A, Boonen S, et al. Romosozumab in postmenopausal women with low bone mineral density. N Engl J Med, 2014, 370(5): 412−420.

［17］ Woei N K, Speicher T, Dombrowski C, et al. Osteogenic differentiation of murine embryonic stem cells is mediated by fibroblast growth factor receptors［J］. Stem Cells & Development, 2007, 16(2): 305−318.

［18］ Schiekofer S, Andrassy M, Chen J, et al. Investigating the role of FGF18 in the cultivation and osteogenic differentiation of mesenchymal stem cells［J］. Plos One, 2012, 7(8): e43982.

［19］ Xiao L, Sobue T, Eisliger A, et al. Disruption of the Fgf2 gene activates the adipogenic and suppresses the osteogenic program in mesenchymal marrow stromal stem cells［J］. Bone, 2010, 47(2): 360−370.

［20］ Engin F, Yao Z, Yang T, et al. Dimorphic effects of Notch signaling in bone homeostasis［J］. Nature Medicine, 2008, 14(3): 299−305.

［21］ Dishowitz M I, Zhu F, Sundararaghavan H G, et al. Jagged1 immobilization to an osteoconductive polymer activates the Notch signaling pathway and induces osteogenesis［J］. Journal of Biomedical Materials Research Part A, 2014, 102(5): 1558−1567.

［22］ Tu X, Chen J, Lim J, et al. Physiological notch signaling maintains bone homeostasis via RBPjk and hey upstream of NFATc1［J］. Plos Genetics, 2012, 8(3): e1002577.

［23］ Deng Z L, Sharff K A, Tang N, et al. Regulation of osteogenic differentiation during skeletal development［J］. Frontiers in Bioscience A Journal & Virtual Library, 2008, 13(6): 20012021.

［24］ Jing Y, Andre P, Ling Y, et al. The Hedgehog signalling pathway in bone formation［J］. International Journal of Oral Science, 2015, 7(2): 73−79.

［25］ James A W, Pang S, Askarinam A, et al. Additive effects of sonic hedgehog and Nell−1 signaling in osteogenic versus adipogenic differentiation of human adipose-derived stromal cells［J］. Stem Cells & Development, 2012, 21(12): 2170−2178.

［26］ Kawai M, Rosen C J. Insulin-like growth factor-I and bone: lessons from mice and men［J］. Pediatric Nephrology, 2009, 24(7): 1277−1285.

［27］ Fukuda T, Kokabu S, Ohte S, et al. Canonical Wnts and BMPs cooperatively induce osteoblastic differentiation through a GSK3beta-dependent and β-catenin-independent mechanism［J］. Differentiation; research in biological diversity, 2010, 80(1): 46−52.

［28］ Cho S W, Yang J Y, Sun H J, et al. Wnt inhibitory factor (WIF)−1 inhibits osteoblastic differentiation in mouse embryonic mesenchymal cells［J］. Bone, 2009, 44(6): 1069−1077.

［29］ Kamiya N. The role of BMPs in bone anabolism and their potential targets SOST and DKK1［J］. Current Molecular Pharmacology,

2012, 5(2): 153−163.

［30］ Kamiya N, Kobayashi T, Mochida Y, et al. Wnt inhibitors Dkk1 and Sost are downstream targets of BMP signaling through the type IA receptor (BMPRIA) in osteoblasts［J］. Journal of Bone & Mineral Research the Official Journal of the American Society for Bone & Mineral Research, 2010, 25(2): 200−210.

［31］ Zhang R, Oyajobi B O, Harris SE, et al. Wnt/β-catenin signaling activates bone morphogenetic protein 2 expression in osteoblasts ［J］. Bone, 2013, 52(1): 145−156.

［32］ Salazar V S, Zarkadis N, Huang L, et al. Postnatal ablation of osteoblast Smad4 enhances proliferative responses to canonical Wnt signaling through interactions with β−catenin［J］. Journal of Cell Science, 2013, 126(Pt 24): 5598−5609.

［33］ Rodríguezcarballo E, Ulsamer A, Susperregui A R, et al. Conserved regulatory motifs in osteogenic gene promoters integrate cooperative effects of canonical Wnt and BMP pathways［J］. Journal of Bone & Mineral Research the Official Journal of the American Society for Bone & Mineral Research, 2011, 26(4): 718−729.

［34］ Nagayama T, Okuhara S, Ota M S, et al. FGF18 accelerates osteoblast differentiation by upregulating Bmp2 expression［J］. Congenital Anomalies, 2013, 53(2): 83−88.

［35］ Agas D, Sabbieti M G, Marchetti L, et al. FGF−2 enhances Runx−2/Smads nuclear localization in BMP−2 canonical signaling in osteoblasts［J］. Journal of Cellular Physiology, 2013, 228(11): 2149−2158.

［36］ Hurley M M, Gronowicz G, Zhu L, et al. Age-Related Changes in FGF−2, Fibroblast Growth Factor Receptors and β−Catenin Expression in Human Mesenchyme-Derived Progenitor Cells［J］. Journal of Cellular Biochemistry, 2016, 117(3): 721−729.

［37］ Biver E, Soubrier A S, Thouverey C, et al. Fibroblast growth factor 2 inhibits up-regulation of bone morphogenic proteins and their receptors during osteoblastic differentiation of human mesenchymal stem cells［J］. Biochem Biophys Res Commun, 2012, 427(4): 737−742.

［38］ Ambrosetti D, Holmes G, Mansukhani A, et al. Fibroblast growth factor signaling uses multiple mechanisms to inhibit Wnt-induced transcription in osteoblasts［J］. Molecular & Cellular Biology, 2008, 28(15): 4759−4771.

［39］ Lin G L, Hankenson K D. Integration of BMP, Wnt, and notch signaling pathways in osteoblast differentiation［J］. Journal of Cellular Biochemistry, 2011, 112(12): 3491−3501.

［40］ Spinellajaegle S, Rawadi G, Kawai S, et al. Sonic hedgehog increases the commitment of pluripotent mesenchymal cells into the osteoblastic lineage and abolishes adipocytic differentiation［J］. Journal of Cell Science, 2001, 114(Pt 11): 2085−2094.

［41］ Nobta M, Tsukazaki T, Shibata Y, et al. Critical regulation of bone morphogenetic protein-induced osteoblastic differentiation by Delta1/Jagged1−activated Notch1 signaling［J］. Journal of Biological Chemistry, 2005, 280(16): 15842−15848.

［42］ Liao J, Wei Q, Zou Y, et al. Notch Signaling Augments BMP9−Induced Bone Formation by Promoting the Osteogenesis-Angiogenesis Coupling Process in Mesenchymal Stem Cells (MSC)［J］. Cellular Physiology & Biochemistry, 2017, 41(5): 1905−1923.

［43］ Canalis E, Bridgewater D, Schilling L, et al. Canonical notch activation in osteocytes causes osteopetrosis［J］. American Journal of Physiology Endocrinology & Metabolism, 2015, 310(2): E171−E182.

［44］ Deregowski V, Gazzerro E, Priest L, et al. Notch 1 overexpression inhibits osteoblastogenesis by suppressing Wnt/β-catenin but not bone morphogenetic protein signaling［J］. Journal of Biological Chemistry, 2006, 281(10): 6203−6210.

［45］ Hojo H, Ohba S, Taniguchi K, et al. Hedgehog-Gli activators direct osteo-chondrogenic function of bone morphogenetic protein toward osteogenesis in the perichondrium［J］. Journal of Biological Chemistry, 2013, 288(14): 9924−9932.

［46］ Lenton K, James A W, Manu A, et al. Indian hedgehog positively regulates calvarial ossification and modulates bone morphogenetic protein signaling［J］. Genesis, 2011, 49(10): 784−796.

［47］ Li L, Dong Q, Wang Y, et al. Hedgehog signaling is involved in the BMP9−induced osteogenic differentiation of mesenchymal stem cells［J］. International Journal of Molecular Medicine, 2015, 35(6): 1641−1650.

［48］ Mak K K, Chen M H, Day T F, et al. Wnt/β-catenin signaling interacts differentially with Ihh signaling in controlling endochondral bone and synovial joint formation［J］. Development, 2006, 133(18): 3695−3707.

［49］ James A W, Jia S, Zhang X, et al. NELL−1 in the treatment of osteoporotic bone loss［J］. Nature Communications, 2015, 6(Suppl 6): 7362.

［50］ Shen J, James A W, Zhang X, et al. Novel Wnt Regulator NEL-Like Molecule−1 Antagonizes Adipogenesis and Augments Osteogenesis Induced by Bone Morphogenetic Protein 2［J］. American Journal of Pathology, 2015, 186(2): 419−434.

［51］ Chen L, Zou X, Zhang R X, et al. IGF1 potentiates BMP9−induced osteogenic differentiation in mesenchymal stem cells through the enhancement of BMP/Smad signaling［J］. Bmb Reports, 2015, 49(2): 122−127.

# 第12章
# 良好血管结构和功能对骨健康起重要作用

众所周知,在整形界中良好的血管结构和功能对骨起重要作用,然而此观点在其他领域常常被忽略。骨健康问题已成为全球严重的公共卫生问题之一,尤其是骨质疏松给社会带来沉重经济负担。近年来多项研究提示骨健康异常与血管退化密切相关。多个促血管生长因子在促进血管形成的同时,促进骨形成,将血管形成与骨形成相耦联,如血管内皮生长因子(vascular endothelial growth factor, VEGF)、促红细胞生成素(erythropoietin, EPO)、成纤维细胞生长因子(fibroblast growth factors, FGF)、转化生长因子-β(transforming growth factor β, TGF-β)和骨形成蛋白(bone morphogenetic protein, BMP)等。本章主要阐述良好的血管结构和功能在维持骨健康中的重要作用以及探索骨形成与血管形成的分子耦联机制。

## 一、血管对骨生长、骨重塑、骨修复起重要作用

骨骼健康需要良好的血管结构和功能为其提供充足的血液供应,良好的血管结构和功能是骨生长、骨重塑、骨修复正常进行的前提和保障。血管供应骨组织生长发育所必需的营养、生长因子、激素、细胞因子和趋化因子,以及清除代谢废物,同时传递某些细胞因子使骨和邻近组织之间相互连接。骨与血管间的分子信号对骨的生长发育、骨重建以及骨的完整性维持方面起重要作用。骨血管形成是初级骨塑建、成年后骨重塑和骨折修复再生的先决条件。胚胎期骨骼发育、生长和重构需要依靠骨血管系统的支持。此外,血管网的发展对胚胎期肢体形态的发生起重要作用。由此可见,骨骼生长(包括在骨生长过程中的软骨内化骨)和骨修复均与血管供应相关。相反,血液供应减少阻碍骨生长和修复,进而导致骨量丢失,甚至骨坏死。

骨血液供应下降影响骨健康。骨骼的血液供应占心排血量5.5% ～ 11%,随年龄增长骨血管退化;糖尿病、贫血、慢性气道疾病以及肿瘤等疾病亦参与血管损害,使骨骼的血供减少,进而阻碍骨重塑和骨修复。其中最直接的机制是:血管退化组织血供减少致缺氧。缺氧时低氧诱导因子(hypoxia inducible factor, HIF)α亚基聚积并转运至细胞核内与HIFβ形成聚合体,激活HIF靶基因启动子的氧感应元件,启动组织细胞缺氧调控基因的转录,

进而刺激骨髓破骨细胞和外周血单核-巨噬细胞的上调,骨吸收增加;同时低氧使内环境pH下降,激活破骨细胞形成。与此同时,低氧阻碍骨形成,通过抑制成骨细胞的生成和分化,通过调控氧依赖酶(脯氨酰-羟化酶)抑制胶原蛋白和碱性磷酸酶的产生。反之,足够的血液供应提供充足的氧,高氧抑制骨吸收、促进骨形成。另一个可能机制:内皮细胞与成骨细胞之间某些分子存在相互作用,使骨血管生长与骨生成相耦合。实验室研究发现,骨重建毛细血管的内皮细胞释放因子与骨矿化、破骨细胞和成骨细胞功能相关,如促血管生成因子等。

## 二、骨质疏松患者的骨血管结构和功能退变

血管退化影响骨健康。早在1987年Burkhardt等检查骨质疏松性骨骼组织样本时发现,单位面积骨组织的动脉毛细血管数量减少;Dinget等发现去势小鼠在骨量下降的同时,骨组织中促血管生成因子如VEGF的表达显著减少;均提示骨量丢失与血管减少相关。反之,血管新生可能促进成骨。成人骨重塑单位的成骨细胞系增加的同时,常伴随毛细血管网增加,提示血管参与骨重建过程。此外,大量临床研究提示骨血管结构和功能退变与骨量丢失、骨折相关,包括大血管和微血管。

骨质疏松患者的大血管结构和功能退化。既往大量临床研究支持本研究观点。动脉粥样硬化可作为全身大血管病变程度的可靠观测“窗口”。据报道,骨密度与动脉粥样硬化斑块厚度或动脉内膜中层厚度呈负相关,包括颅内后循环、冠状动脉、颈动脉等部位的硬化等。一项随访4年、纳入2 576名绝经后女性的研究发现,与骨量减少患者相比,骨质疏松患者的心血管疾病和脑血管疾病发生率增加了3.9倍;一项从芬兰OSTPRE研究中随机选择的290名女性(平均年龄73.6岁)的研究发现,骨质疏松症患者的颈动脉内膜中层厚度增加。该研究发现骨质疏松组的颈动脉内膜中层厚度为(2.51 ± 0.88)mm,骨密度正常组为(1.93 ± 0.64)mm,均提示骨质疏松患者的大血管退化。反之,大血管退化增加骨质疏松和骨折发生风险。一项挪威研究对2 733名女性(55 ~ 74岁)随访6年发现,有颈动脉回声斑块组的患者发生骨折的风险是无斑块组患者的1.7倍(95% $CI$ 1.0 ~ 2.7),提示大血管退化增加骨折发生风险。

微循环对骨健康亦起重要作用,骨质疏松患者的微循环血供减少。研究发现,与非骨质疏松组人群相比,骨质疏松组患者的骨髓血流灌注功能下降。反之,微血管退化增加骨折风险,降低骨密度。尿微量白蛋白是评估糖尿病微血管并发症(糖尿病肾病)严重程度的指标之一。也有研究发现,尿微量白蛋白增加,骨折风险增加。该研究随访了313名平均年龄为78岁人群,男性有尿蛋白组比尿蛋白正常组骨折发生率增加1.43倍,女性增加1.84倍。此外,一项纳入91名绝经后女性2型糖尿病患者的研究发现,与正常蛋白尿〔尿蛋白肌酐比值(urine albumin-to-creatinine ratio, UACR)< 30〕患者相比,蛋白尿异常(UACR ≥ 30)患者的骨质疏松症发病率升高(20% vs. 51.4%,$P < 0.05$)。

在男性和女性中，相对于微量蛋白尿组［*HR* 1.28（0.92，1.78），*P*=0.15］，大量蛋白尿组髋部和骨盆骨折风险更大［*HR* 1.71（1.007，2.91），*P*=0.05］。另一项研究纳入4 597名研究对象（UACR ≥ 30 mg/g定义为蛋白尿），终点事件是髋部骨折，平均随访4.6年后发现，与基线无尿蛋白组相比，有尿蛋白组的髋部骨折的风险增加1.36倍（95% *CI* 1.01 ～ 1.84）。

### 三、改善血管结构与功能提高骨量、降低骨折风险

药物干预研究提示支持改善血管结构与功能可提高骨量、降低骨折发生风险。曹旭等将卵巢切除去势的小鼠体内注入促血管生成因子PDGF-BB，促进血管生成同时，可改善去势后小鼠骨丢失。此外，研究发现新兴的促血管生成技术可用于治疗骨折，促进骨折后骨形成和骨修复。如应用增加成纤维细胞分泌VEGF的生物活性玻璃，可促进骨的血管生成，进而促进骨形成；应用模拟低氧环境的生物活性玻璃/胶原黏多糖复合支架，增强血管新生和骨修复；在骨缺损严重处通过植入电子束方法控释BMP-2和VEGF，可促进血管新生和骨生成。以上技术虽仍处于试验阶段，未进入临床应用，但均直接提示其具有改善血管结构与功能和促进骨形成的作用。此外，一些临床研究间接提示改善血管结构与功能可以预防骨质疏松及骨质疏松骨折的发生。一篇荟萃分析指出，他汀类药物改善血脂益于血管的同时，对骨有保护作用。该meta分析纳入了来自12个不同国家的34 877名受试者（干预组3 824人，对照组31 053人），服用他汀类药物组的腰椎骨密度（SMD 0.15, 95% *CI* 0.09 ～ 0.22）、髋部骨密度（SMD 0.22, 95% *CI* 0.17 ～ 0.27）、股骨颈骨密度（SMD 0.19, 95% *CI* 0.09 ～ 0.29）均显著增加。此外，降糖药二甲双胍和利拉鲁肽改善胰岛素抵抗的同时，提高骨量，可能与胰岛素抵抗改善益于血管，进而对骨起保护作用相关。去势小鼠分别口服二甲双胍和安慰剂2个月后，与安慰剂组相比，口服二甲双胍组小鼠的骨密度和骨质量明显提高。另一项纳入16个RCT研究共11 206名糖尿病患者的荟萃分析研究显示，利拉鲁肽降糖治疗显著降低骨折风险事件（MH-OR=0.38,95% *CI* 0.17 ～ 0.87）。

反之，抗骨质疏松治疗可以降低大血管事件发生率。研究发现，抗骨质疏松药物双磷酸盐可改善血管和骨质量，如双磷酸盐治疗后降低动脉粥样硬化斑块大小，降低脑卒中、急性心肌梗死的发生，同时双磷酸盐治疗降低再发骨折风险，提高骨量。

### 四、骨与血管的耦联与机制研究

血管生成是骨生成必不可少的前提。参与骨修复的促血管生成因子包括VEGF、FGF、PDGF、TGF-β 和BMP（表12-1）。此外，Foxc2、褪黑素也参与血管生成。此处主要阐述VEGF、FGF和PDGF促骨血管生成与骨生成的耦联机制。

表12-1 促进骨形成的促血管生成因子汇总表

| 促血管生成因子 | 促血管生成或促骨形成 | 功　能 | 影响其他促血管生成因子 |
|---|---|---|---|
| VEGF | 两者均有 | 诱导成骨细胞、MSC、EC | 其他促血管生成因子的调控枢纽 |
| TGF-β | 两者均有 | 诱导MSC,成骨细胞分化 | FGF、VEGF |
| PDGF | 两者均有 | 诱导促成骨细胞的有丝分裂 | VEGF |
| FGF | 促血管生成 | 刺激成骨细胞迁移,EC、MSC和成骨细胞的促有丝分裂的因素 | VEGF |
| BMP-2/4/7 | 促骨形成,间接促血管生成 | 促进类似成骨细胞的分化,邻近EC的趋化诱导 | VEGF-A |

（一）VEGF

VEGF由内皮细胞（EC）、巨噬细胞、成纤维细胞、平滑肌细胞、成骨细胞和肥厚性软骨细胞分泌,通过与VEGF受体结合参与骨骼发育和骨折修复。在VEGF家族中,VEGF-A主要调控血管生成,VEGF-C、VEGF-E、PIGF也在骨愈合中起重要作用;VEGF受体（VEGFR-1、VEGFR-2、VEGFR-3、NRP-1、NRP-2）在成骨细胞系和小鼠骨折处细胞表达。据报道,骨折时血肿处及循环中的VEGF均明显上升。血管再生依赖缺氧刺激和促血管生成因子,骨细胞在缺氧微环境中易发生、发展和再生。VEGF是HIF-a的下游目标因子。HIF通路可直接增加VEGF表达,骨骼发育和骨重建时HIF-a/VEGF通路耦联血管生成和骨生成;EPO通过介导的受体EPOR对软骨细胞增殖和分化起作用,在骨修复中增强软骨生成和血管生成。在破骨细胞低氧环境中,VEGF表达增强。成骨细胞也表达HIF-1,缺氧上调VEGF的表达,进而促进血管新生和骨生成。

VEGF在内皮祖细胞（EPC）的动员和招募、EC分化和迁徙、成骨细胞和破骨细胞的招募与存活中扮演重要角色。VEGF可直接或间接影响骨细胞影响骨再生,主要通过以下3个途径:① VEGF作用于EC,诱导血管生成,形成前体骨细胞随血管迁移到骨损伤处分化成成骨细胞。② 通过血管舒缩机制,VEGF刺激EC产生促骨形成因子进而促进骨祖细胞分化为成骨细胞。③ VEGF直接影响成骨细胞,成骨细胞不仅分泌VEGF,同时VEGF对成骨细胞本身起作用,促进成骨细胞的增殖和分化。VEGF对骨折愈合至关重要,体外实验发现抑制VEGF降低原发性成骨分化,体内实验发现抑制VEGF使得血管入侵减少,破骨细胞介导骨重塑下降,愈伤组织矿化受损和小梁骨愈合减少。此外,抑制VEGF将阻碍FGF和BMP-2介导的血管生成以及由BMP诱导的成骨细胞分化和骨形成。

（二）FGF

FGF是另一个诱导血管生成的生长因子,对骨骼发展、重塑和修复起重要作用。FGF

可由EC、成纤维细胞和成骨细胞生成,前列腺素和TGF-β可刺激成骨细胞分泌FGF。FGF家族主要是FGF-1和FGF-2起促血管生成作用,可促进内皮细胞增殖和迁移、增加整合素和钙黏蛋白受体表达以及细胞间缝隙连接通讯。此外,FGF-2通过VEGF/VEGFR信号间接诱导血管生成:① 在EC中FGF-2调控VEGF表达。② VEGFR-2拮抗剂可抑制VEGF和FGF-2诱导的血管生成。③ FGF-2增加EC内FGF受体(FGFRs)和VEGFR的表达。此外,FGF家族中FGF-9和FGF-18以及相应的受体FGFR-1、FGFR-2、FGFR-3均参与骨骼发展和骨折修复。有学者提出在骨折愈合过程中,FGF-9对于血管网络的建立必不可少。然而FGF也是一个促有丝分裂的因子,不能排除它对成纤维细胞、EC、间充质细胞和成骨细胞的促有丝分裂作用影响其耦联骨血管与骨生成作用,因此,有必要在骨折愈合处使用特异性转基因和基因敲除模型观察FGF对内皮细胞或成骨系细胞功能的影响。

（三）PDGF

Kusumbe等发现骨骼系统存在一个新的毛细管亚型H型血管(CD31和Emcn高表达故又称CD31hiEmcnhi血管),它可促进骨祖细胞的增殖与存活,进而促进骨形成,故提出H型血管可将血管生成与骨形成相耦联。在此基础上,曹旭等发现,由前破骨细胞分泌的血小板源性生长因子(platelet derived growth factor, PDGF-BB)可促进CD31hiEmcnhi血管生成,同时促进成骨细胞分化,有助于骨形成。PDGF和TGF-β均由骨折愈合处的脱颗粒血小板分泌,此外PDGF-BB也可由前破骨细胞分泌。研究报道,PDGF可诱导间充质干细胞(MSC)和内皮祖细胞(EPC)迁徙,促进骨形成。在骨重建中,PDGF-BB促进骨形成的机制主要为以下2个:① 诱导依赖黏着斑激酶(FAK)的血管生成,同时通过1-磷酸-鞘氨醇S1P信号耦联骨形成,PDGF-BB可促进FAK增多,从而使得MSC和EPC迁徙,促进CD31CD31hiEmcnhi血管生成,进而骨形成。② 同时PDGF-BB可促进由破骨细胞分泌的S1P(Sphk1磷酸化产物),有助于细胞迁移及血管生成,进而促进成骨细胞分化,促进骨形成。PDGF-BB注入卵巢切除的小鼠体内,可改善去势后小鼠骨丢失。TGF-β也可促进MSC的迁徙和增殖,后期可调节成骨细胞的分化。造血细胞和内皮细胞表达的VEGF由TGF-β调控的,TGF-β诱导红细胞内VEGF表达,帮助维持骨重塑过程中的血液供应。

## 五、总结与展望

良好的血管结构和功能对维持骨健康起重要作用。骨骼健康需要良好的血管结构和功能为其提供充足的血液供应。血管为骨运送营养物质、氧气、矿物质,为骨基质的合成提供养料,同时清除骨的代谢废物。血管对骨生长、骨重塑、骨修复起重要作用。临床及实验室研究均表明,血管退化阻碍骨形成,改善血管结构和功能促进骨形成;充足的血液供应有益于骨生长、骨重塑和骨折后骨修复,对维持骨健康起重要作用。但骨与血管的耦联确切机制仍有待探索。此外,促血管生成因子在不久的将来是否将作为促骨形成药物,有待进一步探索研究。

（钟　霓　崔　冉　盛　辉）

---

### 参·考·文·献

---

[ 1 ]　Hernlund E, Svedbom A, Ivergård M,et al. Osteoporosis in the European Union: medical management, epidemiology and economic burden. A report prepared in collaboration with the International Osteoporosis Foundation (IOF) and the European Federation of Pharmaceutical Industry Associations (EFPIA)［J］. Arch Osteoporos. 2013, 8: 136.

[ 2 ]　Qu B, Ma Y, Yan M, et al. The economic burden of fracture patients with osteoporosis in western China［J］. Osteoporosis International, 2014, 25(7): 1853−1860.

[ 3 ]　Tarride J E, Hopkins R B, Leslie W D, et al. The burden of illness of osteoporosis in Canada［J］. Osteoporos Int. 2012, 23(11): 2591−2600.

[ 4 ]　Xie H, Cui Z, Wang L, et al. PDGF−BB secreted by preosteoclasts induces angiogenesis during coupling with osteogenesis［J］. Nature Medicine, 2014, 20(11): 1270−1278.

[ 5 ]　Portal-Núñez S, Lozano D, Esbrit P. Role of angiogenesis on bone formation［J］. Histology & Histopathology, 2012, 27(5): 559−566.

[ 6 ]　Choi I H, Chung C Y, Cho T J, et al. Angiogenesis and mineralization during distraction osteogenesis［J］. Journal of Korean Medical Science, 2002, 17(4): 435−447.

[ 7 ]　Brandi M L, Collinosdoby P. Vascular biology and the skeleton［J］. Journal of Bone & Mineral Research, 2006, 21(2): 183−192.

[ 8 ]　Saran U, Gemini P S, Chatterjee S. Role of angiogenesis in bone repair［J］. Archives of Biochemistry & Biophysics, 2014, 561(2): 109−117.

[ 9 ]　Beamer B, Hettrich C, Lane J. Vascular Endothelial Growth Factor: An Essential Component of Angiogenesis and Fracture Healing ［J］. Hss Journal, 2010, 6(1):85−94.

[ 10 ]　Clarkin C E, Gerstenfeld L C. VEGF and bone cell signalling: an essential vessel for communication?［J］. Cell Biochemistry & Function, 2013, 31(1):1−11.

[ 11 ]　Wan L, Zhang F, He Q, et al. EPO promotes bone repair through enhanced cartilaginous callus formation and angiogenesis［J］. PloS one, 2014, 9(7):e102010.

[ 12 ]　Behr B, Leucht P, Longaker M T, et al. Fgf−9 is required for angiogenesis and osteogenesis in long bone repair［J］. Proceedings of the National Academy of Sciences of the United States of America, 2010, 107(26): 11853−11858.

[ 13 ]　Kigami R, Sato S, Tsuchiya N, et al. FGF−2 angiogenesis in bone regeneration within critical-sized bone defects in rat calvaria［J］. Implant Dentistry, 2013, 22(4): 422−427.

[ 14 ]　Dirckx N, Hul M V, Maes C. Osteoblast recruitment to sites of bone formation in skeletal development, homeostasis, and regeneration ［J］. Birth Defects Research Part C Embryo Today Reviews, 2013, 99(3): 170−191.

[ 15 ]　Demer L L, Abedin M. Skeleton key to vascular disease［J］. Journal of the American College of Cardiology, 2004, 44(10): 1977−1999.

[ 16 ]　Gerber H P, Ferrara N. Angiogenesis and Bone Growth［J］. Trends in Cardiovascular Medicine, 2000, 10(5): 223−228.

[ 17 ]　Gross P M, Heistad D D, Marcus M L. Neurohumoral regulation of blood flow to bones and marrow［J］. The American journal of physiology, 1979, 237(4): 440−448.

[ 18 ]　Ray R D, Kawabata M, Galante J. Experimental study of peripheral circulation and bone growth. An experimental method for the quantitative determination of bone blood flow. 3［J］. Clin Orthop Relat Res. 1967, 54: 175−185.

[ 19 ]　Cumming J D, Nutt M E. Bone-marrow blood flow and cardiac output in the rabbit［J］. J Physiol, 1962, 162(1): 30−34.

[ 20 ]　Schipani E, Maes C, Carmeliet G, et al. Regulation of Osteogenesis-Angiogenesis Coupling by HIFs and VEGF［J］. Journal of bone and mineral research: the official journal of the American Society for Bone and Mineral Research, 2009, 24(8): 1347−1353.

[ 21 ]　Arnett TR. Acidosis, hypoxia and bone［J］. Arch Biochem Biophys, 2010, 1; 503(1): 103−109.

[ 22 ]　Al H H, Smerdon G R, Fox S W. Hyperbaric oxygen therapy suppresses osteoclast formation and bone resorption［J］. Journal of Orthopaedic Research, 2013, 31(11): 1839−1844.

[ 23 ]　Maes C, Kobayashi T, Selig M K, et al. Osteoblast Precursors, but Not Mature Osteoblasts, Move into Developing and Fractured Bones along with Invading Blood Vessels［J］. Developmental Cell, 2010, 19(2): 329−344.

[ 24 ]　Parfitt A M. The mechanism of coupling: a role for the vasculature［J］. Bone, 2000, 26(4): 319−323.

［25］ Burkhardt R, Kettner G, Böhm W, et al. Changes in trabecular bone, hematopoiesis and bone marrow vessels in aplastic anemia, primary osteoporosis, and old age: a comparative histomorphometric study［J］. Bone, 1987, 8(3): 157−164.

［26］ Ding W G, Wei Z X, Liu J B. Reduced local blood supply to the tibial metaphysis is associated with ovariectomy-induced osteoporosis in mice［J］. Connective Tissue Research, 2011, 52(1): 25−29.

［27］ Kristensen H B, Andersen T L, Marcussen N, et al. Increased presence of capillaries next to remodeling sites in adult human cancellous bone［J］. Journal of Bone & Mineral Research the Official Journal of the American Society for Bone & Mineral Research, 2013, 28(3): 574−585.

［28］ Spence J D, Hegele R A. Noninvasive phenotypes of atherosclerosis: similar windows but different views［J］. Stroke, 2004, 35(3): 649−653.

［29］ Salehiomran A, Shirani S, Karimi A, et al. Screening of Carotid Artery Stenosis in Coronary Artery Bypass Grafting Patients［J］. Journal of Tehran Heart Center, 2010, 5(1): 25−28.

［30］ Johnsen S H, Mathiesen E B, Joakimsen O, et al. Carotid atherosclerosis is a stronger predictor of myocardial infarction in women than in men: a 6−year follow-up study of 6226 persons: the Tromso Study［J］. Stroke; a journal of cerebral circulation, 2007, 38(11): 2873−2880.

［31］ Steinvil A, Sadeh B, Arbel Y, et al. Prevalence and predictors of concomitant carotid and coronary artery atherosclerotic disease［J］. Journal of the American College of Cardiology, 2011, 57(7): 779−783.

［32］ Doonan A L, Karha J, Carrigan T P, et al. Presence of carotid and peripheral arterial disease in patients with left main disease［J］. American Journal of Cardiology, 2007, 100(7): 1087−1089.

［33］ Imori Y, Akasaka T, Ochiai T, et al. Co-existence of carotid artery disease, renal artery stenosis, and lower extremity peripheral arterial disease in patients with coronary artery disease［J］. American Journal of Cardiology, 2014, 113(1): 30−35.

［34］ Kang K. Low bone mineral density is associated with intracranial posterior circulation atherosclerosis in women［J］. Bone, 2015, 81: 669−674.

［35］ Seokkyo S, Sihyun C, Hyeyeon K, et al. Bone mineral density, arterial stiffness, and coronary atherosclerosis in healthy postmenopausal women［J］. Menopause-the Journal of the North American Menopause Society, 2009, 63(5): 937−943.

［36］ Hyder J A, Allison M A, Barrettconnor E, et al. Bone mineral density and atherosclerosis: The Multi-Ethnic Study of Atherosclerosis, Abdominal Aortic Calcium Study［J］. Atherosclerosis, 2010, 209(1): 283−289.

［37］ László B Tankó M D PhD, Christiansen C, Cox D A, et al. Relationship Between Osteoporosis and Cardiovascular Disease in Postmenopausal Women［J］. Journal of Bone & Mineral Research, 2005, 20(11): 1912−1920.

［38］ Värri M, Tuomainen T P, Honkanen R, et al. Carotid intima-media thickness and calcification in relation to bone mineral density in postmenopausal women-the OSTPRE−BBA study［J］. Maturitas, 2014, 78(4): 304−309.

［39］ Jørgensen L, Joakimsen O, Mathiesen E B, et al. Carotid Plaque Echogenicity and Risk of Nonvertebral Fractures in Women: A Longitudinal Population-Based Study［J］. Calcified Tissue International, 2006, 79(4): 207−213.

［40］ Griffith J F, Yeung D K, Antonio G E, et al. Vertebral marrow fat content and diffusion and perfusion indexes in women with varying bone density: MR evaluation［J］. Radiology, 2006, 241(3): 831−838.

［41］ Barzilay J I, Bůžková P, Chen Z, et al. Albuminuria is associated with hip fracture risk in older adults: the cardiovascular health study［J］. Osteoporosis International, 2013, 24(12): 2993−3000.

［42］ Barzilay J I, Gao P, Clase C M, et al. Albuminuria and rapid loss of GFR and risk of new hip and pelvic fractures［J］. Clin J Am Soc Nephrol, 2013, 8(2): 233−240.

［43］ American Diabetes Association. Standards of medical care in diabetes−2014［J］. Diabetes Care, 2014, 37(Suppl 1): S14−S80.

［44］ Caramori M L, Fioretto P, Mauer M. Enhancing the predictive value of urinary albumin for diabetic nephropathy［J］. Journal of the American Society of Nephrology Jasn, 2006, 17(2): 339−352.

［45］ Ye Y L, Han B K, Lee J W, et al. The Association between Urine Albumin to Creatinine Ratio and Osteoporosis in Postmenopausal Women with Type 2 Diabetes［J］. Journal of Bone Metabolism, 2016, 23(1): 1−7.

［46］ Detsch R, Stoor P, Grünewald A, et al. Increase in VEGF secretion from human fibroblast cells by bioactive glass S53P4 to stimulate angiogenesis in bone［J］. Journal of Biomedical Materials Research Part A, 2014, 102(11): 4055−4061.

［47］ Quinlan E, Partap S, Azevedo M M, et al. Hypoxia-mimicking bioactive glass/collagen glycosaminoglycan composite scaffolds to enhance angiogenesis and bone repair［J］. Biomaterials, 2015, 52(1): 358−366.

［48］ Lv J, Xiu P, Tan J, et al. Enhanced angiogenesis and osteogenesis in critical bone defects by the controlled release of BMP−2 and VEGF: implantation of electron beam melting-fabricated porous Ti6Al4V scaffolds incorporating growth factor-doped fibrin glue［J］. Biomaterials, 2015, 10(3): 035013.

［49］ Liu J, Zhu L P, Yang X L, et al. HMG—CoA reductase inhibitors (statins) and bone mineral density: a meta-analysis［J］. Bone, 2013, 54(1): 151−156.

［50］ Gao Y, Li Y, Xue J, et al. Effect of the anti-diabetic drug metformin on bone mass in ovariectomized rats［J］. European Journal of Pharmacology, 2010, 635(1−3): 231−236.

［51］ Su B, Sheng H, Zhang M, et al. Risk of bone fractures associated with glucagon-like peptide−1 receptor agonists' treatment: a meta-analysis of randomized controlled trials［J］. Endocrine, 2015, 48(1): 107−115.

［52］ Kawahara T, Nishikawa M, Kawahara C. Atorvastatin, etidronate, or both in patients at high risk for atherosclerotic aortic plaques: a randomized, controlled trial［J］. Circulation, 2013. 127(23): 2327−2335.

［53］ Kang J H, Keller J J, Lin H C. A population-based 2−year follow-up study on the relationship between bisphosphonates and the risk of stroke［J］. Osteoporosis International, 2012, 23(10): 2551−2557.

［54］ Wolfe F, Bolster M B, O'Connor C M, et al. Bisphosphonate use is associated with reduced risk of myocardial infarction in patients with rheumatoid arthritis［J］. Journal of Bone & Mineral Research, 2013, 28(5): 984−991.

［55］ Lyles K W, Colónemeric C S, Magaziner J S, et al. Zoledronic acid and clinical fractures and mortality after hip fracture［J］. Nederlands Tijdschrift Voor Traumatologie, 2007, 357(18): 1799−1809.

［56］ You W, Gao H, Fan L, et al. Foxc2 regulates osteogenesis and angiogenesis of bone marrow mesenchymal stem cells［J］. Bmc Musculoskeletal Disorders, 2013, 14(1): 1−10.

［57］ Ramírezfernández M P, Calvoguirado J L, Deval J E, et al. Melatonin promotes angiogenesis during repair of bone defects: a radiological and histomorphometric study in rabbit tibiae［J］. Clinical Oral Investigations, 2013, 17(1): 147.

［58］ Bluteau G, Julien M, Magne D, et al. VEGF and VEGF receptors are differentially expressed in chondrocytes［J］. Bone, 2007, 40(3): 568−576.

［59］ Mayr-Wohlfart U, Waltenberger J, Hausser H, et al. Vascular endothelial growth factor stimulates chemotactic migration of primary human osteoblasts［J］. Bone, 2002, 30(3): 472−477.

［60］ Wang Y, Wan C, Deng L, et al. The hypoxia-inducible factor alpha pathway couples angiogenesis to osteogenesis during skeletal development［J］. The Journal of clinical investigation, 2007, 117(6): 1616−1626.

［61］ Wan C, Gilbert S R, Wang Y, et al. Activation of the hypoxia-inducible factor−1alpha pathway accelerates bone regeneration［J］. Proc Natl Acad Sci USA, 2008, 105(2): 686−691.

［62］ Nakagawa M; Kaneda T; Arakawa T; Morita S; Sato T; Yomada T; Hanada K; Kumegawa M; Hakeda Y. Vascular endothelial growth factor (VEGF) directly enhances osteoclastic bone resorption and survival of mature osteoclasts［J］. Febs Letters, 2000, 473(2): 161−164.

［63］ Bouletreau P J, Warren S M, Spector J A, et al. Hypoxia and VEGF up-regulate BMP−2 mRNA and protein expression in microvascular endothelial cells: implications for fracture healing［J］. Plastic & Reconstructive Surgery, 2002, 109(109): 2384−2397.

［64］ Street J, Bao M, Deguzman L, et al. Vascular endothelial growth factor stimulates bone repair by promoting angiogenesis and bone turnover［J］. Proc Natl Acad Sci USA, 2002, 99(15): 9656−9661.

［65］ Deckers M M, van Bezooijen R L, Van d H G, et al. Bone morphogenetic proteins stimulate angiogenesis through osteoblast-derived vascular endothelial growth factor A［J］. 2002, 143(4): 1545−1553.

［66］ Kigami R, Sato S, Tsuchiya N, et al. FGF−2 angiogenesis in bone regeneration within critical-sized bone defects in rat calvaria［J］. Implant Dentistry, 2013, 22(4): 422−427.

［67］ Sabbieti M G, Marchetti L, Gabrielli M G, et al. Prostaglandins differently regulate FGF−2 and FGF receptor expression and induce nuclear translocation in osteoblasts via MAPK kinase［J］. Cell & Tissue Research, 2005, 319(2): 267−278.

［68］ Javerzat S, Auguste P, Bikfalvi A. The role of fibroblast growth factors in vascular development［J］. Trends in Molecular Medicine, 2002, 8(10): 483−489.

［69］ Ohbayashi N, Shibayama M, Kurotaki Y, et al. FGF18 is required for normal cell proliferation and differentiation during osteogenesis and chondrogenesis［J］. Genes & Development, 2002, 16(7): 870−879.

［70］ Behr B, Leucht P, Longaker MT, et al. Fgf−9 is required for angiogenesis and osteogenesis in long bone repair［J］. Proc Natl Acad Sci USA, 2010, 107(26): 11853−11858.

［71］ Graziano S, Sundeep P, Ren C J, et al. Fibroblast Growth Factor−2 (FGF−2) Induces Vascular Endothelial Growth Factor (VEGF) Expression in the Endothelial Cells of Forming Capillaries: An Autocrine Mechanism Contributing to Angiogenesis［J］. Journal of Cell Biology, 1998, 141(7): 1659−1673.

［72］ Kusumbe A P, Ramasamy S K, Adams R H. Coupling of angiogenesis and osteogenesis by a specific vessel subtype in bone［J］. Nature, 2014, 507(7492): 323−328.

［73］ Sanchez-Fernandez M A, Gallois A, Riedl T, et al. Osteoclasts control osteoblast chemotaxis via PDGF−BB/PDGF receptor beta signaling［J］. PLoS One, 2008, 3(10): e3537.

［74］ Wang H, Yin Y, Li W, et al. Over-expression of PDGFR−β promotes PDGF-induced proliferation, migration, and angiogenesis of EPCs through PI3K/Akt signaling pathway［J］. Plos One, 2012, 7(2): e30503.

［75］ Tang Y, Wu X, Lei W, et al. TGF-beta1-induced migration of bone mesenchymal stem cells couples bone resorption with formation ［J］. Nature medicine, 2009, 15(7): 757−765.

［76］ Shao E S, Lin L Y, Bostrom K I. Expression of vascular endothelial growth factor is coordinately regulated by the activin-like kinase receptors 1 and 5 in endothelial cells［J］. Blood, 2009, 114(10): 2197−2206.

# 第 13 章
# 力学作用的骨细胞效应研究

## 一、骨改建与骨重建共同促进骨生长

骨改建（bone modeling）和骨重建（bone remodeling）共同促成了骨的生长。骨改建是指骨组织为了适应力学环境，骨皮质与骨松质的微观结构进行改变、成形和生长的过程。骨改建的部位，或先因破骨细胞活化发生骨吸收，或先因成骨细胞活化发生骨生成，骨吸收和骨生成在同一位置不会同时发生。当骨骼处于病理状态时，既骨力学环境发生显著改变，骨改建趋于活跃。一旦骨骼成熟，骨改建则不活跃。骨重建通常是骨组织通过改变自身结构和形态（如骨的形状、大小和组成）以适应外界力学刺激的表现。骨重建是一种持续进行的新骨替代旧骨的过程，主要功能是维持骨的力学性质，防止由于骨组织不断积累微损伤或微裂痕导致的骨结构破坏。

骨重建亦是成骨细胞和破骨细胞相互作用的过程。静止的骨表面出现破骨细胞，它们附着在骨组织基质上，在骨与破骨细胞的交界处形成有皱褶的边界，构成一个隔离的微环境。破骨细胞在这个微环境中起着酸化、分解骨的有机和无机成分的功能，这个过程被称为骨吸收。骨吸收过程停止，来自骨髓、骨膜和软组织中骨髓基质干细胞的成骨细胞在同区域出现，分泌形成类骨质，并通过矿化形成新骨。一部分成骨细胞被基质所包绕，分化成骨细胞；另一部分则继续合成骨，直至转化为静止的衬细胞，覆盖在新骨表面。

在骨重建过程中，成骨细胞和破骨细胞的这种相互作用极其密切，表明在骨形成与骨吸收之间存在着一种力学耦合作用。近年来，已有相关的研究报道对引起这一力学耦合作用的细胞传导通路进行了分析，研究认为：成骨细胞表达RANKL，并参与破骨细胞的分化与活动；而破骨细胞前体能表达RANKL的受体RANK以识别RANKL，并分化成为破骨细胞。

## 二、骨细胞主动适应力学负荷条件

骨组织能改变其结构以适应机械力学刺激，并通过骨重建过程修复其结构性损伤。骨的这种力学适应性，已通过Wolff定律而广为人知，许多骨科手术也遵循Wolff定律——"通过创建适宜骨组织愈合、适应和维持的力学与生物学环境，达到恢复骨功能的目的"。近30

年来,骨的适应性方面已形成了多个重要的结论,其中较为广泛接受的理论为:骨细胞与负荷条件相适应理论。

当一种新的力学负荷加载于骨组织时,骨细胞须依据其对先前承载力学环境的记忆,判断新的承载力学环境有何不同,并做出相应反应。由于骨组织内的神经分布少,不同于其他力学感受细胞,骨细胞不能依靠中枢神经系统整合与分配受到的力学刺激信息,只能对其局部力学加载环境的信息进行处理。例如,将弯曲负荷加载到长骨时,外力会沿骨断面形成一个应力梯度,使得沿骨中轴方向的应变值为零。为了避免骨中轴部位发生过度骨吸收,骨断面各层间可使骨细胞反应的刺激阈值存在很大差异。因此,每一个力学感受细胞都存在一个阈值,只有超过该阈值的力学刺激信号才能激发细胞反应,该阈值也是由骨组织局部承载历史所确定的。

研究表明,包括成骨细胞在内的多种细胞,均可接受力学刺激信号而重构起细胞骨架,而细胞骨架的重构又会影响细胞的力学敏感性,使细胞能够适应负载环境。此外,细胞周围局部环境的改变也能改变细胞的力学敏感性。骨细胞被认为是骨内的力学感受器,其周围微环境的改变也会影响其力学敏感性。

实验表明,通过建立动物尺骨的承载力学模型可以间接描述细胞调控骨的适应性。对大鼠尺骨进行渐大或渐小的负载,实验结果与细胞调节预测算法的分析结果相一致,在渐小负载组中骨结构的刚性变化最大。研究还表明,对骨新生影响最大的是初始负载刺激,而不是负载的长期积累量。在另一项实验中,15周的负载期被分为3个时间段:1～5周、6～10周和11～15周。其中实验大鼠的第1组在第1和第3时间段负载(中间5周为间歇期);第2组在所有3个时间段负载。虽然第一组接受的总的力学刺激较少(10周),但是与第二组(15周)相比尺骨的生物力学性质却高很多,由此得出,当骨组织暂停负载一阶段后,将能反转细胞调节的影响,恢复骨组织的力学敏感度。

## 三、骨组织内的力学转导——力学感受器、通路与机制

骨组织内的力学转导是指将周围环境的物理性力学信号转化为细胞内的生物化学信号,从而刺激细胞反应,并导致某些基因、蛋白表达的变化。骨组织的力学转导是实现骨的力学适应性的重要基础。

### (一)骨的力学感受器

位于骨基质中的骨细胞(骨陷窝细胞)在整个骨组织内分布广泛,是骨组织内数量最多的细胞。骨细胞有许多突起,长约15 mm,主要负责与相邻细胞的沟通——与相邻细胞的突起连接。而这种突起连接可以使离子和小分子物质在细胞间传递,因此也被认为是细胞间的电信号传递的通道。骨组织内所有细胞通过突起连接形成多极网络,使得局部电信号能够迅速传递到骨组织的任意位置。而骨细胞由于在细胞数量上占有绝对优势,又可通过细胞突起连接与各细胞传递信息。因此,在骨组织中,骨细胞扮演着主要力学感受器的

角色。

研究表明,骨细胞感受到骨组织传递的机械应变即力学信号时,并不能直接做出反应,而是通过机械应变导致的组织间液体流动间接反应。另一方面,剪切力是骨细胞最为敏感的力学感受,流体剪应力的变化可以被骨细胞敏感地捕捉,并释放出细胞因子,如前列腺素、一氧化氮等。Jacobs 等的研究发现,振荡和脉动流均可刺激骨细胞,频率越高刺激作用越弱;振荡流的刺激作用小于脉动流。因此,不同类型的流体对应不同的细胞学机制。Knothe-Tate 等对老鼠的胫骨进行了四点弯曲实验,发现机械负荷能够提高大小分子标记物的传输,而小分子在组织中具有更快的传输速度。这些研究结果表明,机械负荷能够调节流体在骨组织内的分布与浓度。

(二)骨组织内的力学转导通路与机制

骨组织中骨细胞感知力学信号的刺激后,需要将其转化为细胞内的信号流,才能刺激细胞的适应性反应,同时可导致某些基因表达的变化。目前有关骨组织内的力学转导通路与机制尚未被完全了解与阐明,但已初步得出了以下结论。

(1)应力敏感离子通道、整合素-细胞骨架复合体在力学信号转化为化学信号的过程中有重要作用。应力敏感型钙离子通道和 L 型电压依赖性钙离子通道是细胞膜上两种主要的钙离子通道。而前者可被流体剪切应力的刺激激活,引起胞外钙离子内流,从而增加胞内钙离子浓度。胞内钙离子浓度峰值的高低、对流体剪切力反应的细胞数量均与流体剪切力大小及频率有关。文献表明,成骨细胞在流体剪切应力作用下可以诱导细胞骨架肌动蛋白张力纤维形成,进而增加早期基因 c-fos 及 COX-2 的表达。若阻断细胞膜的应力敏感离子通道,可以显著降低胞内钙离子水平,但是不能完全阻断剪切应力诱导的张力纤维的形成以及成骨细胞中的 c-fos、COX-2 的增加。胞内钙离子螯合剂或耗尽胞内储存钙可以完全阻断张力纤维的形成以及 c-fos、COX-2 的增加,说明钙离子信号通路在流体剪切应力刺激的胞内信号转导过程中确实有重要作用。

整合素是细胞膜上的应力信号受体,骨细胞受流体剪切力刺激后,其细胞膜上整合素与基质蛋白的联结产生应变,使整合素的形态发生改变,从而激活酪氨酸激酶,如黏着斑激酶。黏着斑激酶的激活可启动张力蛋白的磷酸化,同时加速黏着斑的形成。随着黏着斑的形成,流体剪切力通过细胞外基质蛋白,经整合素透过细胞膜传递给细胞骨架。而细胞骨架也可对胞外基质施加力学刺激,并迅速传递到细胞核,以调节细胞内基因的表达。研究表明,细胞的主要力学信号转导位点是整合素-细胞骨架复合体,机械应力刺激对于细胞的作用可能是由整合素介导的。

(2)一氧化氮(NO)和某些前列腺素,尤其是 PGE₂。PGE₂ 是骨内重要的力学与生物化学介导物。研究表明,力学刺激可诱导成骨细胞及骨细胞中的 PGE₂ 合成增多,可以募集成骨前体细胞,促进成骨前体细胞增殖、黏附。NO 可通过抑制 RANKL 表达,增加 OPG 表达,减少破骨细胞的聚集与分化从而抑制骨吸收。研究表明,成骨细胞及骨细胞在流体剪切应力刺激后,NO合成大量增加。

（3）一些激素可能参与放大或传导力学刺激的作用。甲状旁腺激素（PTH）、雌激素和胰岛素样生长因子等均可参与力学刺激过程。从力学负荷刺激到骨形成的一个关键过程是LRP5受体介导的Wnt信号传导。研究发现,缺乏功能性LRP5受体的大鼠对力学负荷的反应低下,与对照组相比,其骨新生量减少了88%～90%,而且这些大鼠表现为骨量减少和长骨直径的变小。研究还发现LRP5的激活突变会引起骨量和骨长度的增加。LRP5受体突变能够抑制它与DKK（一种拮抗剂）结合。LRP5受体信号在往下游级联传导中的关键是,糖原合成酶3（GSK3）需在信号传导至细胞核以及核基因表达前失活。研究发现,抑制GSK3的药物能够刺激LRP5信号的传导效应,从而增加骨形成。

（曲新华　于志锋）

## 参·考·文·献

［1］ Bonewald L F. Osteocytes as dynamic multifunctional cells［J］. Ann N Y Acad Sci, 2007, 1116: 281−290.

［2］ Chapurlat RD, Delmas PD. Bone microdamage: a clinical perspective［J］. Osteoporos Int, 2009, 20(8): 1299−1308.

［3］ Negishi-Koga T, Takayanagi H. Bone cell communication factors and semaphorins［J］. Bonekey Rep, 2012, 1: 183.

［4］ Franz-Odendaal T A, Hall B K, Witten P E. Buried alive: how osteoblasts become osteocytes［J］. Dev Dyn, 2006, 235(1): 176−190.

［5］ O'Brien C A, Nakashima T, Takayanagi H. Osteocyte control of osteoclastogenesis［J］. Bone, 2012.

［6］ Nakashima T, Hayashi M, Fukunaga T, et al. Evidence for osteocyte regulation of bone homeostasis through RANKL expression［J］. Nat Med, 2011, 17(10): 1231−1234.

［7］ Xiong J, Onal M, Jilka R L, et al. Matrix-embedded cells control osteoclast formation［J］. Nat Med, 2011, 17(10): 1235−1241.

［8］ Allori A C, Sailon A M, Pan J H, et al. Biological basis of bone formation, remodeling, and repair-part Ⅲ: biomechanical forces［J］. Tissue Eng Part B Rev, 2008, 14(3): 285−293.

［9］ Thompson W R, Rubin C T, Rubin J. Mechanical regulation of signaling pathways in bone［J］. Gene, 2012, 503(2): 179−193.

［10］ Schriefer J L, Warden S J, Saxon L K, et al. Cellular accommodation and the response of bone to mechanical loading［J］. J Biomech, 2005, 38(9): 1838−1845.

［11］ Bonewald L F. Mechanosensation and Transduction in Osteocytes［J］. Bonekey Osteovision, 2006, 3(10): 7−15.

［12］ Nguyen A M, Jacobs C R. Emerging role of primary cilia as mechanosensors in osteocytes［J］. Bone, 2012.

［13］ Knothe Tate M L, Steck R, Forwood M R, et al. In vivo demonstration of load-induced fluid flow in the rat tibia and its potential implications for processes associated with functional adaptation［J］. J Exp Biol, 2000, 203 (Pt 18): 2737−2745.

［14］ Wu A C, Kidd L J, Cowling N R, et al. Osteocyte expression of caspase−3, COX−2, IL−6 and sclerostin are spatially and temporally associated following stress fracture initiation［J］. Bonekey Rep, 2014, 3: 571.

［15］ Wang Y, McNamara L M, Schaffler M B, et al. A model for the role of integrins in flow induced mechanotransduction in osteocytes［J］. Proceedings of the National Academy of Sciences of the United States of America, 2007, 104(40): 15941−15946.

［16］ Ajubi N E, Klein-Nulend J, Alblas M J, et al. Signal transduction pathways involved in fluid flow-induced PGE2 production by cultured osteocytes［J］. Am J Physiol, 1999, 276 (1 Pt 1): E171−178.

［17］ Burgers T A, Williams B O. Regulation of Wnt/beta-catenin signaling within and from osteocytes［J］. Bone, 2013.

［18］ Monroe D G, McGee-Lawrence M E, Oursler M J, et al. Update on Wnt signaling in bone cell biology and bone disease［J］. Gene, 2012, 492(1): 1−18.

# 第14章
# 遗传性代谢性骨病的致病基因与分子机制研究

大多数的代谢性骨病属于遗传疾病,染色体核型分析可以明确Turner综合征、Klinefelter综合征、常染色体三体或单体综合征等。而一些代谢酶缺陷所导致的代谢性骨病则可通过分子生物学方法明确致病基因。这些遗传性代谢性骨病以骨骼生长发育异常为主要临床表现,同时可能伴有其他代谢异常。遗传方式可能是常染色体显性遗传、隐性遗传或性染色体连锁。

这类疾病因其临床表现多样,具有不典型性和异质性。虽然X线骨骼改变是诊断遗传代谢性骨病非常重要的手段,但是仅依靠临床表现、实验室检查和辅助检查(X线、骨密度、MRI和同位素骨扫描)这些传统的诊断手段,通常难以确诊。必须依靠基因检查,确定致病基因及突变方能确诊。

## 一、基因诊断

### (一)目的基因、热点突变筛查

如果根据患者的临床表现、X线特征和实验室检查所见已经能够初步诊断,那么可以访问一些公共数据库:例如HGMD®网站(www.hgmd.cf.ac.uk)或者ExAC Browser(http://exac.broadinstitute.org)查询目前该已知疾病的所有突变位点,然后利用外周血或者口腔黏膜等组织提取全基因组DNA,进行已知致病基因突变位点的检测,验证临床诊断。

### (二)全基因组测序

如果临床高度怀疑某类遗传代谢性骨病,但是在进行了相关疾病所有已知突变位点的检测均未发现异常的情况下,可以进行全基因组测序。目前广泛应用的测序技术又称为第二代测序即大规模平行测序(massively parallel DNA sequencing platform)。与第一代测序技术相比价格更低廉,能够更全面、更深入地分析基因组、转录组及蛋白质之间交互作用组的各项数据。以Illumina/Solexa Genome Analyzer测序为例,其基本原理是边合成边测序。在Sanger等测序方法的基础上,通过技术创新,用不同颜色的荧光标记4种不同的dNTP,当DNA聚合酶合成互补链时,每添加一种dNTP就会释放出不同的荧光,根据捕捉的荧光信号并经过特定的计算机软件处理,从而获得待测DNA的序列信息。随着技术的进步,近来又出现了第三代测序技术，即高通量、单分子测序。不同于第二代测序依赖于DNA模板与固体表面相结合然后边合成边测序，第三代分子测序不再需要进行PCR扩增。目前主要有He-licos单分子测序仪，美国太平洋生物科技公司（Pacific Bioscience）的单分子实时测序（single molecule real time sequencing, SMRT）技术和英国牛津纳米孔公司（Oxford Nanopore Technologies）公司正在研究的纳米孔单分子测序技术。

（三）两种遗传性代谢性骨病的基因诊断

**1. 成骨不全** 成骨不全（osteogenesis imperfecta, OI）是一组临床脆性骨折和牙本质发育不全情况的总称，以骨脆弱、骨畸形、蓝色巩膜、牙齿发育不良、身材矮小等为临床特征的常染色体显性或隐性遗传病（图14-1）。

目前我们针对中国成骨不全家系的研究，在92个*COL1A1*基因突变和31个*COL1A2*基因突变导致的成骨不全患者中验证并发现了113个突变位点，其中热点突变是*COL1A1*基因的c.769G＞A和c.2299G＞A突变以及*COL1A2*基因的c.1009G＞A突变。

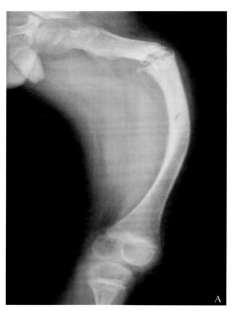
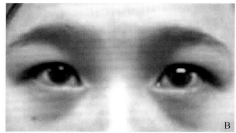

**图14-1 成骨不全症示意**
A. 成骨不全患儿股骨干骨折；B. 成骨不全患者典型蓝巩膜

**2. *CLCN7*基因突变导致常染色体显性遗传骨硬化症2型** *CLCN7*基因突变导致常染色体显性遗传骨硬化症2型（osteopetrosis, autosomal dominant 2, OPTA2）又被称为Albers-Schönberg病（OMIM 166600），是由*CLCN7*基因突变导致的，由于破骨细胞数量缺乏或功能异常引起骨吸收障碍和高骨密度为临床特征的遗传性疾病。最主要的临床特征是反复骨折和骨性关节炎。在中国人OPTA2患者中也是以反复骨折为主要症状，50%伴有腰背疼痛，但下颌骨骨髓炎极为罕见。骨折（特别是长骨骨折）是OPTA2患者最为常见的并发症。

根据本专科的报道，骨折的发生率为69%，年龄介于8～21岁。实验室检查发现血清肌酸激酶的脑型同工酶（CK-BB）水平是OPTA2患者敏感的生化指标。亦有研究发现OPTA2患者血清乳酸脱氢酶（LDH）、骨特异性碱性磷酸酶（BALP）、骨钙素（OC）和Ⅰ型胶原N端肽与肌酐比值增高。此外也有文献报道*CLCN7*基因突变导致的骨硬化症与其他骨骼硬化性疾病可以通过增高的血清LDH和谷草转氨酶（AST）来进行鉴别。OPTA2患者具有显著的影像学表现，"三明治样"脊柱（图14-2A）是其主要的诊断标准。绝大部分的患者还存在髂翼或者骨骺端"骨中骨"表现（图14-2B），亦可有颅底增厚。

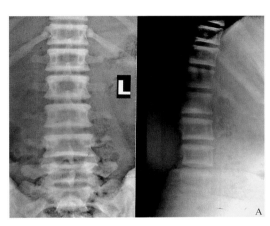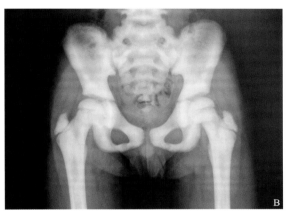

图14-2　OPTA2患者示例

A. OPTA2患者腰椎正侧位X线，可见典型三明治样椎体；B. OPTA2骨盆正位X线，可见典型骨中骨

氯化物通道7基因（*chloride channel 7, CLCN7*）是OPTA2的主要致病基因。此基因编码的蛋白质由803个氨基酸组成，为破骨细胞皱褶膜（osteoclast-ruffled membrane）中泵入足够的质子提供所需的氯离子电导。*CLCN7*基因突变可能使破骨细胞吸收陷窝的酸性环境受到破坏，从而导致骨吸收障碍。本专科迄今为止已经报道了导致中国人OPTA2的8个*CLCN7*突变位点（R767W、E798FS、E313K、A316G、R743W、G741R、W127G和S290F），其中6个均为新发现的位点。R767W突变在高加索人群中也有报道。但是如何厘清*CLCN7*基因突变的不同基因型和OPTA2患者多变的临床表型之间的关系仍非常困难。

## 二、预测蛋白致病性

当找到致病突变以后，可以首先通过下述网站预测其致病性。首先在http://www.uniprot.org找到该基因的序列，然后访问http://provean.jcvi.org/seq_submit.php或http://genetics.bwh.harvard.edu/pph2/网站预测突变的致病性。

## 三、功能研究

构建组织特异性转基因鼠（tissue-specific transgenic）、条件性基因敲除（conditional

knockout）和敲入（knock-in）小鼠,是对致病基因进行体内功能研究阐明分子机制的重要工具。Cre-loxP介导的重组系统是构建动物模型的重要手段之一。基本的步骤包括首先根据基因的位置特征进行质粒包装,ES细胞注射,形成携带目的突变的小鼠系,然后通过此小鼠系与表达组织特异性Cre重组酶的转基因小鼠繁育,从而得到在各种目的细胞中目的基因的失活。

（一）Cre-loxP的历史

Cre-loxP是一种位点特异的基因重组技术,被广泛应用于特异位点的基因敲除、基因插入、基因翻转和基因易位,在真核生物和原核生物中均有广泛应用。2007年,美国犹他州大学的Mario R. Capecchiand、北卡罗来纳州大学的Oliver Smithies以及英国卡迪夫大学的Martin J. Evans由于在Cre-loxP基因重组技术方面所做的贡献获得了诺贝尔生理医学奖。

此项技术又经过不断地发展和完善,最终形成了能够在特定时间和特定细胞中研究基因功能的重要技术。

（二）Cre重组酶和LoxP序列

1. Cre重组酶 于1981年从P1噬菌体中发现,属于λInt酶超基因家族。Cre重组酶基因编码区序列全长1 029 bp（EMBL数据库登录号X03453）,编码38 kDa蛋白质。Cre重组酶是一种由343个氨基酸组成的单体蛋白。它不仅具有催化活性,而且与限制酶相似,能识别特异的DNA序列,即loxP位点,使loxP位点间的基因序列被删除或重组。Cre重组酶有70%的重组效率,不借助任何辅助因子,可作用于多种结构的DNA底物,如线形、环状甚至超螺旋DNA。它是一种位点特异性重组酶,能介导两个LoxP位点（序列）之间的特异性重组,使LoxP位点间的基因序列被删除或重组。

2. LoxP（locus of X–overP1）序列 来源于P1噬菌体,是由2个13 bp反向重复序列和中间间隔的8 bp序列共同组成,8 bp的间隔序列同时也确定了LoxP的方向。Cre在催化DNA链交换过程中与DNA共价结合,13 bp的反向重复序列是Cre酶的结合域。其序列如下:

13 bp           8 bp           13 bp

ATAACTTCGTATA–NNNTANNN–TATACGAAGTTAT

（三）Cre-LoxP系统的特性

Cre重组酶介导两个LoxP位点间的重组是一个动态、可逆的过程,可以分成以下3种情况。

（1）如果两个loxP位点位于一条DNA链上,且方向相同,Cre重组酶能有效地敲除两个loxP位点间的序列。

（2）如果两个loxP位点位于一条DNA链上,但方向相反,Cre重组酶能诱导两个loxP位点间的序列翻转。

（3）如果两个loxP位点分别位于两条不同的DNA链或染色体上,Cre酶能诱导两条

DNA链的交换或染色体易位。

此外，Cre不仅可以识别LoxP的2个13 bp的反向重复序列和8 bp的间隔区域，而且当一个13 bp的反向重复序列或者8 bp的间隔区发生改变时仍能识别并发生重组。利用这一特点，人们在构建载体时可以根据需要改造LoxP位点序列，以用于特定的基因突变或修复，增加了该系统的应用范围。

（四）Cre-loxP系统的优点和不足

Cre-loxP系统具有以下非常独特的优点：① 时空特异性：实现靶基因突变的区域和组织特异性。② 高适应性：可致缺失、插入、重复、倒位和易位等多种形式的突变。③ 准确性：发生缺失突变后，除1个loxP位点外，无任何（非期望的）DNA序列残留于基因组中。④ 高效性：重组不受切除片段长短及位置影响，可以在活体动物体内实现，可随细胞分裂和动物传代稳定遗传。⑤ 快速性：动物实验已证实在受精卵分裂之前的短短时间内Cre介导的特异性重组便会完成。

Cre-loxP系统的不足主要在于，影响靶基因发生突变的时空特异性的决定因素是控制重组酶Cre表达的启动子，而一般基因启动子的活性都始于动物胚胎时期。如果某个功能复杂的基因因为重组酶Cre的过早表达而在胚胎发育的较早阶段就突变失活，那么该突变就很可能对胚胎的生长、分化和发育等造成不利影响，甚至出现死胎或出生后不久即死亡的现象。另外，如果突变发生过早，还可能因为携带突变的胚胎对其失活基因功能的补偿作用而无法观测到应有的表型变化，甚至出现复杂的第二表型。这些问题都严重阻碍了人们对基因的结构和功能进行深入研究。此外，因为转基因小鼠的特异性只能依赖于启动子的调控，而有些启动子并不能完全符合研究者对于区域或者组织特异性的要求，这样会导致基因操作的区域或者组织特异性不高。

（五）改造的Cre-loxP系统

经过现代基因工程方法对Cre和loxP元件的改造，Cre-loxP系统实现了更加丰富的条件性重组策略。

1. 对Cre元件的改造 对Cre元件的改造提高了Cre重组酶的活性，并且实现了药物可诱导性。即只有当某种诱导剂存在时，Cre才会表达或所表达的Cre才具重组酶的活性。也就是说，在对动物进行基因改造的工作中，人们可以通过对诱导剂给予时间的预先设计的方式来对动物基因突变的时空特异性进行人为控制，避免出现死胎或动物出生后不久即死亡的现象。目前使用较多的他莫昔芬（tamoxifen）诱导的CreERT2突变体，是1996年Chambon等首先构建的一种Cre的酶活性依赖于雌激素的融合蛋白Cre-ER，即在Cre的C端加上了雌激素受体（ER）的配体结合域。当有雌激素存在时，融合蛋白Cre-ER才有Cre酶活性。考虑到内源性雌激素的持续存在，又对人ER第521位的氨基酸进行了点突变（Gly-Arg），因此所获突变型ER（ERT）不与雌激素结合，但可以和人工合成的配体他莫昔芬或4-羟基他莫昔芬（4-hydroxytamoxifen, 4-OHT）结合。当有他莫昔芬的时候，Cre重组酶才能诱导基因重组,这样通过控制他莫昔芬的注射时间,可以实现对基因重组时间特异性的调控。

2. 对loxP元件的改造 loxP元件也有一些突变体,间隔区和回文序列都可以进行突变,突变后的序列依然能被Cre重组酶识别和重组,但是突变的loxP序列必须和同样突变的loxP序列匹配介导基因重组,而不能和未突变的loxP序列匹配,这样将不同的loxP序列组合用于控制多个基因,在同一Cre重组酶的作用下,可以实现多序列的基因重组,产生非常多元的重组结果。例如绚丽多彩的彩虹脑(Brainbow)的荧光标记效果正是基于对loxP序列的改造实现(图14-3)。

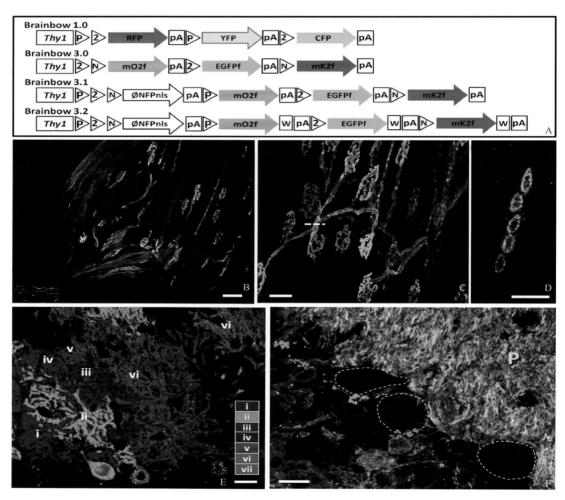

图14-3 Brainbow 3转基因鼠

（汪　纯）

**参·考·文·献**

［1］ Wang C, Zhang H, He J W, et al. The virulence gene and clinical phenotypes of osteopetrosis in the Chinese population: six novel mutations of the CLCN7 gene in twelve osteopetrosis families［J］. Journal of Bone & Mineral Metabolism, 2012, 30(3): 338−348.

［2］ Whyte M P, Chines A, Jr S D, et al. Creatine kinase brain isoenzyme (BB−CK) presence in serum distinguishes osteopetroses among the sclerosing bone disorders［J］. Journal of Bone & Mineral Research, 1996, 11(10): 1438−1443.

［3］ Yoneyama T, Fowler H L, Pendleton J W, et al. Elevated serum levels of creatine kinase BB in autosomal dominant osteopetrosis type Ⅱ−a family study［J］. Clinical Genetics, 2010, 42(1): 39−42.

［4］ Yoneyama T, Fowler H L, Pendleton J W, et al. Elevated levels of creatine kinase BB isoenzyme in three patients with adult osteopetrosis［J］. N Engl J Med, 1989, 320(19): 1284−1255.

［5］ Letizia C, Taranta A, Migliaccio S, et al. Type Ⅱ Benign Osteopetrosis (Albers-Schönberg Disease) Caused by a Novel Mutation in CLCN7 Presenting with Unusual Clinical Manifestations［J］. Calcified Tissue International, 2004, 74(1): 42−46.

［6］ Whyte M P, Kempa L G, McAlister W H, et al. Elevated serum lactate dehydrogenase isoenzymes and aspartate transaminase distinguish Albers-Schönberg disease (Chloride Channel 7 Deficiency Osteopetrosis) among the sclerosing bone disorders［J］. J Bone Miner Res, 2010, 25(11): 2515−2526.

［7］ Cleiren E, Bénichou O, Van Hul E, et al. Albers-Schönberg disease (autosomal dominant osteopetrosis, type Ⅱ) results from mutations in the ClCN7 chloride channel gene［J］. Hum Mol Genet, 2001, 10(25): 2861−2867.

［8］ de Vernejoul M C. Sclerosing bone disorders［J］. Best Pract Res Clin Rheumatol, 2008, 22(1): 71−83.

［9］ Tolar J, Teitelbaum S L, Orchard P J. Osteopetrosis［J］. N Engl J Med, 2004, 351(27): 2839−2849.

［10］ Del F A, Cappariello A, Teti A. Genetics, pathogenesis and complications of osteopetrosis［J］. Bone, 2008, 42(1): 19−29.

［11］ Frattini A, Pangrazio A, Susani L, et al. Chloride channel ClCN7 mutations are responsible for severe recessive, dominant, and intermediate osteopetrosis［J］. J Bone Miner Res. 2003, 18(10): 1740−1747.

［12］ Orban P C, Chui D, Marth J D. Tissue- and Site-Specific DNA Recombination in Transgenic Mice［J］. Proceedings of the National Academy of Sciences of the United States of America, 1992, 89(15): 6861−6865.

［13］ Gu H, Marth J D, Orban P C, et al. Deletion of a DNA polymerase beta gene segment in T cells using cell type-specific gene targeting［J］. Science (New York, N.Y.), 1994, 265(5168): 103−106.

［14］ Tsien J Z. Cre-Lox Neurogenetics: 20 Years of Versatile Applications in Brain Research and Counting［J］. Frontiers in Genetics, 2016, 7(8264): 19.

［15］ 吴壮, 徐军. Cre/Loxp位点重组酶系统在疾病动物模型建立中的应用［J］. 国际呼吸杂志, 2004, 24(04): 254−256.

［16］ 李涛, 卢圣栋. 诱导性基因打靶的原理及有关应用［J］. 医学分子生物学杂志, 2001, 23(4): 223−227.

［17］ Postic C, Shiota M, Niswender K D, et al. Dual roles for glucokinase in glucose homeostasis as determined by liver and pancreatic beta cell-specific gene knock-outs using Cre recombinase［J］. Journal of Biological Chemistry, 1999, 274(1): 305−315.

［18］ Feil R, Brocard J, Mascrez B, et al. Ligand-activated site-specific recombination in mice［J］. Proc Natl Acad Sci USA, 1996, 93(20): 10887−10890.

［19］ Cai D, Cohen K B, Luo T, et al. Improved tools for the Brainbow toolbox［J］. Nat Methods, 2013, 10(6): 540−547.

# 第15章
# 骨细胞的药物干预研究进展

　　骨细胞的数量和功能可以通过药物进行干预，从而对骨代谢疾病达到治疗效果。骨质疏松症是最常见的骨代谢疾病，其治疗药物有骨形成刺激剂（如PTH类）、骨吸收抑制剂（双膦酸盐类、选择性雌激素受体调节剂、激素替代治疗、降钙素等）和多重作用机制的药物。本章从骨形成刺激剂、骨吸收抑制剂和多重作用机制的药物三方面综述了骨细胞主要干预药物的作用及其临床应用进展。

## 一、骨形成刺激剂

　　骨形成刺激剂可以促进成骨细胞功能，增加骨形成，故可能是严重骨质疏松症患者更好的选择。

　　（一）PTH类

　　$PTH_{1-84}$ 和特立帕肽（$PTH_{1-34}$）是被批准用于骨质疏松症治疗的骨形成刺激剂。间断注射特立帕肽可以促进骨形成，其作用机制为：增强成骨细胞的已有功能、促进成骨前体细胞分化、抑制骨硬化蛋白表达和增强成骨细胞上 Wnt/β-联蛋白（β-catenin）信号通路作用。对野生型和 c-fos$^{-/-}$（缺少破骨细胞及其前体细胞）小鼠间歇使用PTH，结果发现前成骨细胞系的增殖显著增加，并以寡内质网（fewer and dispersed endoplasmic reticulum, misER）的前成骨细胞亚型为主。但在 c-fos$^{-/-}$ 小鼠上，成熟成骨细胞的完善分化缺失，因此缺乏成骨作用。同时，野生型小鼠的 misER 细胞在破骨细胞附近存在，这些细胞可能在 PTH 作用下与破骨细胞相互作用。这一试验提示了间歇使用PTH的促骨形成作用可能需要破骨细胞参与。而在临床研究中，对 1 637 名绝经后妇女随机分组，分别注射 20 μg、40 μg 的 $PTH_{1-34}$ 或安慰剂，结果发现 $PTH_{1-34}$ 能够降低椎体和椎体外骨折风险，增加椎体和股骨骨密度，同时增加总骨密度。$PTH_{1-34}$ 40 μg 与 20 μg 相比，前者增加骨密度的效果更好，但两者对骨折风险的作用无显著差异。为了进一步加强骨质疏松症的治疗效果，有学者提出将PTH类骨形成刺激剂与双膦酸盐类骨吸收抑制剂联合或序贯使用。但在一项临床研究中，对 238 名绝经后低骨量妇女分别使用 $PTH_{1-84}$、阿仑膦酸盐，或两者联用，治疗 12 个月后所有治疗组受试者的骨密度增加程度无显著差异。但在脊椎骨密度方面，单用PTH的效果是其他两组的两倍。另外,单用PTH对骨形成的促进作用也显著高于双药联用组。这说明同时使用双膦酸盐和PTH类药物可能会降低PTH促进成骨的能力。但这一结论仍存在争议,有待于进一步研究。

（二）维生素 $K_2$（四烯甲萘醌）

四烯甲萘醌是维生素 $K_2$ 的一种同型物,是 $\gamma$－羧化酶的辅酶,在 $\gamma$－羧基谷氨酸形成过程中起重要作用,而 $\gamma$－羧基谷氨酸是骨钙素发挥正常生理功能所必需的,这提示了其对骨形成可能有一定作用。一项来自日本的Ⅳ期大样本临床研究结果显示,维生素 $K_2$ 联合钙剂可显著降低骨折高风险人群的骨折风险,并可延缓75岁及以上骨质疏松妇女身高缩短;另一项来自国内的研究,对中国绝经后骨质疏松妇女使用维生素 $K_2$ 一年后,不但能增加骨密度,且其增加骨密度的程度与阿法骨化醇无显著差异。

（三）Wnt通路抑制剂的拮抗剂

Wnt通路是调节成骨细胞的主要途径。Wnt/ $\beta$－联蛋白通路有两种内源性抑制剂:骨硬化蛋白（sclerostin, SOST）和dickkopf–1（DKK1）。这两种分子能抑制Wnt信号通路,阻断 $\beta$－联蛋白的降解,故抑制成骨细胞分化。针对这两种抑制剂的特异性抗体能够增加骨形成,从而作为骨形成刺激剂治疗骨质疏松症。SOST拮抗剂能够产生与PTH相当的骨形成刺激作用,不仅如此,其增加骨质量的效果比PTH类药物更好。在一项采用AMG785（一种SOST单克隆抗体）的随机双盲、安慰剂对照的Ⅰ期药物临床研究中,通过对健康人群使用AMG785,能增加骨形成标志物（Ⅰ型前胶原氨基端延长肽、骨特异性碱性磷酸酶、骨钙素）的水平,降低骨吸收标志物如Ⅰ型胶原C终端肽水平,而这一作用与剂量呈正相关。除此以外,使用该药与安慰剂相比能显著增加骨密度。故SOST拮抗剂可作为骨形成刺激剂治疗骨质疏松症,并且对其他疾病如骨折后骨修复、低骨重建性疾病等,也有潜在的治疗作用。DKK1拮抗剂在骨髓瘤模型中能防止溶骨性损伤并增加骨形成。但因DKK1拮抗剂的选择性不如SOST拮抗剂强,故对其安全性的顾虑也更高,其作用也有待进一步研究。

（四）其他药物

还有一些其他药物也具有骨形成刺激作用,如信号素4D抗体、激活素拮抗剂、前列腺素激动剂、他汀类、IGF–1、富脯氨酸酪氨酸激酶等,其应用前景有待进一步研究。

## 二、骨吸收抑制剂

在病理条件下,骨吸收作用大于骨形成,故骨吸收与骨形成之间的平衡被打破,从而导致净骨量减少。并且骨吸收增加会造成骨小梁被贯穿,破坏了成骨细胞发挥作用所依赖的骨表面。这种情况在高骨转化率疾病（如绝经后骨质疏松症）中更加严重。因此,抑制骨吸收是预防和治疗高转换性骨质疏松症的主要策略之一。目前骨吸收抑制剂应用广泛,其中双膦酸盐类、选择性雌激素受体调节剂和降钙素类药物是三大常用的骨吸收抑制剂。

（一）双膦酸盐类

双膦酸盐是目前最重要的一类骨吸收抑制剂，目前临床应用的双膦酸盐类药物有三代产品。第一代为依替膦酸钠和氯屈膦酸钠（骨膦）。第二代为帕米膦酸钠和阿仑膦酸钠，以含氨基为其主要结构特点，其抑制骨吸收作用明显优于第一代双膦酸盐，且不影响骨矿化。第三代为异环型含氮双膦酸盐，包括利塞膦酸盐、唑来膦酸盐等，能抑制法呢基焦磷酸合酶，该酶在合成胆固醇的异戊烯化过程中，通过作用于甲羟戊酸通路，向GTP酶添加特异性分子链，而异戊烯化的GTP酶为破骨细胞功能所需，有助于破骨细胞的囊泡运输、皱褶缘合成和细胞存活，并且这类双膦酸盐能紧密结合于骨基质中的羟磷灰石，从而整合于新骨基质中，待破骨细胞吸收基质时发挥作用。唑来膦酸是第三代双膦酸盐的代表，是目前作用最强的双膦酸盐类药物。在一项临床试验中，对患有原发性骨质疏松症且尚未接受治疗的日本男性受试者分别使用利塞膦酸盐和阿法骨化醇后，利塞膦酸盐组患者的腰椎和股骨颈的骨密度增加，研究结果提示利塞膦酸盐治疗骨质疏松症和预防继发性骨折的潜在价值。而另一项多国、多中心、双盲分层、为期12个月的事后分析研究比较了利塞膦酸盐和唑来膦酸盐对糖皮质激素相关性骨质疏松症的治疗效果。将受试者分为静脉唑来膦酸5 mg（每年一次）和口服利塞膦酸盐5 mg（每天一次），唑来膦酸可快速且持久降低骨转换标志物水平，其作用优于利塞膦酸盐，且与患者的性别和糖皮质激素剂量无关。说明唑来膦酸盐对治疗糖皮质激素诱发的骨质疏松症可能也有较佳效果。

（二）雌激素与选择性雌激素受体调节剂

雌激素类药物能抑制骨转换，阻止骨丢失。临床研究证明绝经激素治疗（MHT），包括雌激素补充疗法和雌、孕激素补充疗法，能阻止骨丢失，降低骨质疏松性椎体、非椎体骨折风险。因其副作用目前少用于治疗骨质疏松症。雌激素与选择性雌激素受体调节剂（selective estrogen receptor modulators, SERM）是一类与雌激素受体相互作用的化合物，其选择性作用于雌激素的靶器官，与不同形式的雌激素受体结合后，发生不同的生物效应。SERMs能够抑制骨吸收，其中部分原因可能是SERM为雌激素受体的部分激动剂。其作用于成骨细胞和破骨细胞，以促进破骨细胞相关的细胞因子释放，但其具体机制仍未明确。一项Ⅲ期临床试验中，对绝经后妇女使用苯卓昔芬（一种SERM）治疗达2年后，其髋骨结构分析结果显示：该药能够改善骨强度，并对骨质疏松高风险妇女椎体外骨折的发生有显著预防效果。

（三）降钙素类

降钙素类药物能抑制破骨细胞诱导的骨吸收。该类药物已作为骨吸收抑制剂使用近30年，但目前其使用情况不及SERMs和双膦酸盐类药物广泛。降钙素类药物不会减少破骨细胞数量，并可能通过抑制破骨细胞凋亡而延长破骨细胞寿命。研究发现降钙素类药物与一种双膦酸盐类似物（sintered dicalcium pyrophosphate, SDCP）合用时，能抑制SDCP诱导的破骨细胞凋亡。并且两种药物的联合使用与单用SDCP相比，前者抑制骨吸收的程度减轻，却能诱导骨形成增加。但降钙素类药物和双膦酸盐类药物的联用价值，仍有待进一步研究。

虽然降钙素类药物主要作为骨吸收抑制剂使用，但其对骨形成也有一定作用。在动物实验中，降钙素能促进成骨细胞的增殖及 OPG mRNA 表达，同时抑制 RANKL 的 mRNA 表达。与之相反的是，有研究认为降钙素是骨形成的重要抑制因子。故降钙素类药物对骨形成的作用仍有待探讨。

（四）鞘氨醇-1-磷酸盐激动剂

破骨前体细胞（osteoclast progenitor, OCP）高度表达鞘氨醇-1-磷酸盐（sphingosine-1-phosphate, S1P）受体，并对 S1P 反应。对小鼠注射 S1P 受体激动剂，能减少破骨细胞结合于骨表面，这与 OCPs 在血液中数量增加而骨髓中数量减少有关。对一种同时患有类风湿性关节炎和骨质疏松的小鼠模型（该模型模拟了患类风湿性关节炎的老年女性患者）分别使用 FTY720（一种 S1P 激动剂）或糖皮质激素，结果发现 FTY720 与糖皮质激素相比，不但对类风湿性关节炎有相似治疗作用，还能逆转骨丢失。目前 FTY720 是美国 FDA 认可的多发性硬化疾病治疗药物，并能预防卵巢切除术后诱发的骨质疏松。

（五）狄诺塞麦

狄诺塞麦（Denosumab）是一种新型抗骨吸收药物，它是 RANKL 的单克隆抗体，能够阻断 RANKL 诱导的 OCP 分化，并抑制破骨细胞存活。该药物主要针对破骨细胞和 OCP 的早期阶段起效。在一项涉及 7 868 名 60～90 岁的低骨量妇女的临床试验中，对受试者随机分组并分别使用 Denosumab 和安慰剂。结果发现，每 6 个月使用一次 Denosumab，持续 36 个月后，椎体和髋部骨折的发生风险显著下降。

（六）Cathepsin-K 抑制剂

Cathepsin-K 抑制剂（Cat-K）是一种组织蛋白酶，表达于破骨细胞上，在骨重建中发挥重要作用。目前 Cat-K 抑制剂仍处于临床开发阶段。Odanacatib 是一种高度选择性且可逆的 Cat-K 抑制剂，能减少骨吸收，但一过性地抑制骨形成，虽然其降低骨折疗效明显，因可能增加心房颤动和脑卒中发生风险而被放弃上市。ONO-5334 也是 Cat-K 抑制剂，一项为期 12 个月 6 个欧洲国家 13 个研究中心参与的双盲随机对照临床研究中，对 285 名 55～75 岁绝经后妇女随机分组，分别使用安慰剂、阿仑膦酸盐和不同剂量的 ONO-5334，结果发现各种剂量的 ONO-5334 都能显著增加腰椎、髋部和股骨颈骨密度，并且 ONO-5334 降低骨形成标志物水平的作用较弱，较低剂量的 ONO-5334 甚至对骨形成标志物无显著影响。因此，ONO-5334 的优点在于降低骨吸收的同时可能还保存了骨形成能力。

（七）Src 酪氨酸激酶抑制剂

Src 酪氨酸激酶抑制剂，如 Saracatinib，能抑制破骨细胞骨吸收功能，目前仍处于研发阶段。该药对其他激酶也有非特异性抑制作用，故副作用较多。但该药不沉积在骨基质中，故药物作用可能是可逆的。

### 三、多重作用机制的药物

#### （一）维生素D

补充维生素D和钙一般认为是预防和治疗骨质疏松症的基础用药。维生素D进入体内需转化成活性维生素D才能发挥作用。活性维生素D包括骨化三醇[1,25(OH)$_2$D$_3$]和阿法骨化醇[1α(OH)D$_3$]，前者不需要经过肝肾羟化酶羟化即有活性效应，而后者则需要经肝脏25羟化酶羟化为1,25(OH)$_2$D$_3$后才具有活性效应。其主要作用为增加肠道对钙和磷的吸收、抑制PTH分泌和促进骨细胞分化而增加骨量，同时维生素D也是破骨细胞生成的重要调节因子；1,25(OH)$_2$D$_3$是最具活性的维生素D代谢产物，能降低成骨细胞增殖，促进成骨细胞分化，并增加成骨细胞合成的骨基质矿化过程。一项meta分析研究发现，较高剂量的维生素D（482～770 U/d）能使非椎体骨折风险至少降低20%，使髋骨骨折风险至少降低18%。活性维生素D及其类似物更适用于老年人、肾功能不全以及1α羟化酶缺乏者。

#### （二）雷奈酸锶

雷奈酸锶（strontium ranelate）既促进骨形成，又抑制骨吸收。临床前实验显示，雷奈酸锶促进成骨细胞的增殖和分化，抑制破骨细胞的增殖和分化，而后者可能与抑制RANK/RANKL作用有关。关于雷奈酸锶治疗绝经后骨质疏松的临床证据主要来源于两项重要的随机对照临床研究，即针对椎体骨质疏松的治疗干预试验（spinal osteoporosis therapeutic intervention trial, SOTI trial）和针对外周性骨质疏松的治疗试验（treatment of peripheral osteoporosis trial, TROPOS trial）。雷奈酸锶适用于无禁忌证且无条件使用其他抗骨质疏松药物的重症骨质疏松症患者，其禁忌证包括：血压控制不佳，既往有心肌缺血性疾病、周围动脉性疾病和脑血管疾病。主要不良反应为恶心与腹泻，有报道雷奈酸锶可增加心血管事件风险，偶可发生超敏反应综合征，需立即停药。

#### （三）其他

WHI-131具有消炎、抗过敏、抗白血病的潜在治疗价值，并对骨代谢也有作用，实验证明WHI-131有抑制破骨细胞分化和促进成骨细胞分化的双向作用，故可能作为多重作用机制的药物治疗骨质疏松症。大黄素是一种天然中草药，为蒽醌类化合物，具有许多药理作用，包括抗癌、抗糖尿病等，也能作用于骨细胞，促进成骨细胞分化和骨生长，同时抑制破骨细胞分化和骨吸收，故大黄素对改善骨重建、治疗骨质疏松来说，是一种有潜力的新型多重作用机制药物。甘草素是一种植物源性的黄酮类化合物，具有抗氧化、抗肿瘤、抗炎症等多种作用。甘草素还能促进成骨细胞分化，并同时抑制破骨细胞分化，研究表明甘草素对骨质疏松和炎症性骨病来说，可能是一种有效的预防和治疗措施。

### 四、小结与展望

骨细胞的干预药物种类繁多，主要有三类：骨形成刺激剂、骨吸收抑制剂和多重作用机

制的药物。其中骨形成刺激剂主要有 PTH 类、维生素 $K_2$（四烯甲萘醌）、Wnt 通路抑制剂的
拮抗剂等；骨吸收抑制剂主要有双膦酸盐类、选择性雌激素受体调节剂、降钙素类、S1P 激
动剂、狄诺塞麦、Cat-K 抑制剂等；而多重作用机制的药物以维生素 D 和雷奈酸锶为代表。
未来还需要更多研究数据，以明确各种骨细胞干预药物的作用机制、适应证和禁忌证，优化
骨代谢疾病尤其骨质疏松症的治疗策略。

（于明香　赵辰荷）

------- 参·考·文·献 -------

［1］　Terauchi M, Li J Y, Bedi B, et al. T lymphocytes amplify the anabolic activity of parathyroid hormone through Wnt10b signaling［J］. Cell Metab, 2009, 10(3): 229-240.

［2］　Luiz D F P, Li M, Ninomiya T, et al. Intermittent PTH administration stimulates pre-osteoblastic proliferation without leading to enhanced bone formation in osteoclast-less c-fos (-/-) mice［J］. J Bone Miner Res, 2009, 24(9): 1586-1597.

［3］　Neer R M, Arnaud C D, Zanchetta J R, et al. Effect of parathyroid hormone (1-34) on fractures and bone mineral density in postmenopausal women with osteoporosis［J］. N Engl J Med, 2001, 344(19): 1434-1441.

［4］　Black D M, Greenspan S L, Ensrud K E, et al. The effects of parathyroid hormone and alendronate alone or in combination in postmenopausal osteoporosis［J］. N Engl J Med, 2003, 349(13): 1207-1215.

［5］　Inoue T, Fujita T, Kishimoto H, et al. Randomized controlled study on the prevention of osteoporotic fractures (OF study): a phase IV clinical study of 15-mg menatetrenone capsules［J］. J Bone Miner Metab, 2009, 27(1): 66-75.

［6］　Jiang Y, Zhang Z L, Zhang Z L, et al. Menatetrenone versus alfacalcidol in the treatment of Chinese postmenopausal women with osteoporosis: a multicenter, randomized, double-blinded, double-dummy, positive drug-controlled clinical trial［J］. Clin Interv Aging, 2014, 9: 121-127.

［7］　Padhi D, Jang G, Stouch B, et al. Single-dose, placebo-controlled, randomized study of AMG 785, a sclerostin monoclonal antibody［J］. J Bone Miner Res, 2011, 26(1): 19-26.

［8］　Heath D J, Chantry A D, Buckle C H, et al. Inhibiting Dickkopf-1 (Dkk1) removes suppression of bone formation and prevents the development of osteolytic bone disease in multiple myeloma［J］. J Bone Miner Res, 2009, 24(3): 425-436.

［9］　Rogers M J, Crockett J C, Coxon F P, et al. Biochemical and molecular mechanisms of action of bisphosphonates［J］. Bone, 2011, 49(1): 34-41.

［10］　Majima T, Shimatsu A, Komatsu Y, et al. Effects of risedronate or alfacalcidol on bone mineral density, bone turnover, back pain, and fractures in Japanese men with primary osteoporosis: results of a two-year strict observational study［J］. J Bone Miner Metab, 2009, 27(2): 168-174.

［11］　Devogelaer J P, Sambrook P, Reid D M, et al. Effect on bone turnover markers of once-yearly intravenous infusion of zoledronic acid versus daily oral risedronate in patients treated with glucocorticoids［J］. Rheumatology (Oxford), 2013, 52(6): 1058-1069.

［12］　Yan M Z, Xu Y, Gong Y X, et al. Raloxifene inhibits bone loss and improves bone strength through an Opg-independent mechanism［J］. Endocrine, 2010, 37(1): 55-61.

［13］　Beck T J, Fuerst T, Gaither K W, et al. The effects of bazedoxifene on bone structural strength evaluated by hip structure analysis［J］. Bone, 2015, 77: 115-119.

［14］　Gallagher J C, Sai A J. Molecular biology of bone remodeling: implications for new therapeutic targets for osteoporosis［J］. Maturitas, 2010, 65(4): 301-307.

［15］　Kuo Y J, Tsuang F Y, Sun J S, et al. Calcitonin inhibits SDCP-induced osteoclast apoptosis and increases its efficacy in a rat model of osteoporosis［J］. PLoS One, 2012, 7(7): e40272.

［16］　Tian Q X, Huang G Y, Zhou J L, et al. Effects of calcitonin on osteoblast cell proliferation and OPG/RANKL expression: experiment with mouse osteoblasts［J］. Zhonghua Yi Xue Za Zhi, 2007, 87(21): 1501-1505.

［17］　Ishii M, Egen J G, Klauschen F, et al. Sphingosine-1-phosphate mobilizes osteoclast precursors and regulates bone homeostasis［J］. Nature, 2009, 458(7237): 524-528.

［18］　Kikuta J, Iwai K, Saeki Y, et al. S1P-targeted therapy for elderly rheumatoid arthritis patients with osteoporosis［J］. Rheumatol Int,

2011, 31(7): 967−969.

［19］ Cummings S R, San M J, McClung M R, et al. Denosumab for prevention of fractures in postmenopausal women with osteoporosis［J］. N Engl J Med, 2009, 361(8): 756−765.

［20］ Eisman J A, Bone H G, Hosking D J, et al. Odanacatib in the treatment of postmenopausal women with low bone mineral density: three-year continued therapy and resolution of effect［J］. J Bone Miner Res, 2011, 26(2): 242−251.

［21］ Mullard A. Merck & Co. drops osteoporosis drug odanacatib［J］. Nat Rev Drug Discov, 2016, 15(10): 669.

［22］ Eastell R, Nagase S, Ohyama M, et al. Safety and efficacy of the cathepsin K inhibitor ONO−5334 in postmenopausal osteoporosis: the OCEAN study［J］. J Bone Miner Res, 2011, 26(6): 1303−1312.

［23］ Hannon R A, Clack G, Rimmer M, et al. Effects of the Src kinase inhibitor saracatinib (AZD0530) on bone turnover in healthy men: a randomized, double-blind, placebo-controlled, multiple-ascending-dose phase Ⅰ trial［J］. J Bone Miner Res, 2010, 25(3): 463−471.

［24］ van Driel M, Pols H A, van Leeuwen J P. Osteoblast differentiation and control by vitamin D and vitamin D metabolites［J］. Curr Pharm Des, 2004, 10(21): 2535−2555.

［25］ van Driel M, Koedam M, Buurman C J, et al. Evidence for auto/paracrine actions of vitamin D in bone: 1alpha-hydroxylase expression and activity in human bone cells［J］. FASEB J, 2006, 20(13): 2417−2419.

［26］ Bischoff-Ferrari H A, Willett W C, Wong J B, et al. Prevention of nonvertebral fractures with oral vitamin D and dose dependency: a meta-analysis of randomized controlled trials［J］. Arch Intern Med, 2009, 169(6): 551−561.

［27］ Caudrillier A, Hurtel-Lemaire A S, Wattel A, et al. Strontium ranelate decreases receptor activator of nuclear factor-Kappa B ligand-induced osteoclastic differentiation in vitro: involvement of the calcium-sensing receptor［J］. Mol Pharmacol, 2010, 78(4): 569−576.

［28］ Meunier P J, Roux C, Seeman E, et al. The effects of strontium ranelate on the risk of vertebral fracture in women with postmenopausal osteoporosis［J］. N Engl J Med, 2004, 350(5): 459−468.

［29］ Reginster J Y, Seeman E, De Vernejoul M C, et al. Strontium ranelate reduces the risk of nonvertebral fractures in postmenopausal women with osteoporosis: Treatment of Peripheral Osteoporosis (TROPOS) study［J］. J Clin Endocrinol Metab, 2005, 90(5): 2816−2822.

［30］ Reginster J Y, Brandi M L, Cannata-Andia J, et al. The position of strontium ranelate in today's management of osteoporosis［J］. Osteoporos Int, 2015, 26(6): 1667−1671.

［31］ Cheon Y H, Kim J Y, Baek J M, et al. WHI−131 Promotes Osteoblast Differentiation and Prevents Osteoclast Formation and Resorption in Mice［J］. J Bone Miner Res, 2016, 31(2): 403−415.

［32］ Kim J Y, Cheon Y H, Kwak S C, et al. Emodin regulates bone remodeling by inhibiting osteoclastogenesis and stimulating osteoblast formation［J］. J Bone Miner Res, 2014, 29(7): 1541−1553.

［33］ Uchino K, Okamoto K, Sakai E, et al. Dual Effects of Liquiritigenin on the Proliferation of Bone Cells: Promotion of Osteoblast Differentiation and Inhibition of Osteoclast Differentiation［J］. Phytother Res, 2015, 29(11): 1714−1721.

# 第16章
# 维生素 D 及其类似物对骨细胞的
# 调控及分子机制研究

维生素D是人体必需的脂溶性维生素,主要包括维生素 $D_2$(麦角钙化醇)和维生素 $D_3$(胆钙化醇)两种形式。机体从外界获取的维生素D需在体内经过两次羟化作用转化为活性维生素D即 $1,25(OH)_2D_3$,通过与特异性维生素D受体(vitamin D receptor, VDR)结合发挥其生物学作用。研究发现,维生素D对糖尿病、骨质疏松症、自身免疫性疾病、心血管疾病、肿瘤等多种疾病具有良好的防治功效。维生素D通过调控机体内钙、磷代谢平衡,以及从分子水平调控骨细胞信号通路,影响骨转换、骨代谢平衡,从而维持骨稳态。本章主要就维生素D对破骨细胞(osteoclast, OC)、成骨细胞(osteoblast, OB)、骨髓间充质干细胞(bone marrow stromal cell, BMSC)代谢调控的最新进展进行综述,为防治骨代谢疾病的药物研发及临床药物干预提供新思路。

## 一、维生素D介导破骨细胞代谢调控

破骨细胞是一种高度分化的多核巨细胞,其作为体内唯一负责骨吸收的细胞,在骨骼的发育和平衡中起重要作用。维生素D及其代谢物作为体内骨矿代谢的重要调节因子,能够通过多种途径直接或间接介导OC的分化与活化,且对其具有双向调控作用,即维生素D浓度低于生理水平[血清 $25(OH)D_3$ 水平 $<50$ nmol/L;血清 $1,25(OH)_2D_3$ 水平 $<0.1$ nmol/L]时会抑制OC分化、降低OC活性;反之,则促进其介导的骨吸收作用,并呈现剂量依赖性。

（一）维生素D介导OC形成及调节骨吸收活性

在OC的分化形成、成熟活化过程中,巨噬细胞集落刺激因子(macrophage-colony stimulating factor, M-CSF)和核因子κB受体激活蛋白配体(receptor activator of NF-κB ligand, RANKL)被认为是最重要的调控因子。M-CSF与其在破骨前体细胞上的受体c-Fms结合,进而促进OC前体细胞的增殖和分化;M-CSF还能诱导RANK表达而使RANKL和RANK更易于结合,进而促进OC的分化与成熟。RAW 264.7细胞是一种OC前体细胞,能够表达成熟OC特异性标记基因表型。在体外培养的小鼠RAW 264.7细胞系中分别加入 $1,25(OH)_2D_3$(1 nmol/L)和 $25(OH)D_3$(50 nmol/L)后,观察到OC面积增大、抗酒石酸酸性磷酸酶（tartrate resistant acid phosphatase, TRAP）阳性细胞数量显著增多，且能够刺激RANKL诱导OC的形成。

众所周知，$1,25(OH)_2D_3$可通过与其受体VDR结合来上调RANKL的表达。经基因芯片分析后，发现$1,25(OH)_2D_3$促进RANKL表达的作用可能与下调Kruppel样因子4（Kruppel-like factor 4, KLF4）的表达有关。在骨代谢过程中，KLF4可与VDR竞争性结合到RANKL基因启动子区域，从而有效减少$1,25(OH)_2D_3$-VDR信号途径介导的RANKL表达。当加入$1,25(OH)_2D_3$（10 nmol/L）后，KLF4与RANKL基因启动子结合减少，而VDR与其结合率增加，从而诱导RANKL的高表达，促进OC的形成及骨吸收活性。

（二）维生素D对OC标志性蛋白的调控作用

在OC前体细胞至成熟OC的分化过程中会产生一系列的标志性蛋白，如整合素$\alpha_v\beta_3$、Ⅱ型碳酸酐酶（carbonic anhydtase Ⅱ, CA Ⅱ）、基质金属蛋白酶-9（matrix metalloproteinases-9, MMP-9）、空泡型质子泵（vacuolar-type $H^+$-ATPase, V-ATPase）、组织蛋白酶K（cathepsin K, CTSK）、TRAP等，这些OC功能性蛋白可通过向细胞外的骨吸收部位分泌酸降解羟基磷灰石或降解骨有机质，在OC骨吸收活性中发挥着关键作用。

研究发现，OC主要通过其在骨表面形成的密闭腔隙中分泌CA Ⅱ、MMP-9等多种酶，共同参与骨的分解，行使溶骨功能。在RANKL和M-CSF诱导RAW 264.7细胞分化成OC的基础上，加入不同浓度的$1,25(OH)_2D_3$，发现其能够刺激单核细胞融合形成OC，且呈剂量依赖性地增加。$1,25(OH)_2D_3$（10 nmol/L）能显著上调MMP-9蛋白的表达，增加OC生成的数量及其骨吸收能力。CA Ⅱ作为成熟OC的特征性标志酶之一，能够逆向催化$H^+$产生，为OC脱矿提供酸源。体外实验表明，$1,25(OH)_2D_3$可显著增强CA Ⅱ的表达水平，当使用CA Ⅱ特异性抑制剂S12911-2后，能够抑制$1,25(OH)_2D_3$对CA Ⅱ表达的诱导作用，同时抑制OC的骨吸收活性。$1,25(OH)_2D_3$还能在一定程度上调RAW 264.7细胞中$\alpha_v\beta_3$、V-ATPase、CAII、CTSK、TRAP的表达，且OC相关功能蛋白活性随骨吸收活性的增强而增强，提示$1,25(OH)_2D_3$通过对OC标志性蛋白的调控促进OC的成熟与骨吸收活性。

（三）维生素D对OC形成与活化关键转录因子、耦联因子的调控作用

激活T细胞核因子c1（nuclear factor of activated T cell 1, NFATc1）、c-Fos是OC形成与活化的重要调节因子，对OC骨吸收过程中相关蛋白的激活及其特异性基因的表达发挥着重要作用。研究显示，在M-CSF和RANKL存在的情况下，$1,25(OH)_2D_3$能上调RAW 264.7细胞早期分化阶段c-Fos的表达，而c-Fos作为RANKL调控的下游调控因子，能够启动下游转录因子NFATc1的表达，产生级联反应，激活目标蛋白（CTSK、TRAP等）mRNA的表达，进而调节骨吸收活性。

有研究表明，$25(OH)D_3$可通过改变OC表面黏附性和迁移特性来减弱其骨吸收能力。

采用活体双光子显微镜进行观察,发现耦联因子 1-磷酸鞘氨醇(sphingosine 1-phosphate, S1P)能够控制来源于造血干细胞的破骨前体细胞——单核巨噬细胞系细胞的迁移动态,从而调控骨代谢,提示可将 S1P 作为治疗靶点阻止破骨细胞附着于骨表面。然而,该调控作用受 S1P 的两个同源受体 S1PR1 和 S1PR2 相互调节的影响,即 S1P-S1PR1 可将骨组织中的单核巨噬细胞系细胞转移至血液中,进而抑制其累积和由此引发的骨吸收,而 S1P-S1PR2 的作用则刚好相反。骨化三醇和艾尔骨化醇显著降低 RAW 264.7 细胞中 S1PR2 的产生,诱导 S1PR1 表达,进而调控破骨前体细胞迁移,最终抑制骨吸收。

## 二、维生素 D 介导成骨细胞代谢调控

成骨细胞起源于多能的骨髓基质的间质细胞,存在于骨表面,负责骨基质的形成和钙化,能够调节 OC 的分化和活化,在创造和维持骨组织微环境中发挥着重要作用。$1,25(OH)_2D_3$ 对体外培养的 OB 具有多种生理学效应,从分子水平调控 OB 功能,调节其分化和发育,调控骨形成,维持骨组织的正常形态与结构。

### (一)维生素 D 通过 VDR 信号通路调控 OB 分化

$1,25(OH)_2D_3$ 通过位于 OB 上的受体 VDR,与类视黄醇 X 受体(RXR)结合,并作用于维生素 D 受体反应元件(VDRE),启动骨钙素(osteocalcin, OCN)等维生素 D 靶基因的转录。$1,25(OH)_2D_3$/VDR 信号通路对 OB 的调控主要依赖于其所处的分化阶段。体外研究显示,$1,25(OH)_2D_3$ 能够抑制处在早期阶段 OB 的分化,下调 I 型胶原(Col-1)、OCN 和碱性磷酸酶(ALP)等分化标志物的表达,还可通过促进分泌无机焦磷酸(PPi)、骨桥蛋白(OPN)等来刺激 OC 形成,抑制 OB 形成矿化结节;当 OB 处于成熟期时,$1,25(OH)_2D_3$ 能促进其分化,并增加 OCN 的表达和矿物质的沉积,间接抑制骨吸收。

### (二)维生素 D 调控 OPG/RANKL 系统

骨转换和骨量的稳定主要取决于护骨因子(osteoprotegerin, OPG)和 RANKL 的动态平衡。OPG/RANKL 系统作为调控骨代谢平衡的重要信号传导通路,是 OB 作用于 OC 的重要途径。$1,25(OH)_2D_3$ 对骨代谢影响具有双重性,既能促进骨形成,又能刺激骨吸收,其机制可能与 OB 核内的特异性受体以及通过跨膜信号传导引起一些快速的生物学效应有关。

研究发现,高浓度(100 nmol/L)的 $1,25(OH)_2D_3$ 可抑制 OB 增殖和 OPG mRNA 表达,促进其分化和矿化,上调 RANKL/OPG 的基因表达,从而促进 OC 介导的骨吸收;低浓度(1 nmol/L)的 $1,25(OH)_2D_3$ 会刺激 OB 的增殖,增加 OB 的数量和功能,促进骨形成。此外,$1,25(OH)_2D_3$ 对 OPG/RANKL 系统的调控随 OB 所处的分化成熟阶段的不同而变化。在成骨分化前期,主要通过下调 OPG 表达,而在后期则上调 RANKL 表达,从而调控骨吸收。

### (三)维生素 D 通过 BMP-2/Smads/Runx2 信号通路调控 OB 分化

骨形态发生蛋白质(bone morphogenetic protein, BMP)是诱导 OB 增殖分化和促进骨形

成的最重要的细胞信号通路之一。Runx2作为BMP-2信号调控的靶基因之一，是OB分化过程中关键的转录因子。BMP-2激活Smads（Smad 1/5/8）后，通过作用于Runx2远端P1启动子和近端P2启动子，启动Runx2基因表达，参与OB分化，促进骨形成。

研究发现，$1,25(OH)_2D_3$可通过诱导小鼠原代OB的BMP-2，刺激VDR表达增加，促进VDR向细胞核转移，提高RANKL表达，间接调节OC分化。$1,25(OH)_2D_3$能够提高BMP-2的表达来诱导骨形成，加速调节人源OB的增殖分化。然而，亦有研究表明，BMP-2/Smads/Runx2信号通路存在负性调控机制。$1,25(OH)_2D_3$可通过下调Runx2表达，抑制骨矿化。经DNA甲基化和组蛋白修饰分析后发现，$1,25(OH)_2D_3$在BMP-2基因启动子区与VDR结合，通过下调大鼠成骨样细胞UMR-106中BMP-2的表达，抑制骨形成。

### 三、维生素D促进骨髓间充质干细胞成骨向分化

（一）维生素D通过Wnt经典途径促进MSC成骨向分化

临床与分子生物学研究资料已经证实，VDR在维生素D生物学作用中具有极其重要的意义。VDR不仅调节$1,25(OH)_2D_3$在钙磷组织转运中的作用，而且还具有其他重要的生物学作用。在骨组织中，$1,25(OH)_2D_3$通过Wnt经典途径促进MSC成骨分化。Cianferotti等发现，相比于野生型小鼠，VDR（-/-）小鼠MSC分化为脂肪细胞的数量增加，Wnt信号通路的抑制因子DKK1、SFRP2表达量增高，Wnt受体LRP5表达量减少。DKKs、SFRPs可以阻碍Wnt蛋白与其受体LRP结合，单倍剂量不足的DKK1增加了骨形成，然而在大鼠颅骨成骨细胞中的DKK1过表达会增加脂肪细胞的分化。研究显示，在体外培养的VDR（-/-）小鼠MSC中加入$1,25(OH)_2D_3$后，MSC分化为成骨细胞的能力恢复正常，说明$1,25(OH)_2D_3$可以通过降低DKK1、SFRP2的活性，上调LRP5来激活Wnt信号通路，促进MSC的成骨分化。

（二）维生素D通过Wnt5a/ROR2轴促进MSC成骨分化

Wnt5a是Wnt家族成员之一。Wong等根据Wnt家族成员对小鼠细胞C57MG转化能力的高低将Wnt分为两组，其中高转化能力组Wnt可激活β-catenin依赖性通路；弱或无转化功能的Wnt包括Wnt5a等，不依赖β-catenin介导的转录激活，Wnt5a和FZD2可调节细胞内$Ca^{2+}$的浓度和流向，从而激活$Ca^{2+}$依赖性的一些通路，在某些特定情况下，Wnt5a可以激活经典信号通路，调节骨代谢。有研究发现，$1,25(OH)_2D_3$可以干扰Wnt5a/ROR2轴，促进MSC分化为成骨细胞。Wnt5a与不同的受体结合后，激活或抑制Wnt信号通路。Wnt5a与ROR2结合会通过非GSK3依赖途径阻碍β-catenin的表达，从而抑制Wnt通路，阻滞MSC向成骨细胞分化。Wnt5a激活经典途径还是非经典途径，不是由Wnt5a本身决定，而是在某种细胞的背景下，由相应受体的表达情况决定。Tornero-Esteban等通过对人的MSC细胞培养实验发现，$1,25(OH)_2D_3$可以与Wnt5a竞争性结合ROR2，迅速上调PKC，CaMK Ⅱ活性。活化的PKC，CaMK Ⅱ会激活Wnt5a与FZD4或FZD2、FZD5结合，产生活化因子，激

活 Wnt 信号通路，促进 MSC 向成骨细胞分化。

（三）维生素 D 通过 BMP/Samd 信号通路促进 MSC 成骨分化

在 MSC 成骨分化过程中，异三聚复合物 P-Smad1/5/8-Smad4、Runx2、Osx 被认为是重要的调控因子。研究发现，在体外培养的 SLE 患者的 MSC 中加入维生素 D 类似物 EB1089 后，MSC 成骨分化能力增强。众所周知，Smad 信号通路是介导 TGF-β 从细胞表面到细胞核的关键，而 EB1089 可以上调 P-Smad1/5/8 活性，引起 P-Smad1/5/8-Smad4 表达增强，P-Smad1/5/8-Smad4 转位到细胞核与靶基因上的增强子序列结合，上调 Runx2 和 Osx 活性，进而促进 MSC 成骨分化。另有研究发现，体外诱导 MSC 分化时，$1,25(OH)_2D_3$ 能显著上调 MSC 成骨分化的特异性标志物 OCN 表达和 ALP 活性。Honda 等用 TB、m4T5、m8T11 等不同的混合培养液对小鼠骨髓的 MSC 进行体外培养后发现，有大量 BMP-2 的 m4T5 和含有 $1,25(OH)_2D_3$ 的 m8T11 均能上调 OCN 与 ALP 活性，促进 MSC 向成骨细胞分化。但当分别加入抑制剂 Noggin、Dorsomorphin，再对小鼠骨髓的 MSC 进行培养后发现，m8T11 明显上调 OCN、Runx2、Osx 和 ALP 活性，表明 $1,25(OH)_2D_3$ 可能会激活 BMP-2 或与 BMP-2 在 BMP/Samd 信号通路中有相似作用。

（四）维生素 D 通过 ROS/ERK 信号通路促进 MSC 成骨分化

活性氧（reactive oxygen species，ROS）是 MSC 分化的重要调节者，而激活 ERK 和 p38 MAPK 信号转导可以促进大鼠 MSC 增值，可见 ROS 和 ERK 在骨稳态维持过程中起着重要作用。研究发现，$1,25(OH)_2D_3$ 可以上调人 MSC 中 CYP27B1（1-OHase），使 $25(OH)D_3$ 转化为活性维生素 D-$1,25(OH)_2D_3$，过转化的 $1,25(OH)_2D_3$ 通过抑制过氧化氢酶上调 ROS 表达，同时下调 MSC 中 CYP24A1（24-OHase），阻滞 $25(OH)D$、$1,25(OH)_2D_3$ 由 24-OHase 催化而失活。在体外培养的人椎骨 MSC 中加入 $1,25(OH)_2D_3$ 后 ROS 表达上调，ROS 作为特定的信号分子，能够直接使目标蛋白氧化，随着氧化作用的积累，ROS 通过模仿生长因子受体-配体的交互作用直接激活下游 ERK，活化的 ERK 使 Runx2 磷酸化，引起 Runx2 过表达，进而促进 MSC 的成骨分化。

## 四、总结与展望

维生素 D 及其类似物通过对成骨细胞、破骨细胞、骨髓间充质干细胞直接或间接的调控，能够双向调控骨代谢。目前，已有多种维生素 D 类似物作为治疗骨质疏松症的药物批准上市，如马沙骨化醇、帕立骨化醇、阿法骨化醇等，它们可以在一定程度上降低骨吸收陷窝面积和密度，减少 OC 引起的骨吸收，但对其常用剂量范围应给予足够的重视，以免引发副作用，从而保证药物使用时的安全性。因此，通过恰当地体内、体外生物模型，进一步深入研究维生素 D 对 OB、OC、BMSC 分化及功能的影响，深层次阐明其分子作用途径，可为明晰骨代谢疾病的发病机制，以及临床相关疾病治疗过程中维生素 D 类药物的干预策略提供实验基础。

（张　岩）

参·考·文·献

[1] E1-Khoury J M, Reineks E Z, Wang S. Progress of liquid chromatography-mass spectrometry in measurement of vitamin D metabolites and analogues[J]. Clin Biochem, 2011, 44(1): 66−76.

[2] Norman A W. From vitamin D to hormone D: fundamentals of the Vitamin D endocrine system essential for good health[J]. Am J Clin Nutr, 2008, 88(2): 491S−499S.

[3] Ozfirat Z, Chowdhury T A. Vitamin D deficiency and type 2 diabetes[J]. Postgrad Med J, 2012, 61(1): 175−178.

[4] 鲍利,刘庆鹏.维生素D在治疗骨质疏松症中的作用[J].标记免疫分析与临床,2015, 22(10): 1069−1072.

[5] Bao L, Liu Q P. The role of vitamin D in treatment of osteoporosis[J]. Labeled Immunoassays & Clin Med, 2015, 22(10): 1069−1072.

[6] Bergman G J, Fan T, McFetridge J T, et al. Efficacy of vitamin D$_3$ supplementation in preventing fractures in elderly women: a meta-analysis[J]. Curr Med Res Opin, 2010, 26(5): 1193−1201.

[7] vinh quoc Luong K, Nguyen L T. The beneficial role of vitamin D in systemic lupus erythematosus (SLE)[J]. Clin Rheumatol, 2012, 31(10): 1423−1435.

[8] Aggarwal N, Reis J P, Michos E D. Vitamin D deficiency and its implications on cardiovascular disease[J]. Curr Cardio Risk Rep, 2010, 4(1): 68−75.

[9] Giovannucci E. Vitamin D and cancer incidence in the Harvard cohorts[J]. Ann Epidemiol, 2009, 19(2): 84−88.

[10] 黄启钊,戚华兵,杜晓兰,等.维生素D信号通路在骨骼稳态维持中的作用[J].中华骨质疏松和骨矿盐疾病杂志,2015, 8(2): 156−163.

[11] Huang Q Z, Qi H B, Du X L, et al. New insights of vitamin D signaling in the maintains of bone homeostasis[J]. Chin J Osteoporosis & Bone Miner Res, 2015, 8(2): 156−163.

[12] Takahashi N, Udagawa N, Suda T. Vitamin D endocrine system and osteoclasts[J]. Bonekey Rep, 2014, 3: 495−503.

[13] Allard L, Demoncheaux N, Machuca-Gayet I, et al. Biphasic effects of vitamin D and FGF23 on human osteoclast biology[J]. Calcif Tissue Int, 2015, 97(1): 69−79.

[14] Touaitahuata H, Blangy A, Vives V. Modulation of osteoclast differentiation and bone resorption by Rho GTPases[J]. Small GTPases, 2014, 5: e28119.

[15] Indo Y, Takeshita S, Ishii K A, et al. Metabolic regulation of osteoclast differentiation and function[J]. J Bone Miner Res, 2013, 28(11): 2392−2399.

[16] Cuetara B L, Crotti T N, O' Donoqhue A J, et al. Cloning and characterization of osteoclast precursors from the RAW 264.7 cell line[J]. In Vitro Cell Dev Biol Anim, 2006, 42(7): 182−188.

[17] Kogawa M, Anderson P H, Findlay D M, et al. The metabolism of 25−(OH) vitamin D$_3$ by osteoclasts and their precursors regulates the differentiation of osteoclasts[J]. J Steroid Biochem Mol Biol, 2010, 121(1−2): 277−380.

[18] Vincent C, Kogawa M, Findlay D M, et al. The generation of osteoclasts from RAW 264.7 precursors in defined, serum-free conditions[J]. J Bone Miner Metab, 2009, 27(1): 114−119.

[19] Kim J H, Kim K, Youn B U, et al. Kruppel-like factor 4 attenuates osteoblast formation, function, and cross talk with osteoclasts[J]. J Cell Biol, 2014, 204(6): 1063−1074.

[20] Fujikawa J, Tanaka M, Itoh S, et al. Kruppel-like factor 4 expression in osteoblasts represses osteoblast-dependent osteoclast maturation[J]. Cell Tissue Res, 2014, 358(1): 177−187.

[21] Vaananen H K, Laitala-Leinonen T. Osteoclast lineage and function[J]. Arch Biochem Biophys, 2008, 473(2): 132−138.

[22] Suda T. Hematopoiesis and bone remodeling[J]. Blood, 2011, 117(21): 5556−5557.

[23] Gu J H, Tong X S, Chen G H, et al. Regulation of matrix metalloproteinase−9 protein expression by 1,25(OH)$_2$D$_3$ during osteoclast differentiation[J]. J Vet Sci, 2014, 15(1): 133−140.

[24] 李建军,景元海,王宏,等.Ⅱ型碳酸酐酶对破骨细胞性骨吸收的影响[J].吉林大学学报(医学版),2004, 30(1): 11−13.

[25] Li J J, Jing Y H, Wang H, et al. Effects of carbonic anhydrase Ⅱ on osteoclastic bone resorption[J]. J Jilin Univ (Med Edit), 2004, 30(1): 11−13.

[26] Baron R, Tsouderos Y. In vitro effects of S12911−2 on osteoclast function and bone marrow macrophage differentiation[J]. Eur J Pharmacol, 2002, 450(1): 11−17.

[27] Gu J, Tong X S, Chen G H, et al. Effects of 1 α ,25−(OH)$_2$D$_3$ on the formation and activity of osteoclasts in RAW 264.7 cells[J]. J Steroid Biochem Mol Biol, 2015, 152: 25−33.

[28] Charles J F, Coury F, Sulyanto R, et al. The collection of NFATc1−dependent transcripts in the osteoclast includes numerous genes

non-essential to physiologic bone resorption[J]. Bone, 2012, 51(5): 902−912.

[29] Takada Y, Irie N, Nakamura T, et al. Late expression of c−Fos during osteoclast differentiation determines osteoclast survival and bone mass[J]. Bone, 2009, S137.

[30] Bakiri L, Takada Y, Radolf M, et al. Role of heterodimerization of c−Fos and Fra1 proteins in osteoclast differentiation[J]. Bone, 2007, 40(4): 867−875.

[31] Kogawa M, Findlay D M, Anderson P H, et al. Modulation of osteoclastic migration by metabolism of 25(OH)−vitamin D$_3$[J]. J Steroid Biochem Mol Biol, 2013, 136: 59−61.

[32] Ishii M, Egen J G, Klauschen F, et al. Sphingosine−1−phosphate mobilizes osteoclast precursors and regulates bone homeostasis[J]. Nature, 2009, 458(7237): 524−528.

[33] Ishii M, Kikuta J, Shimazu Y, et al. Chemorepulsion by blood S1P regulates osteoclast precursor mobilization and bone remodeling in vivo[J]. J Exp Med, 2010, 207(13): 2793−2798.

[34] Kikuta J, Kawamura S, Okiji F, et al. Sphingosine−1−phosphate-mediated osteoclast precursor monocyte migration is a critical point of control inantibone-resorptive action of active vitamin D[J]. Proc Natl Acad Sci USA, 2013, 110(17): 7009−7013.

[35] Matsumoto T, Takano T, Saito H, et al. Vitamin D analogs and bone: preclinical and clinical studies with eldecalcitol[J]. Bonekey Rep, 2014, 3: 513−517.

[36] 熊志立, 孟繁浩, 李遇伯, 等. 成骨细胞的骨形成调控机制[J]. 生命的化学, 2004, 24(1): 44−46.

[37] Xiong Z L, Meng F H, Li Y B, et al. Study on the Modulated Mechanism of Osteoblastic Formation[J]. Chem Life, 2004, 24(1): 44−46.

[38] 魏义勇, 石印玉. 维生素D调控成骨细胞的作用机制[J]. 国外医学(骨科学分册), 2003, 24(3): 165−167.

[39] Wei Y Y, Shi Y Y. The mechanism of action of vitamin D regulation on osteoblast[J]. Foreign Med Sci (Opthop), 2003, 24(3): 165−167.

[40] van Driel M, van Leeuwen J P. Vitamin D endocrine system and osteoblasts[J]. Bonekey Rep, 2014, 3: 493.

[41] Sooy K, Sabbagh Y, Demay M B. Osteoblasts lacking the vitamin D receptor display enhanced osteogenic potential in vitro[J]. J Cell Biochem, 2005, 94: 81−87.

[42] Yang D, Atkins G J, Turner A G, et al. Differential effects of 1,25−dihydroxyvitamin D on mineralization and differentiation in two different types of osteoblast-like cultures[J]. J Steroid Biochem Mol Biol, 2013, 136: 166−170.

[43] Haussler M R, Whitfield G K, Kaneko I, et al. Molecular mechanisms of vitamin D action[J]. Calcif Tissue Int, 2012, 92: 77−98.

[44] Morris H A, Turner A G, Anderson P H. Vitamin−D regulation of bone mineralization and remodelling during growth[J]. Front Biosci (Elite Ed), 2012, 4: 677−689.

[45] Corrado A, Neve A, Macchiarola A, et al. RANKL/OPG ratio and DKK−1 expression in primary osteoblastic cultures from osteoarthritic and osteoporotic subjects[J]. J Rheumatol, 2013, 40(5): 684−694.

[46] 孟萍, 胡亦新, 付淑宏, 等. 北京市部分老年男性25−羟维生素D水平及其与骨代谢的关系[J]. 中华骨质疏松和骨矿盐疾病杂志, 2012, 5(3): 186−192.

[47] Meng P, Hu Y X, Fu S H, et al. The relationship between Vitamin D and bone turnover markers in healthy old men of Beijing[J]. Chin J Osteoporosis & Bone Miner Res, 2012, 5(3): 186−192.

[48] 顾建红, 俞燕, 蒋杉杉, 等. 1α,25(OH)$_2$D$_3$对大鼠成骨细胞κB受体活化因子配体及骨保护素蛋白表达的影响[J]. 营养学报, 2010, 2: 133−137.

[49] Gu J H, Yu Y, Jiang S S, et al. Effects of 1α,25(OH)$_2$D$_3$ on the expression of receptor activator of NF−κB Ligand and osteoprotegerin in rat osteoblasts in vitro[J]. Acta Nutrimenta Sinica, 2010, 2: 133−137.

[50] 沈小辉, 杨菲, 李功波, 等. 1α,25−二羟维生素D$_3$对成骨细胞增殖分化和OPG mRNA/RANKL mRNA表达的影响[J]. 海南医学, 2014, 25(1): 6−9.

[51] Shen X H, Yang F, Li G B, et al. Impact of 1 alpha,25−dihydroxy vitamin D on osteoblastic proliferation and differentiation and the expression of OPG mRNA/RNAKL Mrna[J]. Hainan Med J, 2014, 25(1): 6−9.

[52] 沈小辉, 杨华清, 唐文娟, 等. 1α,25−二羟维生素D$_3$对成骨细胞增殖分化、Ⅰ型胶原及核心结合因子α−1基因表达的影响[J]. 实用老年医学, 2014, 28(6): 500−505.

[53] Shen X H, Yang Q H, Tang W J, et al. Influence of 1 alpha,25−dihydroxy vitamin D3 on the proliferation and differentiation of osteoblasts, and the mRNA level of Collagen Ⅰ and Cbfa−1[J]. Pract Geriatr, 2014, 28(6): 500−505.

[54] 张永芝, 扈英伟, 徐欣. 1α,25(OH)$_2$D$_3$对不同分化阶段成骨细胞RANKL及OPG基因表达的影响[J]. 中国骨质疏松杂志, 2014, 20(4): 382−386.

[55] Zhang Y Z, Hu Y W, Xu X. Effect of 1α,25−(OH)$_2$D$_3$ on the expression of RANKL and OPG mRNA in osteoblasts at different stage

［J］. Clin J Osteoporos, 2014, 20(4): 382−386.

［56］ Jeon E J, Lee K Y, Choi N S, et al. Bone morphogenetic protein−2 stimulates Runx2 acetylation［J］. J Biol Chem, 2006, 281(24): 16502−16511.

［57］ Rahman M S, Akhtar N, Jamil H M, et al. TGF−β/BMP signaling and other molecular events: regulation of osteoblastogenesis and bone formation［J］. Bone Res, 2015, 3: 15005.

［58］ Yoshikawa Y, Yoshizawa T, Domae E, et al. RNA interference-mediated knockdown of Smad1 inhibits receptor activator of nuclear factor κB ligand expression induced by BMP−2 in primary osteoblasts［J］. Arch Oral Biol, 2015 , 60(9): 1319−1326.

［59］ Piek E, Sleumer L S, van Someren E P, et al. Osteo-transcriptomics of human mesenchymal stem cells: accelerated gene expression and osteoblast differentiation induced by vitamin D reveals c−MYC as an enhancer of BMP2−induced osteogenesis［J］. Bone, 2010, 46(3): 613−627.

［60］ Yamaguchi M, Weitzmann M N. High dose 1,25(OH)$_2$D$_3$ inhibits osteoblast mineralization in vitro［J］. Int J Mol Med, 2012, 29(5): 934−938.

［61］ Drissi H, Pouliot A, Koolloos C, et al. 1,25−(OH)$_2$−vitamin D$_3$ suppresses the bone-related Runx2/Cbfa1 gene promoter［J］. Exp Cell Res, 2002, 274(2): 323−333.

［62］ Fu B, Wang H, Wang J, et al. Epigenetic regulation of BMP2 by 1,25−dihydroxyvitamin D$_3$ through DNA mehylation and histone modification［J］. PLoS One, 2013, 8(6): e61423.

［63］ 郑敏,刘强.维生素D及维生素D受体的研究进展［J］.医学综述,2013, 19(21): 3965−3967.

［64］ Cianferotti L, Demay M B. VDR−mediated inhibition of DKK1 and SFRP2 suppresses adipogenic differentiation of murine bone marrow stromal cells［J］. J Cell Biochem, 2007, 101(1): 80−88.

［65］ Morvan F, Boulukos K, Clement-Lacroix P, et al. Deletion of a single allele of the Dkk1 gene leads to an increase in bone formation and bone mass［J］. J Bone Miner Res, 2006, 21: 934−945.

［66］ 黄启钊.FGFs/FGFR3与1,25（OH）$_2$D$_3$/VDR信号通路的交互作用及其在软骨发育中的作用及意义研究［D］.第三军医大学, 2014.

［67］ Wong G T, Gavin B J, McMahon A P. Differential transformation of mammary epithelial cells by Wnt genes［J］. Molecular and Cellular Biology, 1994, 14(9): 6278−6286.

［68］ 卜海激,朱明华.Wnt5a作用及信号转导通路研究进展［J］.中华病理学杂志,2015, 44(7): 535−538.

［69］ Guan S, Wang Z, Xin F, et al. Wnt5a is associated with the differentiation of bone marrow mesenchymal stem cells in vascular calcification by connecting with different receptors［J］. Mol Med Rep, 2014, 10(4): 1985−1991.

［70］ Cai S X, Liu A R, He H L, et al. Stable genetic alterations of β−catenin and ROR2 regulate the Wnt pathway, affect the fate of MSC ［J］. J Cell Physiol, 2014, 229(6): 791−800.

［71］ Tor K, Nishizawa K, Kawasaki A, el al. Anti-apoptotic action of Wnt5a in dermal fibroblasts is mediated by the PKA signaling pathways［J］. Cell Signal, 2008, 20(7): 1256−1266.

［72］ Tornero-Esteban P, Peralta-Sastre A, Herranz E, et al. Altered expression of Wnt signaling pathway components in osteogenesis of mesenchymal stem cells in osteoarthritis patients［J］. PLoS One, 2015, 10(9): e0137170.

［73］ Chen J X, Olivares-Navarrete R, Wang Y, et al. Protein-disulfide isomerase-associated 3 (Pdia3) mediates the membrane response to 1,25−dihydroxyvitamin D3 in osteoblasts［J］. J Biol Chem, 2010, 285(47): 37041−37050.

［74］ Zhou S H, Glowacki J, Kim S W, et al. Clinical characteristics influence in vitro action of 1,25−Dihydroxyvitamin D$_3$ in human marrow stromal cells［J］. J Bone Miner Res, 2012, 27(9): 1992−2000.

［75］ Olivares-Navarrete R, Sutha K, Hyzy S L, et al. Osteogenic differentiation of stem cells alters vitamin D receptor expression［J］. Stem Cells Dev, 2012, 21(10): 1726−1735.

［76］ Xu J J, Sun Y B, Zhang X L, et al. Vitamin D analog EB1089 could repair the defective bone marrow-derived mesenchymal stromal cells in patients with systemic lupus erythematosus［J］. Int J Clin Exp Med, 2015, 8(1): 916−921.

［77］ Honda Y, Ding X, Mussano F, et al. Guiding the osteogenic fate of mouse and human mesenchymal stem cells through feedback system control［J］. Sci Rep, 2013, 3:3420.

［78］ Qin S Y, Zhou W, Liu S Y, et al. Icariin stimulates the proliferation of rat bone mesenchymal stem cells via ERK and p38 MAPK signaling［J］. Int J Clin Exp Med, 2015, 8(5): 7125−7133.

［79］ 田丽花,张劼,黄松,等.25（OH）D$_3$、维生素D受体与糖皮质激素性骨质疏松关系的研究［J］.中国骨质疏松杂志,2015, 21(7): 769−773.

［80］ Geng S, Zhou S H, Bi Z G, et al. Vitamin D metabolism in human bone marrow stromal (mesenchymal stem) cells［J］. Metabolism, 2013, 62(6): 768−777.

［81］ Zhou S H, Geng S, Glowacki J. Histone deacetylation mediates the rejuvenation of osteoblastogenesis by the combination of 25(OH) D₃ and parathyroid hormone in MSC from elders［J］. J Steroid Biochem Mol Biol, 2013, 136: 156−159.

［82］ Geng S, Zhou S, Glowacki J. Effects of 25−Hydroxyvitamin D(3) on proliferation and osteoblast differentiation of human marrow stromal cells require CYP27B1/1 α −hydroxylase［J］. J Bone Miner Res, 2011, 26(5): 1145−1153.

［83］ Curtis K M, Aenlle K K, Roos B A, et al. 24R,25−Dihydroxyvitamin D 3 promotes the osteoblastic differentiation of human mesenchymal stem cells［J］. Mol Endocrinol, 2014, 28(5): 644−658.

［84］ Zhou S H, Leboff M S, Waikar S S, et al. Vitamin D metabolism and action in human marrow stromal cells: effects of chronic kidney disease［J］. J Steroid Biochem Mol Biol, 2013, 136: 342−344.

［85］ Van Driel M, Koedam M, Buurman C J, et al. Evidence for auto/paracrine actions of vitamin D in bone: 1alpha-hydroxylase expression and activity in human bone cells［J］. FASEB J, 2006, 20(13): 2417−2419.

［86］ Arai M, Shibata Y, Pugdee K, et al. Effects of reactive oxygen species (ROS) on antioxidant system and osteoblastic differentiation in MC3T3−E1 cells［J］. IUBMB Life, 2007, 59(1): 27−33.

# 第17章
# 中医"肾主骨"理论在骨质疏松症防治中的指导价值

"肾主骨"理论是中医脏腑理论的核心内容之一,在防治骨与关节退变性疾病方面具有重要理论和临床价值,是中医学研究中具有战略性的重大基础科学问题。在中医理论的指导下,运用现代生物学方法研究,发现"肾"与"骨"之间密切的调节作用,体现出"肾骨系统"的内在规律,可以提高"肾主骨"理论研究的临床指导价值,进一步发展中医脏腑理论。

## 一、中医"肾骨系统"的理论概述

《黄帝内经》中将"肾"与"骨"的关系精辟概括为"肾主骨"。《素问·六节藏象论》曰:"肾主骨,生髓。""肾者,主蛰,封藏之本,精之处也。其华在发,其充在骨",表示藏精、主骨、生髓是肾的生理功能的具体表现。《素问·痿论》曰:"肾主身之骨髓……肾气热,则腰脊不举,骨枯而髓减,发为骨痿……肾者,水脏也,今水不胜火,则骨枯而髓虚,故足不能任身,发为骨痿。"人体衰老则肾气衰,肾精亏虚,骨髓化源不足,不能营养骨骼而致骨髓空虚,从而导致慢性筋骨病的发生。包括颈椎病、腰椎间盘突出症、腰椎管狭窄症等、骨质疏松症、骨性关节炎、肾性骨病等。

本章以骨质疏松症为切入点,探讨中医"肾主骨"在该病的病因病机及防治中的运用。

## 二、中医"肾主骨"理论的现代科学内涵

骨质疏松症(osteoporosis, OP)是以骨量减少、骨的微观结构退化为特征,使骨的脆性增加,容易发生骨折的一种全身性骨骼疾病,分为原发性和继发性两类。前者又可分为绝经后骨质疏松症和老年性骨质疏松症。中医学并无骨质疏松症病名,根据其疼痛、肢体痿软、筋骨拘挛、脊柱变形、骨折等主要临床特征,原发性骨质疏松症当归属于中医"骨痿""骨枯""骨极""骨空""骨缩""骨痹"等病的范畴。

中医"肾主骨"理论的现代科学内涵包括了钙磷代谢的调节;下丘脑—垂体—靶腺轴中相关激素的调节,如降钙素(CT)、甲状旁腺激素(PTH)、性激素等;细胞因子的调节,如骨形成蛋白7(BMP7)、β-联蛋白等。它们共同调控骨形成和骨吸收,构成了完整的"肾骨

系统"网络。本章将重点对钙磷代谢、BMP-7和β-联蛋白展开论述。

　　肾合成、分泌活性维生素$D_3$（$1,25(OH)_2D_3$），调节钙磷代谢平衡。肾皮质细胞的微粒体内含$1\alpha$-羟化酶，使$25(OH)D_3$转化成$1,25(OH)_2D_3$，生理剂量的$1,25(OH)_2D_3$促进小肠钙磷吸收，促进钙盐的沉积，还可刺激成骨细胞合成、分泌BGP、IGF-1、ALP和Ⅰ型胶原等骨形成因子，促进骨有机基质的成熟、矿化，从而有利于成骨和提高骨质质量。维生素D还是机体调节PTH分泌和甲状旁腺增生的重要物质，既可直接与甲状旁腺细胞核内特异性受体结合，引起维生素D受体（VDR）迅速磷酸化，又能吸引核内维甲酸受体（RXR），形成VDR-RXR异二聚体，进而与PTH基因启动子中维生素D反应元件紧密结合，抑制RNA聚合酶Ⅱ介导的PTH基因转录及蛋白合成。

　　PTH是调节人体钙磷代谢的主要激素之一，血$Ca^{2+}$浓度是影响PTH分泌的主要因素。在一定范围内，血$Ca^{2+}$浓度越低，PTH分泌量越高。继发性甲状旁腺功能亢进是慢性肾功能衰竭（CRF）的常见并发症，也是引起血PTH异常升高的主要原因。肾功能异常引起PTH分泌紊乱，导致骨相关疾病。其机制包括：主要分布在甲状旁腺、肾脏及甲状腺C细胞的钙敏感受体（CaSR），通过与细胞外$Ca^{2+}$相结合，调节PTH分泌。当胞外$Ca^{2+}$浓度升高，激活CaSR，由G蛋白介导的1,4,5三磷酸肌醇（IP3）和二乙酰甘油（DG）合成增加，促进胞内$Ca^{2+}$动员和胞外$Ca^{2+}$内流，抑制细胞释放PTH，同时促进其在胞内的降解，致使血PTH水平迅速下降；反之，当胞外$Ca^{2+}$浓度降低时，PTH分泌增多。因此，CaSR的正常表达是维持机体钙平衡、保持内环境稳定的必要条件。若肾脏受损严重，不能对PTH做出反应，及时排出过多的磷；PTH的增多又促进骨吸收，使骨骼中的钙和磷释放、进入细胞外液，最终导致高磷血症。

　　BMP-7是BMP家庭成员之一，与BMP-2、BMP-4一样，有较强刺激成骨的作用。BMP-7主要通过下游Smad1/5/8的磷酸化，并与Smad4结合，在胞内传递其生物学效应。胚胎时期，BMP-7开始出现于肾间充质中，随后分布于发育的肾小管和集合管。出生后，BMP-7在肾脏表达显著，由管壁上皮细胞分泌，主要集中于肾小管远端和集合管。BMP-7基因全身性敲除小鼠表现出明显的骨骼缺陷，肾小球数目减少并伴有多囊肾疾病，出生后不久即死于肾脏发育不全。患有尿毒症晚期的儿童，在置换成人的肾脏后，其肾功能恢复基本正常，但其骨骼发育的障碍却未见改善，这可能由于成人肾脏中表达BMP-7的含量降低，即使儿童肾功能恢复正常，也不能纠正骨骼发育的障碍。说明肾脏表达BMP-7对骨生成和肾脏发育具有重要作用。

　　Wnt/β-联蛋白信号途径在肾脏的形成和发育及功能活动中具有重要作用。利用携带有β-联蛋白特异性靶基因TCF/β-gal启动子的转基因小鼠研究发现，Wnt/β-联蛋白在肾小管的形成过程中表达，Wnt4和Wnt9b在肾间质、肾小管和输尿管中均高表达。体外培养的肾小管上皮细胞中，Wnt4可激活经典的Wnt/β-联蛋白信号途径；在肾祖母细胞中，敲除β-联蛋白导致肾单位的数量减少和结构紊乱。骨架蛋白Axin2是Wnt/β-联蛋白信号转导通路的负向调控因子。Axin2基因敲除小鼠能够上调Wnt/β-联蛋白信号通路，并通过增加BMP-2、BMP-4和BMP-7表达，促进成骨细胞的分化和骨形成功能；还可以通过增加OPG表达，下调RANKL信号通路，抑制破骨细胞的形成和骨吸收功能，达到调节骨重建的作用。在肾足衬细胞中特异性敲除BMP-7，发现β-联蛋白在肾的表达也明显下降，说明Wnt/β-联蛋白信号途径和BMP信号途径在肾脏发育和功能代谢过程中存在着相互作用。

### 三、补肾填精治疗骨质疏松症的药效与机制

原发性骨质疏松症（POP）多中心"证病结合"临床流行病学调查显示，6 447例患者中肾虚型占83%；包括肾阳虚证34%，表现为畏寒肢冷、腰膝酸软、下肢疼痛、夜尿频多；肾阴虚证49%，表现为潮热盗汗、腰膝酸软、下肢抽筋、失眠多梦。骨质疏松症的中医证型的频率分布，证明了肾精亏虚在POP的发生发展中具有重要意义。

在动物实验中，皮质酮注射大鼠模型（CORT）不仅出现了骨量明显减少，还出现了生殖能力下降、听力下降、畏寒等肾阳虚症状，因此是良好的肾阳虚型骨质疏松症动物模型，同时也验证了肾阳虚在骨质疏松症的发生发展中具有重要意义。模拟女性绝经后骨质疏松症的卵巢切除模型是公认的经典模型，可成功诱导骨量丢失，且骨形成和骨吸收均高度活跃，尤以骨吸收为显著，能较好地模拟绝经后骨质疏松症的病理改变。虽然临床上女性绝经后大多为肾阴虚型骨质疏松症，但卵巢切除小鼠模型是否能模拟肾阴虚型骨质疏松症仍有待充分论证。针对骨髓间充质干细胞（BMSC）在骨代谢中的重要作用，利用注射环磷酰胺（CTX）建立了骨髓抑制综合征模型，证明模型小鼠造血功能低下、免疫功能抑制、成骨功能障碍以及糖代谢异常。骨髓抑制综合征模型小鼠的骨形成明显下降，很可能是通过抑制Wnt/β-联蛋白信号通路导致。

针对上述病因病机，骨质疏松症的治疗应以"补肾填精"为主要方法，通过调节骨细胞内信号传导通路，改善骨细胞功能，从而提高骨重建能力。

补肾中药治疗原发性骨质疏松症的疗效的循证医学系统评价研究显示，与安慰剂对照，补肾中药可以明显提高腰椎与股骨颈骨密度；与阳性药物对照，补肾中药显著提高腰椎骨密度。"补肾填精法"治疗原发性骨质疏松症的随机双盲双模拟、安慰剂对照、多中心临床研究针对患者的中医证候以肾阴虚和肾阳虚为主，试验组分为温肾阳颗粒、滋肾阴颗粒2组，温肾阳颗粒组和安慰剂组各50例；滋肾阴颗粒组与安慰剂组各50例。各组在服用钙剂的基础上分别复合温肾阳颗粒、滋肾阴颗粒和相应安慰剂治疗6个月。并分别在治疗开始后3个月和6个月以及治疗完成后6个月和12个月进行随访观察。结果显示，与安慰剂比较，温肾阳颗粒能明显缓解患者疼痛和中医证候及改善生活质量，而滋肾阴颗粒能明显提高患者腰椎骨密度。

在动物实验中，利用去卵巢骨质疏松小鼠模型，也同样证明了温肾阳颗粒和滋肾

阴颗粒能增加去卵巢骨质疏松小鼠骨量,其中温肾阳颗粒优于滋肾阴颗粒。进一步以Microarray分析发现,温肾阳颗粒和滋肾阴颗粒有效逆转的异常基因分别为320个和100个,交集基因90个。针对这些基因进行进一步筛选和深入研究将有助于揭示补肾填精中药防治原发性骨质疏松症的作用靶点。

如前所述,BMP/Smad信号通路具有非常重要的促进骨形成作用,研究者建立了12×SBE-OC-Luc报告基因,该报告基因对BMP信号具有特异性反应,是测量BMP信号转导通路的有效工具。并利用该报告基因筛选出补肾填精方及其有效组分淫羊藿苷、补骨脂素、蛇床子素,均能够显著增加成骨细胞中BMP的表达。并进一步通过护骨因子(OPG)敲除小鼠和卵巢切除小鼠模型进行体内验证,发现补肾复方及淫羊藿苷、补骨脂素、蛇床子素均能显著缓解 *Opg* 敲除小鼠和卵巢切除小鼠的骨丢失,并且通过改善骨质量,提高骨生物力学性能。上述骨质疏松小鼠模型和报告基因系统分别从体内、体外验证了补肾填精及其有效组分的有效性,从而成为较好的筛选治疗骨质疏松症药物的体内、外筛选平台。

笔者进一步应用骨细胞体外培养技术研究,分别阐述了上述补肾中药有效组分的作用机制,从细胞层面验证了药物的作用,并探讨药效机制。温肾阳药有效成分淫羊藿苷增加 *Opg* 敲除鼠骨小梁厚度,促进BMSC向成骨细胞分化(图17-1),通过培养小鼠原代颅成骨细胞,进一步利用β-联蛋白和BMP体外敲除技术,即利用Cre重组酶在β-联蛋白$^{fx/fx}$和BMP-2/4$^{fx/fx}$小鼠成骨细胞中敲除β-联蛋白和BMP-2/4,发现了淫羊藿苷通过上调β-联蛋白、BMP信号通路而调动BMSC成骨分化功能。温肾阳药有效组分补骨脂素能够增加去卵巢大鼠骨量。体外培养小鼠原代颅骨成骨细胞,发现补骨脂素可以上调成骨特异性蛋白骨钙素和RUNX2的蛋白表达,促进成骨细胞的成骨功能(图17-2);并利用BMP体外敲除技术证明,即利用Cre重组酶在BMP-2$^{fx/fx}$和BMP-4$^{fx/fx}$小鼠成骨细胞中敲除BMP-2和BMP-4,发现补骨脂素促进成骨细胞分化的能力被阻断,从而证明补骨脂素通过上调BMP/Smad信号通路促进BMSC向成骨细胞分化。温肾阳药有效组分蛇床子素明显刺激小鼠颅骨局部新骨生成,提高矿化沉积率和骨生成率。通过原代颅骨成骨细胞培养,发现蛇床子素上调成骨细胞中Wnt/β-联蛋白信号转导通路(图17-3),增加BMP-2、BMP-4和BMP-7的表达,促进成骨细胞的分化和骨形成(图17-4);其次,通过培养骨髓单核-巨噬细胞,诱导破骨细胞分化,在此基础上给予蛇床子素处理,发现蛇床子素能够增加OPG表达、抑制RANKL表达,从而抑制破骨细胞的形成和骨吸收。滋肾阴药有效组分齐墩果酸增加去卵巢大鼠骨小梁厚度,增加成骨细胞数量和骨形成活性,增加成骨特异性蛋白骨钙素和RUNX2蛋白表达。通过培养原代BMSC,并诱导成骨分化,发现齐墩果酸能够促进BMSC成骨分化,且通过干细胞基因芯片检测显示其促进BMSC成骨分化的分子机制与调节Notch信号通路相关。另一方面,通过培养骨髓单核-巨噬细胞,诱导破骨细胞分化,齐墩果酸干预能够通过抑制RANKL下游信号途径NFATc1、c-FOS的表达,抑制破骨细胞的生成,同时抑制破骨细胞骨吸收过程中CTSK、MMP-9和TRAP的活性来抑制破骨细胞的骨吸收;齐墩果酸还可以显著抑制破骨细胞细胞骨架的生成来抑制破骨细胞的形态，同时通过抑制成熟破骨细胞中P-IkB和P-Akt的表达，诱导成熟破骨细胞的凋亡（图17-5）。

此外，补肾中药女贞子通过改善钙代谢平衡，继而改善骨代谢平衡，有效防治骨质疏松症。女贞子及活性部位具有潜在的拮抗CaSR的作用，通过作用于组织CaSR，下调甲状旁腺CaSR表达、提高PTH分泌，下调肾脏CaSR表达、提高尿钙重吸收，即女贞子及活性部位是通过对CaSR-PTH-Vitamin D-Ca生理轴的调控来实现防治骨质疏松症的作用。

## 四、总结与展望

在骨质疏松症的发病机制研究中，目前的研究已经相当深入，虽然新的信号通路或许不易挖掘，但会有更多信号通路相互作用的研究。但是人作为一个有机体，其整体反应性是不可否认的，细化的信号通路研究，点对点的信号分子变化不足以反映整个机体的调节。而中医"肾藏精"和"肾主骨"理论恰好反映了这一特征，骨质疏松症的研究从局部的分散的研究上升至整体的研究可能成为未来的发展方向。同时，中医的"肾""骨"不仅仅是现代医学中的"解剖肾"和"解剖骨"，而是一个系统的概念。未来研究中医"肾"对骨代谢的调节，或者研究补肾法对骨质疏松症的疗效，应重视中医"骨"系统中筋、肉、血、脉、髓等对疾病病理生理的调节作用，系统观察中医"骨"系统的变化。

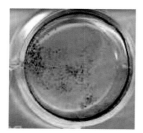 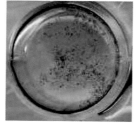 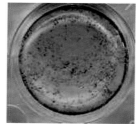 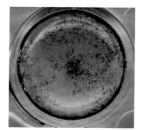

| 正常对照 | 淫羊藿苷(1 μmol/L) | 淫羊藿苷(10 μmol/L) | 淫羊藿苷(50 μmol/L) |

**图17-1 碱性磷酸酶染色**
淫羊藿苷促进BMSC向成骨细胞分化

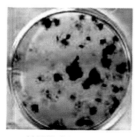 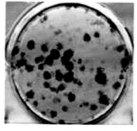 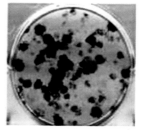 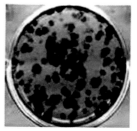

| 补骨脂素(0 μmol/L) | 补骨脂素(1 μmol/L) | 补骨脂素(10 μmol/L) | 补骨脂素(100 μmol/L) |

**图17-2 碱性磷酸酶染色**
补骨脂素促进成骨细胞分化

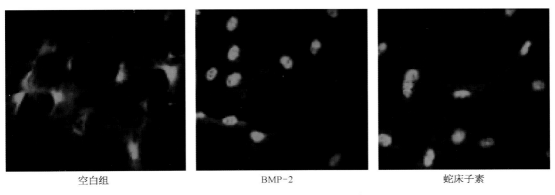

空白组　　　　　　　　　BMP-2　　　　　　　　　蛇床子素

图17-3　Smad1/5/8免疫荧光染色
蛇床子素促进成骨细胞中Smad1/5/8入核

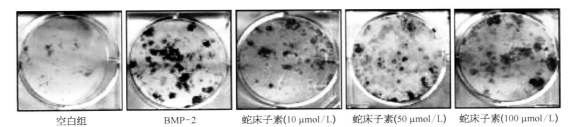

空白组　　　BMP-2　　　蛇床子素(10 μmol/L)　蛇床子素(50 μmol/L)　蛇床子素(100 μmol/L)

图17-4　碱性磷酸酶染色
蛇床子素能促进成骨细胞分化

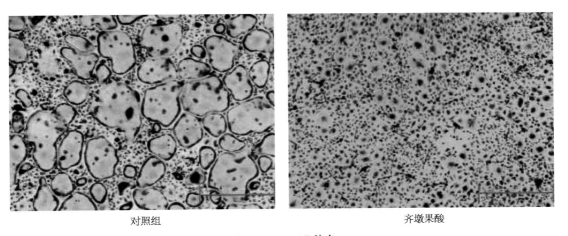

对照组　　　　　　　　　　　　　齐墩果酸

图17-5　TRAP染色
齐墩果酸能抑制破骨细胞形成

（王拥军　舒　冰　唐德志　王　晶）

-------------------------------------------------- 参·考·文·献 --------------------------------------------------

[1] Li X F, Xu H, Zhao Y J, et al. Icariin Augments Bone Formation and Reverses the Phenotypes of Osteoprotegerin-Deficient Mice through the Activation of Wnt/β-Catenin-BMP Signaling[J]. Evid Based Complement Alternat Med, 2013: 652317.

[2] Yang Z, Huang J H, Liu S F, et al. The osteoprotective effect of psoralen in ovariectomy-induced osteoporotic rats via stimulating the osteoblastic differentiation from bone mesenchymal stem cells[J]. Menopause, 2012, 19(10): 1156-1164.

[3] Tang D Z, Yang F, Yang Z, et al. Psoralen stimulates osteoblast differentiation through activation of BMP signaling[J]. Biochem Biophys Res Commun, 2011, 405(2): 256-261.

[4] Tang D Z, Hou W, Zhou Q, et al. Osthole stimulates osteoblast differentiation and bone formation by activation of β-catenin-BMP signaling[J]. J Bone Miner Res, 2010, 25(6): 1234-1245.

[5] Bian Q, Liu S F, Huang J H, et al. Oleanolic acid exerts an osteoprotective effect in ovariectomy-induced osteoporotic rats and stimulates the osteoblastic differentiation of bone mesenchymal stem cells in vitro[J]. Menopause, 2012, 19(2): 225-233.

[6] Zhang Y, Mukwaya E, Pan H, et al. Combination therapy of Chinese herbal medicine Fructus Ligustri Lucidi with high calcium diet on calcium imbalance induced by ovariectomy in mice[J]. Pharm Biol, 2015, 53(7): 1082-1085.

[7] Zhang Y, Diao T Y, Wang L, et al. Protective effects of water fraction of Fructus Ligustri Lucidi extract against hypercalciuria and trabecular bone deterioration in experimentally type 1 diabetic mice[J]. J Ethnopharmacol, 2014, 158 Pt A: 239-245.

# 第18章
# 补肾中药对成骨细胞分化的疗效机制研究

　　骨质疏松及其相关并发症是老年社会影响老年人生活质量的重大因素,尽管国内外研究多年,但其目前疗效一直没有重大性突破。参与骨改建及骨重建有成骨细胞及破骨细胞,正常情况下成骨细胞和破骨细胞共同维持骨的代谢平衡。但随着年龄的增加,体内性激素显著下降,尤其在女性中表现突出,加之锻炼的减少,肌肉强度的减弱,骨代谢出现负平衡,骨密度和骨量下降,将导致骨强度降低,从而使骨折发生概率增加。因此增加成骨细胞的数量和加速其分化成熟、减缓破骨细胞对骨的吸收进程将有利于改善骨重建,提高骨密度和骨强度。中药对成骨细胞增殖分化和功能表达的作用显著,补肾方药促进成骨细胞增殖分化注重整体调节,作用于多环节和多靶点,且具有安全、有效、低廉的特点。但中药的成分复杂,复方中药化学成分更为复杂,给研究其疗效和机制带来了极大的挑战。本章选用的补肾中药包括中药复方、中药单体及中药提取物,主要观察其对成骨细胞分化、增殖功能的影响,以揭示补肾中药促进成骨细胞增殖、分化的机制。

## 一、补肾中药复方对成骨细胞分化的作用机制研究
　　(一)鹿茸及骨碎补等补肾中药促进成骨细胞增殖、分化的机制研究
　　李娟等分离成人髂骨松质骨成骨细胞,利用含鹿茸及骨碎补等不同浓度的含药血清进行干预培养。经高浓度(7.08 g/ml)、中浓度(3.54 g/ml)、低浓度(1.77 g/ml)培养72小时后流式细胞仪检测结果显示,DNA合成前期细胞相对减少,DNA合成期细胞显著增加,提示细胞增殖指数明显升高,其中尤以中浓度的补肾中药作用明显。
　　该含药血清干预5天后进行碱性磷酸酶染色检测ALP活性,实验发现含药血清可促进成骨细胞ALP的活性,并呈剂量依赖性。为了确定人成骨细胞体外钙化的能力,用该中药干预14天后进行Von-Kossa染色并分析,发现可明显促进成骨细胞矿化结节的形成,并呈剂量依赖性。综上实验结果证实补肾中药血清能促进成骨细胞增殖分化。
　　(二)二至丸对成骨细胞增殖、分化的影响
　　程敏等分离原代大鼠成骨细胞,二至九含药血清浓度分别为0.9 g/ml、0.45 g/ml、0.225 g/ml进行干预培养,从MTT比色法可以看出,在观察24小时、48小时、72小时时

发现不同浓度的含药血清均能显著促进大鼠原代成骨细胞的增殖。在观察二至丸含药血清对成骨细胞活性影响时发现不同浓度的含药血清均能显著增加大鼠原代成骨细胞ALP活性,尤以中剂量最为明显。为研究二至九含药血清对成骨细胞终末阶段分化的影响,用二至九含药血清干预21天后进行茜素红染色并分析,发现该含药血清可明显促进原代大鼠成骨细胞矿化结节的形成,其中,中剂量的效果最显著。综上,二至丸含药血清具有良好的促进成骨细胞增殖、分化成熟的作用,其中二至丸中剂量组作用效果尤为显著。

（三）健骨颗粒对成骨细胞增殖、分化的影响

林熠等分离原代大鼠成骨细胞,利用健骨颗粒1%、5%、10%、15%、20%、25%、30%、35%不同含药血清浓度进行干预培养。细胞MTT检测结果显示,在浓度20%的含药血清增殖效果最佳,且与同浓度生理盐水血清组比较有显著性差异。其中成骨细胞相关性指标AKP、HYP、OCN分泌量在含药血清组均较生理盐水组明显升高。Real-time PCR反应发现,健骨颗粒干预后,可明显提高成骨细胞分化的标志基因表达,如Ⅰ型胶原（Col Ⅰ）、核心结合因子（Cbfa1）、成骨转录因子（OSX）mRNA。

在健骨颗粒干预后进行碱性磷酸酶染色检测ALP活性。研究发现,健骨颗粒可明显促进原代大鼠成骨细胞中ALP活性,并随天数的增加ALP的含量逐渐增加。在第10天时可观察到白色结节,且随着培养时间的延长,结节数量逐渐增加,同时观察发现20%含药血清组最先出现矿化结节。以上实验结果证实健骨颗粒含药血清能促进成骨细胞增殖、分化。

（四）右归饮促进成骨细胞增殖、分化的机制研究

俞索静等分离原代大鼠成骨细胞,利用右归饮5%、10%、15% 3个浓度含药血清进行干预培养。用MTT法所测的OD值与对照组比较,右归饮10%、15%浓度组的细胞增殖速度较对照组快,但在低浓度组则未表现出明显差异。

右归饮干预后采用磷酸对硝基苯酯（PNPP）二钠盐法检测ALP活性。研究发现,右归饮可明显促进原代大鼠成骨细胞中ALP活性,并呈相应的浓度相关性。为了确定右归饮对成骨细胞终末阶段分化的影响,右归饮干预14天后进行茜素红染色并分析,发现15%浓度组可明显促进原代大鼠成骨细胞矿化结节的形成。此研究结果表明右归饮能促进大鼠成骨细胞的增殖,加速成骨细胞的分化和矿化结节的形成。

（五）左归饮通过JNK信号转导通路促进成骨细胞分化的机制研究

1. 左归饮促进成骨细胞分化　刘立萍等分离原代大鼠成骨细胞,利用左归饮含药血清进行干预培养,采用磷酸对硝基苯酯（PNPP）二钠盐法检测ALP活性,实验结果发现,在观察2天和7天时发现左归饮可明显促进原代大鼠成骨细胞中ALP活性。Western Blot检测结果显示,左归饮可升高成骨细胞ALP蛋白水平。该含药血清干预14天后进行茜素红染色,发现左归饮可明显促进原代大鼠成骨细胞矿化结节的形成。

2. **左归饮诱导的成骨细胞分化依赖于JNK号转导通路** 在分离的大鼠成骨细胞中分为三组，分别为加入JNK抑制剂组、JNK抑制剂+左归饮组、左归饮组。在观察中发现，JNK抑制剂对左归丸诱导的成骨细胞分化前期的ALP活性和ALP蛋白表达的影响不显著，对孵育7天的ALP活性和14天的矿化结节的影响显著。结果提示左归丸含药血清能明显诱导成骨细胞分化成熟，其机制可能是在于末期依赖JNK通路促进骨形成。

（六）补肾健骨汤对成骨细胞增殖与分化的影响

邢国胜等分离原代大鼠成骨细胞，利用补肾健骨汤进行干预培养。浓度设置在10～1 000 μg/ml，在培养第2～7天观察到成骨细胞数量明显高于对照组，并呈剂量依赖性。为了确定补肾健骨汤对成骨细胞分化的影响，利用放射免疫法测定细胞外骨钙素含量，发现细胞内、外骨钙素的含量均明显高于对照组，并呈剂量依赖性。因此可以说明补肾健骨汤对成骨细胞的增殖和骨钙素的合成、分泌均有明显的促进作用，且具有明显的剂量依赖性。

## 二、补肾中药单味药对成骨细胞分化的作用

（一）女贞子类雌激素样物质通过雌激素信号通路促进成骨细胞分化的机制研究

1. **女贞子促进成骨细胞分化** 王玉梅等分离原代大鼠成骨细胞，利用女贞子进行干预培养。细胞活力检测结果显示，在浓度10～100 μg/ml培养48小时发现女贞子对细胞表现出明显的增殖效应。然而当剂量达到100 μg/ml时，女贞子开始显示出毒性作用。在干预1天和2天后进行碱性磷酸酶染色检测ALP活性，发现女贞子可明显促进原代大鼠成骨细胞中ALP活性，并呈剂量依赖性。

2. **女贞子通过雌激素信号通路促进成骨细胞分化** 为了研究女贞子雌激素样作用，把实验分为雌激素受体拮抗剂组、女贞子组、女贞子+雌激素受体拮抗剂组、对照组。检测结果表明，与对照组相比，女贞子组的ALP活性有明显的增加，雌激素受体拮抗剂组的ALP活性则有所降低，而提前用雌激素受体拮抗剂组处理后，女贞子促ALP表达的活性也被完全抑制。因此推测女贞子可能是通过雌激素受体信号通路对成骨细胞的分化起作用的。

（二）阿胶对成骨细胞增殖与分化的影响

常德有等分离获取大鼠原代成骨细胞，利用低、中、高不同浓度阿胶含药血清进行干预培养。培养2天后用MTT法所测的值与对照组比较无明显差异。在该含药血清干预2天后进行ELISA法检测ALP活性，发现可使原代大鼠成骨细胞中ALP活性明显升高，并呈剂量依赖性。本研究显示，阿胶对体外培养成骨细胞的增殖虽无明显作用但对ALP有明显的促进作用，说明阿胶含药血清能促进成骨细胞的分化成熟，因而可提高成骨细胞的骨形成功能。

### 三、补肾中药有效组分对成骨细胞分化的作用

（一）柚皮苷通过激活雌激素受体ERα、ERβ信号通路促进成骨细胞增殖分化

陈莉丽等分离大鼠原代成骨细胞,利用柚皮苷进行干预培养。细胞活力检测结果显示,0.1～10 μg/ml浓度的柚皮苷都表现出对细胞增殖的较强刺激作用,在10 μg/ml时细胞生长更明显。根据这种观察结果,翟远坤等在以下的所有体外实验中蛇床子素的剂量均采用10 μg/ml。用ELISA法检测OC、BMP-2、OPN和Col Ⅰ的分泌量,检测发现骨钙素、骨形态发生蛋白质-2、骨桥蛋白、Ⅰ型胶原分泌量随着培养时间的延长而增加,且明显高于对照组。柚皮苷干预9天后进行碱性磷酸酶染色检测ALP活性。发现柚皮苷可增强原代大鼠成骨细胞中ALP活性。为了确定柚皮苷对成骨细胞终末阶段分化的影响,柚皮苷干预12天后进行茜素红染色并分析,发现柚皮苷同样促进原代小鼠成骨细胞矿化结节的形成。

李念虎等利用Real-time PCR反应发现,柚皮苷干预原代大鼠成骨细胞1天后,成骨性相关基因bFGF、IGF-1、Runx-2和Osterix的mRNA变化趋势基本一致,柚皮苷可以显著增强这些成骨相关因子的mRNA表达,同时雌激素受体ERα、ERβ基因的表达也显著增强。Western Blot检测发现柚皮苷可明显提高原代大鼠成骨细胞中雌激素受体ERα、ERβ蛋白的表达。但加入雌激素通路阻断剂ICI 182.780后,各项指标均又明显下降,表明柚皮苷可能是通过雌激素受体信号通路发挥其促骨形成活性。

以上实验结果可以得出柚皮苷可以促进成骨细胞的分化成熟,其机制可能是柚皮苷通过雌激素信号通路发挥其促骨形成活性。

（二）淫羊藿苷促进成骨细胞分化的机制研究

淫羊藿苷促进成骨细胞分化。翟远坤等分离原代大鼠成骨细胞,利用淫羊藿苷进行干预培养。细胞活力检测结果显示,在浓度10 μmol/ml时ALP活性均高于对照组。根据这种观察结果,在以下的所有体外实验中淫羊藿苷的剂量均采取10 μmol/ml。Real-time PCR反应发现,淫羊藿苷干预后Runx-2、OSXmRNA的表达量较对照组明显升高。Western Blot检测发现淫羊藿苷干预2天后,Ⅰ型胶原的分泌量显著高于对照组,8天达到最高值。干预12天后进行茜素红染色并分析,我们发现淫羊藿苷可明显促进原代大鼠成骨细胞矿化结节的形成。本实验表明淫羊藿苷能显著促进成骨细胞的分化成熟,但不能促进成骨细胞的增殖。

（三）骨碎补总黄酮促进成骨细胞增殖分化

骨碎补总黄酮促进成骨细胞增殖分化。张军等获取大鼠原代成骨细胞,利用低、中、高不同浓度含药血清进行干预培养。培养24小时、48小时、72小时后用MTT法所测的值与对照组比较,研究发现骨碎补总黄酮含药血清低、中、高剂量组在24小时、48小时、72小时均有显著促进成骨细胞增殖的作用,并呈现出一定的量效、时效关系。骨碎补总黄酮干预24

小时后测得ALP活性较对照组明显升高,并呈剂量依赖性。同时该研究也证实,低、中、高剂量组含药血清处理72小时的成骨细胞凋亡率显著低于对照组。综上所述,本实验发现骨碎补总黄酮具有促进成骨细胞增殖、促进细胞分化成熟和抑制细胞发生早期凋亡的作用。

(四)大黄素通过BMP-9途径促进前体成骨细胞分化

**1. 大黄素促进前体成骨细胞分化** 陈小静等分离原代小鼠成骨细胞,利用不同浓度(0.05 μmol/L、0.1 μmol/L、0.5 μmol/L、2.0 μmol/L和5.0 μmol/L)大黄素进行干预培养,在大黄素干预7天后进行定量定性检测ALP活性。发现大黄素可明显促进原代小鼠成骨细胞中ALP活性的升高,在5.0 μmol/L浓度最为明显。为了确定大黄素对成骨细胞终末阶段分化的影响,用大黄素干预21天后进行茜素红染色并分析,发现大黄素可明显促进原代小鼠成骨细胞矿化结节的形成,并呈剂量依赖性。

**2. 大黄素激活BMP信号转导通路** Real-time PCR反应检测发现大黄素可明显提高原代小鼠成骨细胞中BMP-9的mRNA表达水平,同时实验还发现大黄素可明显提高成骨细胞中ALK1、Smad1、Smad9、Msx2和Ostex的mRNA表达水平。在添加BMP拮抗剂Noggin后,BMP-9 mRNA表达水平受到完全抑制,同时ALP的活性也显著下降。综上所述结果表明,大黄素通过上调BMP-9 mRNA表达促进成骨分化。

(五)蛇床子素激活Wnt/β-联蛋白-BMP信号转导通路促进成骨细胞分化的机制研究

**1. 蛇床子素促进成骨细胞分化** Tang DZ等分离原代小鼠成骨细胞,利用蛇床子素进行干预培养。细胞活力检测结果显示,蛇床子素在浓度10～100 μmol/L无细胞毒性。然而当剂量达到500 μmol/L时,蛇床子素开始显示出毒性作用。根据这种观察结果,我们在以下的所有体外实验中蛇床子素的剂量均采用10～100 μmol/L。Real-time PCR反应发现,蛇床子素干预2天后,可明显提高成骨细胞分化的标志基因表达上调,如Ⅰ型胶原(ColⅠ)、骨桥蛋白(OPN)和骨钙素(OC),并且呈现剂量依赖性。随着干预时间的延长(6天和12天),蛇床子素可更显著增加OC mRNA的表达。蛇床子素干预2天后进行碱性磷酸酶染色检测ALP活性。我们发现,蛇床子素可明显促进原代小鼠成骨细胞中ALP活性的升高,并呈剂量依赖性。为了确定蛇床子素对成骨细胞终末阶段分化的影响,蛇床子素干预14天后进行茜素红染色并分析,我们发现蛇床子素可明显促进原代小鼠成骨细胞矿化结节的形成,并呈剂量依赖性。

**2. 蛇床子素激活BMP信号转导通路** Real-time PCR反应和Western Blot检测发现蛇床子素可明显提高原代小鼠成骨细胞中BMP-2的mRNA和蛋白表达水平,并呈剂量依赖性。而蛇床子素对BMP-4和BMP-6 mRNA表达水平没有明显影响。我们还发现蛇床子素可明显提高成骨细胞中BMP-7和GDF5 mRNA的表达水平,并呈剂量依赖性。Western Blot检测结果显示,利用100 μmol/L的蛇床子素干预原代小鼠成骨细胞可显著提高成骨细胞Smad1/5/8的磷酸化水平,BMP-2作为阳性对照药也表现出对成骨细胞Smad1/5/8磷酸化的促进作用。在添加BMP拮抗剂Noggin后,蛇床子素和BMP-2诱导的Smad1/5/8磷酸化受到完全抑制,表明蛇床子素之所以能促进成骨细胞Smad1/5/8磷酸化是因为它激活了BMP的表达。细胞免疫荧光标记染色结果显示,干预2小时后,蛇床子素可迅速诱导成骨细胞磷酸化Smad1/5/8的核内转移。加上前面实验发现,蛇床子素可明显促进成骨细胞BMP信号转导通路报道基因12xSBE-OC-Luc的荧光素酶活性。综上所述结果表明,蛇床子素可明显激活成骨细胞BMP信号转导通路。

**3. 蛇床子素激活 β-联蛋白信号通路** Real-time PCR 反应发现蛇床子素可明显增加原代小鼠成骨细胞中Wnt配体Wnt1、Wnt3a、Wnt4 mRNA的表达水平,并呈剂量依赖性。Western Blot检测结果显示,蛇床子素可降低成骨细胞磷酸化 β-联蛋白蛋白水平,但可升高总 β-联蛋白蛋白水平,并呈剂量依赖性。我们还发现较高剂量(50～100 μmol/L)的蛇床子素可提高 β-联蛋白信号转导通路报告基因TOPGAL的表达。这些研究结果表明蛇床子素可明显激活成骨细胞 β-联蛋白经典信号通路。

**4. 蛇床子素介导 β-联蛋白信号转导通路促进成骨细胞分化** 原代小鼠成骨细胞来自 β-联蛋白<sup>fx/fx</sup>小鼠,经慢病毒介导的Ad-GFP或Ad-Cre转染后用或不用蛇床子素(100 μmol/L)治疗。荧光显微镜下观察表明,Ad-GFP在原代小鼠成骨细胞中可达到较高的转染率(>80%)。Real-time PCR检测结果显示,蛇床子素诱导的Runx2、Alp、OPN和BMP-2的表达在 β-联蛋白<sup>fx/fx</sup>小鼠获得的转染过Ad-Cre的成骨细胞中受到部分抑制,表明蛇床子素诱导成骨细胞分化呈 β-联蛋白依赖性。

**5. 蛇床子素介导 β-联蛋白-BMP信号转导通路促进成骨细胞分化** 我们亦发现蛇床子素诱导的Runx2、Alp、OC的表达在BMP-2<sup>fx/fx</sup>小鼠获得的转染过Ad-Cre的成骨细胞中受到部分抑制,但蛇床子素诱导的 β-联蛋白蛋白表达却无明显变化,表明蛇床子素是通过作用于 β-联蛋白-BMP-2信号通路而促进成骨细胞的分化。Ad-Cre慢病毒介导的BMP-2基因缺失可通过发现成骨细胞中BMP-2 mRNA和蛋白表达水平显著减少而得到证实。

(六)补骨脂素激活BMP信号转导通路促进成骨细胞分化的机制研究

**1. 补骨脂素促进成骨细胞分化** Tang DZ等分离原代小鼠成骨细胞,利用补骨脂素进行干预培养。Real-time PCR反应发现,补骨脂素干预成骨细胞2天后,可明显提高成骨细胞分化的标志基因表达上调,如Col Ⅰ、Bsp和Oc,并呈现剂量依赖性。补骨脂素干预2天后进行碱性磷酸酶染色检测ALP活性。我们发现补骨脂素(10～100 μmol/L)可明显促进成骨细胞中ALP活性的升高,并呈剂量依赖性。

**2. 补骨脂素激活BMP信号转导通路** 补骨脂素干预原代小鼠成骨细胞2天后进行Real-time PCR反应和Western Blot检测。结果发现,补骨脂素可明显提高成骨细胞中BMP-2 mRNA表达水平,并呈剂量依赖性。100 μmol/L的补骨脂素可明显提高成骨细胞中BMP-4 mRNA表达水平。Western Blot检测结果显示,补骨脂素(10～100 μmol/L)能明显促进成骨细胞中磷酸化Smad1/5/8蛋白的表达。我们还发现,补骨脂素(10～100 μmol/L)可明显增加成骨细胞中BMP信号转导通路报道基因12xSBE-OC-Luc的荧光素酶活性。此外,补骨脂素(10～100 μmol/L)可明显促进成骨细胞中BMP信号转导通路直接靶基因Osx mRNA和蛋白的表达。以上结果表明,补骨脂素可明显激活成骨细胞BMP信号转导通路。

3. 补骨脂素诱导的成骨细胞分化依赖于BMP信号转导通路 从BMP-2$^{fx/fx}$;BMP-4$^{fx/fx}$小鼠中分离培养原代成骨细胞,利用Ad-Cre慢病毒进行体外敲除。Ad-Cre慢病毒介导的BMP-2和BMP-4基因缺失可通过发现成骨细胞中BMP-2 mRNA和BMP-4 mRNA表达水平显著减少而得到证实。Real-time PCR反应结果发现,补骨脂素诱导的Col I、Bsp和Alp的表达在BMP-2$^{fx/fx}$;BMP-4$^{fx/fx}$小鼠获得的转染过Ad-Cre的成骨细胞中受到部分抑制,表明补骨脂素是通过作用于BMP信号通路而促进成骨细胞的分化。

## 四、结束语

"肾主骨"理论对于治疗骨代谢疾病具有较好的科学指导价值,补肾中药及其有效成分对促进骨形成具有显著的作用。不过,目前的研究多集中于单个有效组分的作用观察,未来可按照君、臣、佐、使进行有效组分的配伍规律研究,以进一步提高疗效,为开发新一代治疗骨质疏松症新药奠定基础。

(唐德志)

### 参·考·文·献

[ 1 ] 李娟,吴伟康,余克强.不同实验浓度补肾中药血清对人成骨细胞增殖及分化的促进作用[J].中国临床康复,2005(19):82-84.
[ 2 ] 程敏,王庆伟,刘雪英.二至丸含药血清对成骨细胞增殖、分化及矿化的影响[J].时珍中医国药,2013(07):1555-1557.
[ 3 ] 林煜,吴银生,卢天祥,等.健骨颗粒对成骨细胞分化的影响[J].中华中医药杂志,2012(01):165-168.
[ 4 ] 俞素静,肖鲁伟,吴承亮.右归饮对体外成骨细胞增殖和分化影响的实验研究[J].浙江临床医学,2004(12):1027-1028.
[ 5 ] 刘立萍,任艳玲,李然,等.左归丸含药血清通过JNK信号通路诱导MC3T3成骨细胞分化的研究[J].中成药,2012(08):1433-1437.
[ 6 ] 邢国胜,谈志龙,王淑云,等.补肾健骨汤对成骨细胞增殖与分化影响的实验研究[J].中国实验方剂学杂志,2002(01):50-52.
[ 7 ] 王玉梅,陈前锋,杨莉娟,等.女贞子对大鼠成骨细胞增殖与分化的影响[J].天然产物研究与开发,2011(02):232-235.
[ 8 ] 常德有,杨靖,董福慧.阿胶对体外培养大鼠成骨细胞增殖、分化功能的影响[J].中国老年学杂志,2009,29(24):3230-3232.
[ 9 ] 丁佩惠,唐琪,陈莉丽.柚皮苷对小鼠成骨细胞MC3T3-E1增殖、分化和矿化的影响[J].中国中药杂志,2009(13):1712-1716.
[ 10 ] 翟远坤,牛银波,潘亚磊,等.柚皮苷对体外培养乳鼠颅骨成骨细胞增殖和分化成熟的影响[J].中国中药杂志,2013,38(1):105-111.
[ 11 ] 李念虎,徐展望.柚皮苷促进成骨细胞分化并有效改善卵巢切除所致的骨质疏松[J].中国骨质疏松杂志,2013(08):777-782.
[ 12 ] 翟远坤,李志忠,陈克明,等.淫羊藿苷对体外培养乳鼠颅骨成骨细胞增殖、分化及成熟的影响[J].中药材,2011(06):917-922.
[ 13 ] 张军,李浩鹏,杨平林,等.骨碎补总黄酮含药血清对成骨细胞增殖、分化、周期及凋亡的影响[J].中药材,2009(07):1090-1093.
[ 14 ] 陈小静,胡燕,张爽,等.大黄素通过BMP-9途径促进前体成骨细胞的分化[J].上海交通大学学报(医学版),2014(06):781-787.
[ 15 ] Tang D Z, Hou W, Zhou Q, et al. O sthole stimulates osteoblast differentiation and bone formation by activation of β-catenin-BMP Signaling[J]. J Bone Miner Res, 2010, 25(6): 1234-1245.
[ 16 ] Tang D Z, Yang F, Yang Z, et al. Psoralen Stimulates Osteoblast Differentiation through Activation of BMP Signaling[J]. Biochem Bioph Res Co, 2011, 405(2): 256-261.

# 第19章
# 补肾中药对破骨细胞的调节作用

传统中医学认为"肾主骨",肾(不同于西医学解剖肾脏)的功能和状态决定骨的功能和状态的亏虚(肾精、肾气、肾阳、肾阴的亏虚)均可以导致骨骼系统的发病。因此,临床上,骨骼系统的疾病,如骨代谢疾病、骨退变疾病、骨肿瘤疾病等广泛采用补肾中药来治疗骨骼相关疾病。临床上,补肾中药是重要处方中最常见的用来治疗骨骼相关疾病的药物。现代研究认为,人体骨骼正常的生理功能是处在成骨细胞主导的骨生成和破骨细胞主导的骨吸收处在动态平衡的调节。因此,补肾中药对骨骼系统疾病的治疗和调控,主要包含对成骨细胞和破骨细胞的调控作用。

补肾中药对破骨细胞的调控作用最早观察是在治疗骨代谢疾病领域,主要是治疗骨质疏松症。1986年,在《中医杂志》发文认为"补肾填精法"是治疗原发性骨质疏松症的重要方法。基于临床观察发现补肾中药的干预能够降低临床骨质疏松症患者骨吸收的指标。随后大量分子机制研究展开,在临床和基础研究中陆续揭示了补肾中药对破骨细胞生成及其骨吸收活性的调控作用。目前认为,补肾中药对破骨细胞的调控主要体现三个方面。其一,补肾中药调控破骨细胞的分化和生成(osteoclastogenesis)。其二,补肾中药能够抑制破骨细胞的骨吸收功能(osteoclast activity)。其三,补肾中药能够维持骨吸收和骨生成之间的平衡,维持骨稳态(bone homeostasis)。

由于补肾中药对人体的调控作用的最终目的是恢复人体的阴阳平衡,类似于人体在骨骼系统破骨细胞主导的骨吸收和成骨细胞主导的骨生成的动态平衡。因此,首先认识到补肾中药首先通过抑制破骨细胞的活性进而增加骨量和完善人体的骨骼结构。随后,鉴于破骨细胞的异常在人体众多疾病中均发挥重要的调控作用,研究随后意识到补肾中药功能和活性其实还是以调控人体的破骨细胞和成骨细胞的平衡而发挥作用。因此,延伸到补肾中药在正常条件下对破骨细胞有一定的刺激作用。但是在病理条件下,补肾中药能够显著抑制破骨细胞的生成和破骨细胞的骨吸收功能,恢复两者之间的平衡。

补肾中药在临床使用中有温肾阳和滋肾阴的区别。因此,补肾中药的方剂中,滋肾阴中药和温肾阳中药常常相互搭配使用。两者共同发挥增加骨密度和改善骨结构的作用,因此两者均有能够抑制破骨细胞的生成,同时能够发挥调和骨吸收和骨生成的作用,维持骨稳态。随后的大量分子机制研究揭示了温肾阳和滋肾阴中药对破骨细胞调控的详细作用机制。研究发现温肾阳和滋肾阴对破骨细胞的抑制作用并未表现出显著的差别，虽然在改善患者的中医证型方面有所区别，但是所依赖的分子机制并未表现出差别。因此，未来研究中，温肾阳和滋肾阴疗效的分子机制是否存在差别是一个需要研究的问题。通过微观手段揭示两者在破骨细胞调控上的差异及其物质基础，这是未来研究的一个潜在方向。

基于前期研究，本文分别阐述了补肾中药对破骨细胞调控作用的3个方面：破骨细胞生成和分化；破骨细胞的活性及其骨吸收；骨吸收和骨生成平衡调节。分子机制上，总结了补肾中药对目前常见的破骨细胞分化和功能相关信号途径的作用，希望对补肾中药在破骨细胞中的应用做一个适当的总结，并对未来研究做一个适当的展望。

## 一、补肾中药对破骨细胞调控作用

### （一）补肾中药对破骨细胞分化和生成的调控作用

破骨细胞来源于造血干细胞，破骨细胞的生成和分化是破骨细胞进行正常生理活动和功能的基础。补肾中药对破骨细胞调控的一个重要方面是补肾中药对破骨细胞分化和生成的抑制作用。

补肾中药女贞子有效组分齐墩果酸（oleanolic acid, OA）普遍存在于补肾中药女贞子、墨旱莲中。最新研究发现齐墩果酸能够显著抑制RANKL和M-CSF诱导的破骨细胞的生成。具体的分子机制研究显示齐墩果酸能够抑制RANKL诱导的破骨细胞分化过程中众多下游信号途径的表达。

### （二）补肾中药对破骨细胞活性和骨吸收的调控作用

破骨细胞的活性是其骨吸收的基础，破骨细胞的寿命与破骨细胞的骨吸收能力密切相关。破骨细胞的寿命延长，意味着成熟破骨细胞能够更多的履行骨吸收的功能。

齐墩果酸能够抑制成熟破骨细胞的骨吸收功能。动物模型研究发现齐墩果酸能够显著抑制去卵巢诱导的破骨细胞的骨丢失，并直接抑制破骨细胞的骨吸收功能。其作用机制至少有两个方面的作用，一个方面是齐墩果酸能够抑制破骨细胞的骨吸收相关活动基因的表达，另外一个方面是还能够诱导破骨细胞出现早期凋亡，减少破骨细胞的骨吸收的时间。

### （三）补肾中药对骨吸收和骨生成的调平作用研究

人体骨骼系统处于破骨细胞主导的骨吸收和成骨细胞主导的骨生成的动态平衡。补肾中药对相关骨骼疾病的治疗作用是促进骨吸收和骨生成的动态平衡，维持正常骨骼的结构和功能。

补肾复方含药血清研究发现，补肾中药能够显著抑制破骨细胞的骨吸收，同时增加骨生成的指标，其作用的生理目标是恢复骨生成和骨吸收之间的平衡，维持人体的骨量处在一个稳定的水平，而不是将破骨细胞的活性过度升高或者过低，与骨生成失去平衡。

## 二、补肾中药调控破骨细胞活性的机制

### （一）骨矿物质代谢的调控

补肾中药对骨矿物质具有调控作用，从而调控破骨细胞及骨吸收。女贞子能显著提高去卵巢诱导的骨质疏松大鼠中钙离子（$Ca^{2+}$）的含量，钙离子是破骨细胞正常分化和功能活动正常需要的矿物质。补肾中药制剂补肾健骨胶囊能够延缓去卵巢诱导的血磷的丢失，增加骨密度。另外，补肾中药对破骨细胞的调控作用体现在对血钙和血磷的调控作用，其机制是提高骨矿物质的含量。而上述骨矿物质是正常破骨细胞的分化和功能活动需要的。补肾中药对破骨细胞的生成、分化和功能发挥正向刺激作用。在病理条件下，补肾中药能够显著抑制骨矿物质代谢，进而发挥抑制破骨细胞活性的作用。

因此，补肾中药通过对骨矿物质尤其是钙、磷等骨矿物质代谢调控破骨细胞的活性是双向的。在正常情况下，通过促进钙、磷等骨矿物质的含量，促进正常破骨细胞的功能和活性。但是在疾病条件下，尤其是破骨细胞异常增多的情况下，补肾中药能够抑制钙、磷等矿物质的摄入，抑制破骨细胞的功能及其活性。

齐墩果酸能够显著抑制破骨细胞生成，其分子机制研究发现，齐墩果酸能够显著抑制破骨细胞分化过程中钙波（$Ca^{2+}$ oscillation）的表达，从而抑制破骨细胞的生成和活性。

### （二）RANKL/RANK/OPG轴调控作用

RANKL/RANK途径是破骨细胞分化过程中及其重要的信号途径。RANKL通过和其跨膜配体RANK结合，招募TRAF（1，2，3，4，6）家族中重要的成员，来激活破骨细胞下游中药的转录因子（如NFATc1、c-Fos、p38、Jnk、Erk和NF-KB等）信号途径，进而调控破骨细胞的生成和分化。在骨吸收功能方面，能够激活破骨细胞骨吸收过程中MMP9、CTSK、Car2和TRAP的表达，进而抑制破骨细胞的活性。RANKL的竞争性结合护骨因子（osteoprotegerin, OPG）能够竞争性抑制RANKL，进而抑制破骨细胞的分化和活性。因此，补肾中药可能通过RANKL/RANK抑制破骨细胞的分化。

齐墩果酸（补肾阴）中药有效组分，能够显著抑制RANKL诱导的破骨细胞的生成和骨吸收。在具体分子机制上，研究发现齐墩果酸能够显著抑制破骨细胞分化过程中重要的转录因子NFATc1、c-Fos及其功能活动基因MMP9、CTSK、Car2和TRAP的表达，进而抑制破骨细胞的生成和骨吸收，进而发挥抗骨质疏松症的作用。此外，齐墩果酸还能够抑制RANKL诱导的RAW 264.7向破骨细胞的分化，并抑制其骨吸收功能。

补肾中药复方骨灵片的小鼠含药血清能够降低RANKL的表达，增加OPG的表达，进而抑制破骨细胞的活性。具体的分子机制上，能够抑制破骨细胞分化过程中p38的表达，抑制破骨细胞的生成。

淫羊藿苷能够增加OPG的表达，降低RANKL的表达，进而发挥抑制破骨细胞生成和骨吸收活性的作用。除此之外，淫羊藿苷还能延缓OPG敲除诱导的骨质疏松表型，其分子机制与其能降低小鼠中RANKL表达和其诱导的破骨细胞的功能和活性相关。

（三）雌激素

雌激素降低是女性原发性骨质疏松症极其重要的诱发因素，雌激素的降低能够导致人体破骨细胞活性增强，适当增加雌激素含量是治疗绝经期骨质疏松症的重要策略。具体分子机制上，雌激素能降低破骨细胞分化过程中所需要的RANKL的水平，由于RANKL在破骨细胞的分化过程中发挥重要的促进作用。补肾中药对雌激素的刺激作用，间接发挥了抑制破骨细胞活性的作用。

雌激素还能够显著抑制众多炎症因子的表达。TNF和IL-1是破骨细胞分化过程中重要的因素，雌激素能够显著抑制破骨细胞分化和功能活性的作用。TNF和IL-1能够通过和RANKL共同作用，在低水平RANKL条件下就能够显著增加破骨细胞的功能活性。而雌激素能够显著降低这些炎症因子的表达，抑制破骨细胞的活性和骨吸收。

研究发现补肾中药补肾健骨方能够显著降低去卵巢诱导的破骨细胞的骨吸收，其明确的机制与补肾健骨方能够显著抑制去卵巢诱导的破骨细胞活性相关。同时，该方剂能够显著抑制去卵巢诱导的破骨细胞中TRAP的活性，降低破骨细胞诱导的骨吸收，增加骨密度。

温肾阳中药蛇床子有效组分蛇床子素能够显著抑制破骨细胞分化和骨吸收活性。在分子机制上发现，蛇床子素能够显著抑制RANKL/TRAF6/Mkk/JNK信号途径相关，进而抑制破骨细胞及其骨吸收功能。

温肾阳中药淫羊藿有效组分淫羊藿苷能够剂量依赖性地抑制破骨细胞的生成和分化，降低细胞中TRAP染色阳性细胞的表达和骨吸收陷窝的生成。随后的分子机制研究发现，淫羊藿苷能够显著降低破骨细胞分化过程中RANK的表达，这可能是淫羊藿苷抑制破骨细胞分化和骨吸收能力的重要机制。

滋肾阴中药地黄能够显著抑制去卵巢诱导的骨质疏松症，显著增加小鼠腰椎和股骨的骨密度。随后分子机制研究发现这可能与生地黄能够发挥类似于雌激素样的作用，进而抑制破骨细胞的活性。

（四）炎症因子信号途径

**1. 肿瘤坏死因子**　肿瘤坏死因子（tumor necrosis factor, TNF）是人体中极其重要的炎症因子，同时也是诱发骨肿瘤疾病骨丢失的重要原因。TNF在破骨细胞内有其受体。因此，TNF可以直接和其受体在细胞内结合，刺激破骨细胞功能和活性基因的表达。进而刺激破骨细胞的活性，加速骨吸收。

由于TNF能够刺激肿瘤导致的骨吸收活性，而补肾中药能够通过阻断这一进程抑制骨吸收。因此，补肾中药能够发挥抑制TNF的作用，提示补肾中药是治疗肿瘤诱导的骨破坏的基本机制。另外，TNF能够刺激骨关节炎症中的骨破坏和骨丢失。因此也提示补肾中药TNF作用也是其治疗骨关节炎症导致骨丢失的潜在药物选择。

补肾阳中药淫羊藿有效组分淫羊藿苷能够抑制TNF诱导的破骨细胞的骨生成和骨吸收，其分子机制是能够显著增加OPG的表达，进而降低RANKL的表达，抑制破骨细胞的活性。

2. **白介素家族**　白介素（interleukin, IL）是炎性骨病发病过程中骨破坏的重要诱导因子。尤其是IL-1和IL-6能够在低水平的RANKL作用下，刺激破骨细胞的生成和其骨吸收功能，是炎症诱导的骨破坏的重要原因。补肾中药对白介素家族抑制作用是其治疗炎症性骨丢失的重要作用靶点。

研究发现淫羊藿苷能够剂量依赖性地抑制IL-6诱导的破骨细胞的生成和分化，降低细胞中TRAP染色阳性细胞的表达和骨吸收陷窝（bone resorption pits）的生成，提示淫羊藿苷能够显著抑制破骨细胞的骨吸收活性。随后的分子机制研究发现，淫羊藿苷能够显著降低破骨细胞分化过程中RANK的表达。

3. **脂多糖**　脂多糖（lipopolysaccharide, LPS）的刺激是牙周病和牙齿骨丢失的重要原因。详细分子机制研究发现：BMM在未经过RANKL处理下，脂多糖能够抑制RANKL诱导的BMM向破骨细胞的生成。但是，BMM是在RANKL刺激条件下，脂多糖能够刺激破骨细胞的生成。

实验研究发现淫羊藿苷能够剂量依赖性地抑制LPS诱导的破骨细胞的面积和数量。在具体的分子机制上，LPS能够显著抑制破骨细胞分化过程中TNF和IL-6的表达，从而抑制RANKL诱导的破骨细胞的活性。在骨吸收功能上，淫羊藿苷能降低细胞中TRAP染色阳性细胞的表达和骨吸收陷窝的生成。

## 三、总结与展望

目前的实验数据揭示补肾中药对破骨细胞的生成和活性存在抑制作用，这是其治疗骨丢失的分子机制。同时目前的研究解释了大量的临床问题：补肾中药能够治疗骨代谢疾病，这与其抑制破骨细胞的骨吸收有关；补肾中药能够治疗骨肿瘤引起的疾病，这与补肾中药能够抑制肿瘤坏死因子-α导致骨吸收有关；补肾中药能够治疗骨关节炎性导致的骨丢失，这与补肾中药能够抑制炎证诱导的骨丢失相关；补肾中药发挥类激素的作用，是其治疗绝经期骨质疏松症的重要作用基础。因此，补肾中药通过不同信号途径，抑制病理情况下破骨细胞的生成、活性和骨吸收，治疗相关疾病。

由于补肾中药存在温肾阳和滋肾阴的区别，因此补肾中药又存在偏于肾阴和肾阳的区别。中医认为这些药物在改善中医证型方面存在差异，但是详细的分子机制研究发现两种补肾药物对破骨细胞的分化、活性和功能并未表现出差异。然而临床研究发现两者存在一定程度的差异之处，提示我们目前研究的工作还不够。因此，未来对于补肾中药对破骨细胞作用的相关研究时，可以适当关注补肾中药的阴阳属性是否对破骨细胞的作用存在差异，并揭示其详细的分子机制。

（赵东峰）

## 参·考·文·献

[ 1 ] Zhang J. Yin and yang interplay of IFN−gamma in inflammation and autoimmune disease[ J ]. J Clin Invest, 2007, 117(4): 871−873.

[ 2 ] Yang F, Tang D Z, Cui X J, et al. Classic yin and yang tonic formula for osteopenia: study protocol for a randomized controlled trial[ J ]. Trials, 2011, 12: 187.

[ 3 ] Feng X, McDonald J M. Disorders of bone remodeling[ J ]. Annu Rev Pathol, 2011, 6: 121−145.

[ 4 ] 谢可永,赵光复,吴诚德.补肾益精法治疗骨质疏松症的临床观察[ J ].中医杂志,1986, 6: 22−23.

[ 5 ] Shu B, Shi Q, Wang Y J. Shen (Kidney)−tonifying principle for primary osteoporosis: to treat both the disease and the Chinese medicine syndrome[ J ]. Chin J Integr Med, 2015, 21(9): 656−661.

[ 6 ] Miller P D. Denosumab: anti−RANKL antibody[ J ]. Curr Osteoporos Rep, 2009, 7(1): 18−22.

[ 7 ] Carttar M S, Mc L F, Urist M R. The effect of the calcium and phosphorus content of the diet upon the formation and structure of bone[ J ]. Am J Pathol, 1950, 26(2): 307−331.

[ 8 ] Zhang Y, Lai W P, Leung P C, et al. Effects of Fructus Ligustri Lucidi extract on bone turnover and calcium balance in ovariectomized rats[ J ]. Biol Pharm Bull, 2006, 29(2): 291−296.

[ 9 ] Simonet W S, Lacey D L, Dunstan C R, et al. Osteoprotegerin: a novel secreted protein involved in the regulation of bone density[ J ]. Cell, 1997, 89(2): 309−319.

[ 10 ] Komm B S, Terpening C M, Benz D J, et al. Estrogen binding, receptor mRNA, and biologic response in osteoblast-like osteosarcoma cells[ J ]. Science, 1988, 241(4861): 81−84.

[ 11 ] Roggia C, Gao Y, Cenci S, et al. Up-regulation of TNF-producing T cells in the bone marrow: a key mechanism by which estrogen deficiency induces bone loss in vivo[ J ]. Proc Natl Acad Sci USA, 2001, 98(24): 13960−13965.

[ 12 ] Bian Q, Liu S F, Huang J H, et al. Oleanolic acid exerts an osteoprotective effect in ovariectomy-induced osteoporotic rats and stimulates the osteoblastic differentiation of bone mesenchymal stem cells in vitro[ J ]. Menopause, 2012, 19(2): 225−233.

[ 13 ] Chen K M, Ge B F, Liu X Y, et al. Icariin inhibits the osteoclast formation induced by RANKL and macrophage-colony stimulating factor in mouse bone marrow culture[ J ]. Pharmazie, 2007, 62(5): 388−391.

[ 14 ] Nian H, Ma M H, Nian S S, et al. Antiosteoporotic activity of icariin in ovariectomized rats[ J ]. Phytomedicine, 2009, 16(4): 320−326.

[ 15 ] Feng X, Lyu Y, Wu Z, et al. Fructus ligustri lucidi ethanol extract improves bone mineral density and properties through modulating calcium absorption-related gene expression in kidney and duodenum of growing rats[ J ]. Calcif Tissue Int, 2014, 94(4): 433−441.

[ 16 ] Lim D W, Kim Y T. Dried root of Rehmannia glutinosa prevents bone loss in ovariectomized rats[ J ]. Molecules, 2013, 18(5): 5804−5813.

[ 17 ] Zhao Y, Huai Y, Jin J, et al. Quinoxaline derivative of oleanolic acid inhibits osteoclastic bone resorption and prevents ovariectomy-induced bone loss[ J ]. Menopause, 2011, 18(6): 690−697.

[ 18 ] Kim J Y, Cheon Y H, Oh H M, et al. Oleanolic acid acetate inhibits osteoclast differentiation by downregulating PLC gamma2−Ca(2+)−NFATc1 signaling, and suppresses bone loss in mice[ J ]. Bone, 2014(60): 104−111.

[ 19 ] Zhao D, Shi Z, Warriner A H, et al. Molecular mechanism of thiazolidinedione-mediated inhibitory effects on osteoclastogenesis[ J ]. PLoS One, 2014, 9(7): e102706.

[ 20 ] 赵东峰,邢秋娟,王晶,等.骨稳态中成骨细胞与破骨细胞的阴阳属性[ J ].上海中医药杂志,2015, 49(4): 5−10.

[ 21 ] Sawant A, Deshane J, Jules J, et al. Myeloid-derived suppressor cells function as novel osteoclast progenitors enhancing bone loss in breast cancer[ J ]. Cancer Res, 2013, 73(2): 672−682.

# 第 20 章
# 老年骨质疏松症骨细胞病理与治疗思考

　　骨质疏松症的基本病理是骨重建异常,因而有专家称其为骨重建异常代谢性骨病。骨重建异常表现在骨转换中破骨细胞呈现骨吸收功能异常活跃,导致高转换型(骨吸收亢进型)骨质疏松症;或骨转换中成骨细胞骨形成功能明显衰退,导致低转换型(骨形成低下型)骨质疏松症。前者常见于一些代谢内分泌疾病诱发的继发性骨质疏松症,后者主要见于老年骨质疏松症。在老年人群,尤其高龄老年人群中的骨质疏松症患病率较高,流行病学研究资料报道80岁以上女性的患病率达53.3%。骨质疏松症的严重后果是并发骨折,由北京、上海和成都三地的研究资料表明,80岁以上老年女性的骨折患病率高达36% ～39%,造成老年人如此高骨折发生率的主要原因是骨质疏松患者的骨质结构发生明显改变,微损伤较多积聚,造成骨质量显著下降,因而容易发生骨折,并由此对老年人的生活质量造成明显影响。可见,骨质疏松症是需要引起高度重视的老年疾病之一,老年人是我们临床诊治骨质疏松症的主要服务人群,也是做好老年保健的一项重要任务。那么,增龄衰老导致的骨重建异常在骨细胞水平上是如何反映的? 对老年骨质疏松症的诊断和治疗有何指导意义? 笔者所在的骨细胞生物学实验室在建立了骨细胞体外培养、鉴定和功能检测技术的基础上,对增龄衰老过程中的骨细胞形态、结构和功能改变做了较系统研究。下面简要概括我们以往研究的主要成果,并参阅有关文献,就老年骨质疏松症骨细胞病理改变及其特点与治疗思考做一些讨论。

## 一、成骨细胞骨形成功能减退

　　成骨细胞(osteoblast, OB)来源于骨髓间充质干细胞(mesenchymal stem cell, BMSC),是骨形成细胞。成骨细胞的超微结构富含粗面内质网,内有扩张的微管和致密体颗粒,以及含高尔基复合物,由多个大的环形高尔基器组成(图20-1),具有分裂增殖和合成分泌COL-1、ALP、BMP、TGF-ß、IGF、FGF、PDGF等骨形成因子功能,促进类骨质矿化和骨形成;并合成NF-κB受体激活蛋白配体(receptor activator of NF-κB ligand, RANKL)和护骨因子(osteoprotegerin, OPG),耦联调控破骨细胞骨吸收功能,以维持生理状态的骨重建平衡。

众所周知，一定数量的骨形成细胞和正常的细胞结构、功能对维护良好的骨结构和骨质量至关重要。老年人随着年龄的增加，骨组织与身体其他组织器官一样，将发生明显的退行性改变。本实验室对取自人体的骨标本，应用组织贴块法做体外培养研究表明，≥70岁老年组成骨细胞由骨小梁爬出的时间较5岁以下幼年组延长4～6天，成骨细胞生长至汇合的时间延长10天；由MTT法检测的成骨细胞增殖率，≥70岁老年组较30～40岁组低35%～40%。上述研究表明，老年人的成骨细胞增殖能力明显降低，这是导致老年人骨形成细胞数量明显减少的原因之一。原因之二是老年人的骨源性干细胞减少和成骨分化障碍，随着年龄的增加骨髓中BMSC是逐渐减少的。据Caplan AI研究，正常新生儿骨髓中BMSC占有核细胞的$1/10^4$，10岁以后占$1/10^5$，50岁以后占$1/4 \times 10^4$，80岁以后明显减少为$1/(1 \times 10^6 \sim 2 \times 10^4)$。Dodson SA等研究表明，在$3 \times 10^6$个骨髓单核细胞中，51日龄SD大鼠BMSC数为$3.6 \pm 2.3$，而18～22月龄大鼠明显减少为$0.45 \pm 0.69$。D'Ippolito G等报道，由41例椎体分离的间充质干细胞经地塞米松诱导分化形成的ALP阳性成骨祖细胞克隆（CFU-F/ALP+），3～36岁为$(66.2 \pm 9.6)/10^6$种植细胞，而41～71岁仅为$(14.7 \pm 2.6)/10^6$种植细胞，降低78%。此外，老龄时由于骨髓中Cbfa1基因转录因子下调和PPARγ基因转录因子上调，BMSC向成骨细胞方向的分化减少，而向脂肪细胞方向的分化增多，使骨髓中的脂肪细胞明显增多。因此，骨髓中成骨细胞前体来源不足，且向成骨细胞方向的分化减少，是导致骨形成细胞数量进一步减少的重要原因。

老年人除骨形成细胞明显不足外，成骨细胞的形态结构和骨形成功能也发生明显改变。于明香在博士学位研究课题中对大鼠骨标本和取自人体骨组织手术剔除标本，应用酶消化法分离培养不同年龄成骨细胞，扫描和透射电镜显示，衰老成骨细胞出现明显的胞体松散塌陷、胞体扁平、表面粗糙、体积增大、细胞器减少、糖原颗粒堆积、溶酶体及空泡增多、胞核内异染质增多等形态学退行性改变（图20-2）。由人骨标本成骨细胞体外培养显示，≥70岁老年人成骨细胞培养13天时Ⅰ型胶原C端前肽（P1CP, ng/ml）较30～40岁组降低14.2%（男）和13.0%（女），COL-1、BGP、IGF-1等骨形成因子mRNA表达较30～40岁组低30%～40%。成骨细胞骨形成功能还由于PTH、$1,25(OH)_2D_3$、雌激素等受体的反应性降低，对一些骨形成调节因子的反应能力减退而减弱。

综上研究可见，老龄时期骨髓成骨祖细胞和骨组织中的骨形成细胞均明显减少、骨形成功能明显降低，致骨重建功能降低，是导致老年人骨重

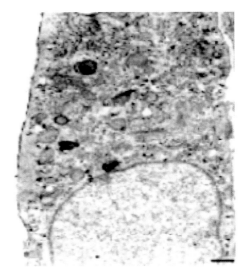

图20-1 幼年成骨细胞电镜图（10 000×）
显示细胞器多、线粒体丰富、高尔基体发达

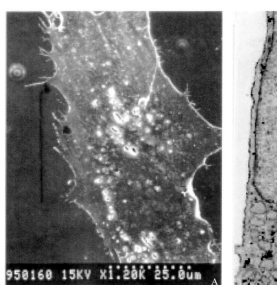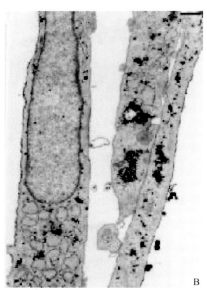

图 20-2　衰老成骨细胞（10 000×）
A. 25继代大鼠成骨细胞扫描电镜图；B. 老年人成骨细胞透射电镜图

建异常的主要病理改变。

## 二、破骨细胞骨吸收功能相对增高

破骨细胞（osteoclast, OC）是一种体积较大、细胞核较多（数个至数十个）和形态多样的巨型细胞（图 20-3），来源于血液单核细胞或巨噬细胞。破骨细胞的超微结构有丰富的高尔基复合体包绕细胞核和线粒体，分布有带溶酶体酶的转运颗粒。破骨细胞是骨吸收细胞，其骨吸收活动包括移行、聚集和黏附于矿化骨基质表面。在矿化骨基质表面，破骨细胞质膜回折形成皱褶缘（ruffe border），环绕皱褶缘形成一环状亮区，使破骨细胞与骨表面之间构建一个封闭的骨吸收微环境。骨基质中的骨桥蛋白（osteopontin）、纤维连接蛋白（fibronectin）、骨涎蛋白（bone sialoprotein）、玻连蛋白（vitronectin）和骨钙素（osteocalcin）等成分的一些特殊分子结构与质膜整合素（integrin）受体结合，通过改变细胞形态、细胞骨架重建和细胞张力，引起胞质内信号传递分子转移，并通过细胞骨架-信号分子传递复合物的级联传递作用，调控基因表达，行使骨吸收功能。

破骨细胞骨吸收活动是在亮区 $H^+$-ATP酶、II型碳酸酐酶质子泵和能量依赖性 $Cl^-/HCO_3^-$ 交换泵等机制泌酸以及分泌溶酶体蛋白酶、组织蛋白酶 K 等形成的酸性（pH 4.5左右）和富含蛋白水解酶吸收微环境区域进行，使羟磷灰石分解［$Ca(PO_4)_6(OH)_2+8H^+ \rightarrow 6HPO_4^{2-}+10Ca^{2+}+2H_2O$］，I型胶原崩解。降解产物由破骨细胞内吞形成小泡，转运到非吸收端释放出细胞。破骨细胞的泌酸和合成分泌溶酶体蛋白酶的活性很活跃，吸收骨基质的效率很高，在体外培养于骨片的破骨细胞在较短时间即可形成明显的骨吸收陷离（图 20-4A），活跃的破骨细胞可边吸收骨基质边移行,形成较多、成串、较深的陷窝(图20-4B)。在骨松质可致骨小梁断裂,在骨皮质可产生隧道样空隙,造成骨量丢失和骨结构破坏(图20-5)。

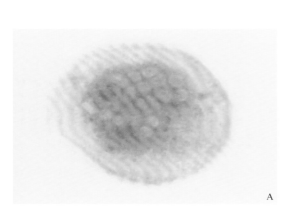
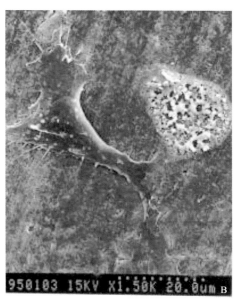

图20-3　破骨细胞形态观察

A. 破骨细胞抗酒石酸酸性磷酸酶(TRAP)染色(显示胞质内红色阳性颗粒,200×);B. 破骨细胞骨吸收状态(扫描电镜观察显示骨片吸收后游走的OC和吸收陷窝,1 500×)

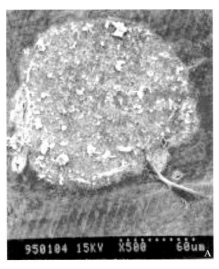
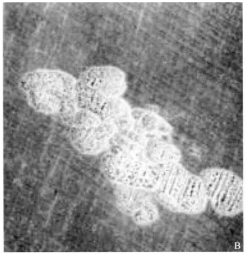

图20-4　骨吸收陷窝扫描电镜图

A. 破骨细胞培养于骨片形成的骨吸收陷窝(500×);B. 破骨细胞培养于象牙骨片形成的成串骨吸收陷窝(200×)

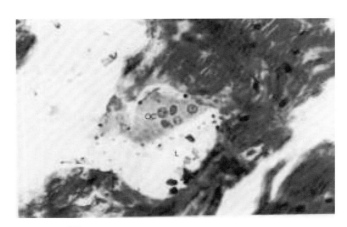

图20-5　$^{137}$Cs γ 射线局部照射卵巢的大鼠股骨组织切片（甲苯胺蓝染色，100×）

显示活跃的破骨细胞（OC）骨吸收形成的小梁骨较大陷窝（L），几造成骨小梁断裂

　　完成一个骨重建周期，破骨细胞的骨吸收时间仅需10天，而成骨细胞的骨形成时间则需3～4个月。可见破骨细胞受一些病理因子激活的骨吸收因子刺激时，骨吸收活性易被激活，在短时间内即可使骨质较多被吸收，而成骨细胞骨形成修复功能则较缓慢，需较长时间，且不能完全修复填满被破骨细胞骨吸收形成的陷窝，会有少量骨丢失，留有微小空隙，据估计所丢失的骨量约为0.05 mm$^3$的腔隙。因而，在骨重建过程中，骨转换率越高，骨丢失量也越多，如骨转换率提高5倍，可使骨松质体积减少10%～20%，骨皮质体积减少1%～2%。然而，在生理状态下，破骨细胞是骨重建的一种启动因子，并受到骨细胞的调控，在骨重建中维持生理需要的骨量和良好的骨结构所发挥的作用很重要。

　　在增龄衰老过程中，破骨细胞的骨吸收功能是如何表现的？对此有一个较清楚的认识，对于老年性骨质疏松症的病理判断和有效治疗是有益的。本研究室应用机械分离培养法，对3月龄、7月龄和16月龄雌性大鼠股骨体外培养的多核破骨细胞、单核破骨细胞数量和功能研究的结果（表20-1）可见，TRAP阳性多核破骨细胞数在3月龄（骨重建旺盛期）时较高，7月龄则减少20%，而高月龄（16月龄）升高至与3月龄相近水平；16月龄TRAP阳性单核破骨细胞数也在较高水平，与7月龄接近；16月龄大鼠由单核分化发育为功能性多核细胞的融合指数也显示较高，提示老龄期破骨细胞的成熟分化能力仍处较活跃状态，因而骨吸收功能性破骨细胞数较多，仍可保持较高骨吸收能力，其骨片吸收陷窝数也较7月龄增加。可见，老龄大鼠的破骨细胞骨吸收活性尚在较高状态，其原因或许与成骨细胞对破骨细胞的调控能力降低有关。本实验室对≥70岁老年人的成骨细胞RANKL和OPG mRNA分析表明，OPG表达量明显降低，而RANKL表达量未见降低，RANKL/OPG比例升高。RANKL是破骨细胞骨吸收活性刺激因子，而OPG是破骨细胞骨吸收活性抑制因子，显示前者的作用较为优势。由骨组织形态计量学方法对大鼠骨基质形态增龄性改变的研究也表明，与3月龄组比较，15月龄组胫骨上段骨小梁体积减少28.0%（$P<0.01$），骨形成表面降低17.2%（$P<0.05$），而骨吸收表面增加39.8%（$P<0.01$）。可见，老龄时破骨细胞骨吸收功能处于相对较高的状态，其意义是破骨细胞骨吸收活性的一定提高对促进老年人低水平的骨重建有益。

表20-1　不同月龄雌性大鼠股骨来源体外培养破骨细胞数量和功能检测结果

| | 3月龄 | 7月龄 | 16月龄 |
|---|---|---|---|
| 多核OC（个/孔） | 112±44.2 | 69.6±26.5 | 111±50.7 |
| 单核OC（个/孔） | 578±22.3 | 314±69 | 302±159 |
| 融合指数 | 0.208±0.075 | 0.229±0.086 | 0.414±0.201 |
| 骨片陷窝（个/片） | 140±19 | 28±16 | 49±32 |

注：① OC计数：各月龄大鼠25只，取左股骨，制作细胞悬液，每孔50 μl接种于96孔培养板培养；TRAP染色孵育液培养后作TRAP（+）计数；② 骨片陷窝计数：每孔1 ml细胞悬液接种于24孔预置骨片的培养板，取培养5天骨片，常规处理，1%甲苯胺蓝染色，显微摄影，IPP软件做图像分析。

### 三、老年骨质疏松症骨细胞病理特点与治疗思考

　　全面认识老年人骨重建异常的骨细胞病理特点，对老年骨质疏松症采取合理治疗处方至关重要。综上研究表明，老年骨质疏松症骨重建异常病理有2个显著特点值得我们关注，一是成骨细胞骨形成功能明显降低；二是破骨细胞骨吸收功能处于较高水平，但非亢进程度。成骨细胞骨形成能力与成骨细胞数量、骨形成功能和一些内分泌激素、细胞因子调控等有关。老年人骨形成细胞数量减少、骨形成功能减退可致骨转换反转期延长、骨形成期推迟和骨形成率降低，导致"低转换"型骨质疏松症。骨重建低转换病理使老年人骨重建中成骨细胞新骨形成能力远不足以修复被破骨细胞骨吸收丢失的骨质，不仅骨量丢失，且骨质结构也发生明显改变，如骨皮质孔隙增多、厚度减少，骨松质骨小梁变细、断裂、连结性差和数量明显减少等，这些改变导致骨质量明显降低，增加骨折的风险。

　　高转换和低转换骨质疏松症诊断的主要依据是不同的骨细胞异常病理，由其病因和骨转换生化标志物可加以鉴别。诱发高转换型骨质疏松症的病因主要包括：内源性或外源性糖皮质激素过多、原发性甲状旁腺功能亢进、甲状腺功能亢进、类风湿性关节炎、肾性骨营养不良、畸形性骨炎（Paget病）、骨转移癌和绝经后早期等。这些病理的骨吸收因子（如甲状旁腺素、甲状腺素、免疫因子、炎症因子、肿瘤坏死因子、M-CSF、RANL等）很活跃，刺激破骨细胞分化、成熟和骨吸收功能，明显增加骨重建速率。检测骨吸收生化标志物可反映骨转换中破骨细胞的骨吸收活性状态，主要检测血清抗酒石酸酸性磷酸酶（TRAP）、血清或血浆TRAP5b、尿羟脯氨酸（HYP/Cr）、尿胶原吡啶交联（PYD/Cr）、尿Ⅰ型胶原交联N末端肽（NTX/Cr）、尿或血清Ⅰ型胶原交联C末端肽（CTX/Cr、CTX）等。

　　高转换时骨吸收生化标志物增高,且反映骨转换中成骨细胞骨形成功能的骨形成生化标志物同时也增高,但骨吸收指标高于骨形成。低转换骨重建时骨形成生化标志物降低,主要检测血清总碱性磷酸酶(ALP)、骨特异性碱性磷酸酶(BAP)、骨钙素(OCN)、Ⅰ型前胶原羧基端前肽(P1CP)、Ⅰ型前胶原氨基端前肽(P1NP)等。低转换型骨质疏松症的主要原因是成骨细胞骨形成能力衰退,是老年骨质疏松症的主要病理特点,因而老年骨质疏松症的治疗原则与高转换型骨质疏松症主要应抑制破骨细胞骨吸收功能不同,前者应主要应用促进成骨细胞骨形成功能的治疗,且不宜过于应用骨吸收抑制剂。虽然老年人的破骨细胞骨吸收功能有一定程度活跃,这或许是有利于提高老年人骨重建功能的一种代偿机制,由于破骨细胞与成骨细胞在骨重建中的"耦联机制",一定的破骨细胞骨吸收功能(RANKL/OPG比例升高)对激活成骨细胞骨形成以提高骨重建能力是需要的。

　　对老年骨质疏松症如过多应用强力抑制药物,其结果可由于骨形成功能同时被抑制而导致骨基质较多的微损伤(微小裂隙、微小骨折等)得不到及时修复,累积的微损伤使骨质量加剧降低,骨强度下降,或许是造成老年人易发骨折的危险因素之一。事实上,老年人的骨质量已经处于低下状态,其骨重建功能也已明显衰退,再给予过多抑制剂势必造成骨重建能力的进一步衰退,并加剧损害骨质量。

　　因此,提高老年人骨质量的关键是促进骨重建功能的提高,应重视应用成骨细胞骨形成促进剂治疗老年骨质疏松症。一些对破骨细胞骨吸收功能有较缓和(或较弱)的抑制作用,同时具有明显促进成骨细胞骨形成功能的药物对老年骨质疏松症的治疗应是合理的,如降钙素类药物、中医补肾类药物等。

(王洪复　于明香　朱国英　高艳红)

------- **参·考·文·献** -------

[ 1 ] 徐苓.骨质疏松症新进展[M].上海:上海科学技术出版社,2008.

[ 2 ] 李华宁,区品中,朱汉民,等.中国部分地区中老年人原发性骨质疏松症患病率研究[J].中华骨科杂志,2001,21:275—278.

[ 3 ] 朱汉民,张韵,朱晓颖,等.老年人骨质疏松性骨折及8年间患病率变化[J].老年医学与保健,2003,9:89—92.

[ 4 ] 王洪复,关本博,林光义.由胎鼠头盖骨培养骨细胞的实验技术和细胞形态观察[J].上海医科大学学报,1991,18(6):475—477.

[ 5 ] 朱文菁,金慰芳.MTT法分析培养成骨细胞的存活和增殖能力[J].上海医科大学学报,1995,22(4):254—257.

[ 6 ] 于明香,金慰芳,王洪复.破骨细胞体外培养与形态观察[J].上海医科大学学报,1996,23(1):52—54.

[ 7 ] 于明香,金慰芳,王洪复.体外培养破骨细胞的功能观察[J].中国骨质疏松杂志,1997,3(3):3—5.

[ 8 ] 陈家伦.临床内分泌学[M].上海:上海科学技术出版社,2011.

[ 9 ] 于明香.增龄过程中人成骨细胞骨形成功能与相关基因表达研究[D].复旦大学博士学位论文,2002.

[ 10 ] 于明香,金慰芳,王洪复,等.体外培养人OB随供体的增龄而改变[J].中华内分泌代谢杂志,2002,18:116—119.

[ 11 ] 王洪复,于明香.老年人成骨细胞骨形成功能的衰退与治疗[J].国外医学(内分泌学分册),2003,23(2):79—80.

[ 12 ] Caplan Ai. The mesengenic process[J]. Clin Plast Surg, 1994, 21(3): 429—435.

[ 13 ] Dodson S A, Bernard G W, Kenney E B, et al. In vitro comparison of aged and young osteogenic and hemopoietic bone marrow stem cells and their derivative colonies[J]. J periodontol, 1996, 67(3): 184—196.

[ 14 ] D'Ippolito G, Schiller P C, Ricordi C, et al. Age-Related Osteogenic Potential of Mesenchymal Stromal Stem Cells from Human Vertebral Bone Marrow[J]. J Bone Miner Res, 1999, 14(7): 1115—1122.

[ 15 ] Pei L, Tontonor P. Fat's loss is bone's gain[J]. The Journal of Clinical Investigation, 2004, 113(6): 805—806.

［16］ Akune, T, Ohba S, Kamekura S, et al. PPAR γ insufficiency enhances osteogenesis through osteoblast formation from bone marrow progenitors［J］. J Clin Invest, 2004, 113: 846−855.

［17］ 王洪复.骨细胞图谱与骨细胞体外培养技术［M］.上海：上海科学技术出版社,2001.

［18］ 于明香,金慰芳,顾淑珠,等.体外培养人成骨细胞BGP、IGF-1基因表达的增龄改变［J］.复旦学报(医学版),2002,29(2): 105−108.

［19］ 于明香.破骨细胞体外培养的实验技术与生物学鉴定［D］.上海医科大学硕士学位论文,1995.

［20］ Rodan S B, Rodan G A. Integrin function in osteoclast［J］. Endocrinol, 1997, 154(supos): S47−S56.

［21］ Teti A, Marrechisiso P C, Zallone A X. Clear zone in osteoclast function: role of podosomes in regulation of bone-resorbing activity［J］. Am j physiol, 1991, 261(1pt1): C1−C7.

［22］ Teitelbaum S L. Bone Resorption by osteoclasts［J］. Science, 2000, 289: 1504−1507.

［23］ 高艳红.骨质疏松骨基质的病理改变及其免疫机理的研究［D］.上海医科大学硕士学位论文,2000.

［24］ 高建军.破骨细胞生物学功能增龄改率变及其分子机制研究［D］.复旦大学博士学位论文,2002.

［25］ 于明香,王洪复,金慰芳,等.体外培养人成骨细胞OPG、ODF基因表达与增龄相关［J］.中华内分泌代谢杂志,2004,20(3): 270−271.

［26］ 高林峰,王洪复.大鼠骨基质形态增龄性改变及其与骨代谢指标的相关性研究［J］.中华老年医学杂志,2004,23(9): 656−658.

［27］ Raisz L G. Local and systemic factor in the pathogenesis of osteoporosis［J］. N Engl J Med, 1988, 318: 818−828.

［28］ 王瑞,曹永平,刘恒,等.骨吸收抑制剂对老年短尾猴椎体松质骨微损伤和骨重建的影响［J］.中华骨质疏松和骨矿盐疾病杂志,2013, 6(4): 320−325.

［29］ Green J O, Diab T, Allen M R, et al. Three years of alendronate treatment does not continue to decrease microstructural stresses and strains associated with trabecular mirodamage initiation beyond those at 1 year［J］. Osteoporosis Int, 2012, 23: 2313−232.

［30］ Down R W Sr, Bell N H, Ettinger M P, et al. Comparison of alendronate and instranasal calcitonin for treatment of osteoporosis in postmenopausal women［J］. J Clin Endocrinol Metab, 2000, 85(5): 1783−1788.

［31］ 王洪复,朱国英.重视老年骨质疏松症的骨形成促进治疗［J］.老年医学与保健,2015, 21(1): 11−14.

# 第 21 章
# 降钙素药物的骨细胞药效与在老年骨质疏松症治疗中的应用

降钙素(calcitonin, CT)是钙调激素之一,由32个氨基酸组成。人体和其他哺乳动物由甲状腺滤泡旁C细胞合成分泌,非哺乳动物由鳃后腺合成分泌。降钙素最初是由于狗的甲状腺和甲状旁腺经高钙血灌流后,可使血液中的钙离子迅速下降而得名,1962年首先由Copp报道,1963年Kumar证明CT是一种快速降低血浆钙的激素,1968年确定了猪的降钙素结构,随后确定了许多动物的降钙素结构,并由Sieber人工合成了降钙素。

由鳃后腺分泌降钙素的氨基酸序列基本相似,但由甲状腺分泌降钙素在不同种类动物有较大差异,因而其生物活性也有较大不同。降钙素的生物活性主要取决于氨基端1～7位氨基酸的双硫键分子结构,侧键氨基酸少的结构通常生物活性较强。降钙素的生物活性是以国际单位(U)表示,一个U是以150 g年轻大鼠在饥饿状态下,静脉注射的降钙素剂量于1小时后使血清钙降低10%的1/100。非哺乳动物的降钙素活性较高,如鱼类、鸟类的CT比活性约为4 000 U/mg,哺乳动物的降钙素活性较低,约为100 U/mg。鲑鱼和鳗鱼CT的活性强度为人的50倍,与其生活在含高浓度钙的海水环境中需降钙素维持体内钙水平稳定有关。

CT与甲状旁腺激素(PTH)、维生素D(VD)活性代谢物[ $1,25(OH)_2D_3$ ]协同调节钙、磷代谢。CT分泌主要受血浆钙离子浓度调节,甲状腺C细胞含有 $Ca^{2+}$ 敏感受体(calcium receptor, CaR)。CT通过降钙素受体(CTR)调节血钙含量,血钙增高时CT分泌迅速增加,使血钙浓度下降,如进食后肠道钙吸收增加时可防止血钙浓度上升。雌激素、VD和胃肠激素(胃泌素、胆囊收缩素、胰高血糖素、促胰液素等)也可上调CT分泌,使血钙维持在一定水平。因而,CT在保持血钙稳定中所起作用至关重要。CT对血钙的调节作用表现为快速、短暂的特点,CT的这一特点可快速调节高钙摄入引起的血钙升高,使血钙迅速降至正常水平。

CT的钙、磷调节作用主要通过分布在骨、肾中的CTR,直接抑制破骨细胞(OC)活性使骨钙释放减少并增加肾脏对钙、磷的排泄。此外,CT对中枢神经系统、呼吸系统、消化系统和生殖系统均有一定生理作用。已表明,男性精液、人体胎盘和多处神经内分泌细胞中含有CT和CTR,对其生理功能发挥调节作用。中枢神经系统(大脑皮质、脊髓后灰质和垂体等）存在降钙素基因相关肽（calcitonin gene related peptide, CGRP），其生理功能尚未清楚阐明，主要作用于血管平滑肌，引起血管扩张。

降钙素药物是临床防治骨质疏松症等代谢性骨病和高钙血症的主要药物之一，常用的制剂有鲑鱼降钙素（salmon calcitonin, sCT）和鳗鱼降钙素（eel calcitonin, eCT）两类。本章着重讨论这两类药物的骨细胞药效和对骨质疏松症的防治作用及其应用，以深入认识降钙素药物在防治骨质疏松症，尤其在老年骨质疏松症治疗中的重要意义。

# 一、降钙素药物的骨细胞药效

## （一）破骨细胞药效

破骨细胞富含CTR。1986年，Nicholson等利用电镜放射自显影技术和放射性配基结合分析法研究表明，每个破骨细胞（OC）表面的CTR数量超过$10^6$个。OC–CTR是破骨细胞最可靠的一种标志，应用$^{125}$I标记CT的电镜放射自显影方法和细胞免疫化学染色方法可清楚显示破骨细胞CTR（图21-1、图21-2）。

CTR位于OC细胞膜，CT与OC–CTR结合后，可激活腺苷酸环化酶，在$Mg^{2+}$存在条件下催化ATP生成cAMP，激活蛋白激酶A，启动级联反应，产生效应。另一作用机制为磷脂肌醇系统$Ca^{2+}$介导机制，一系列激活反应产生三磷酸肌醇（$IP_3$）和甘油三酯（DG）。$IP_3$与胞内质膜（内质网膜、线粒体膜）的受体结合，激活钙泵，促进胞内钙释放，致胞质游离钙升高；同时，DG激活蛋白激酶C，促进细胞膜钙通道通透性增高，导致钙离子内流，使胞质游离钙持续升高，促发级联反应，引起微丝、微管等细胞骨架重新排列，刷状缘皱缩，因而OC与骨的接触面减少，脱离骨面，OC在CT作用下形态迅速发生改变。CT抑制OC酸性磷酸酶、Ⅱ型碳酸酐酶，酸性降低，使矿物质的溶解作用减弱。可见，降钙素对破骨细胞有直

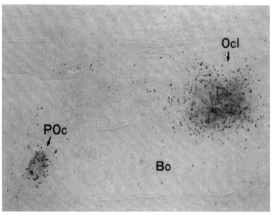

图21-1　$^{125}$I–eCT电镜放射自显影法显示破骨细胞CTR

注：20～21天龄胎鼠头盖骨，$^{125}$I–eCT 2.5 mCi/ml，37℃培养1小时，组织脱钙、包埋、切片做放射自显影，电镜观察。Ocl为破骨细胞，POc为前破骨细胞，Bo为骨基质（日本旭化成株式会社研究资料）

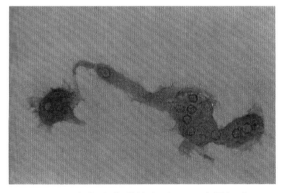

图21-2　细胞免疫化学染色法显示破骨细胞CTR阳性反应（ABC法，200×）

注：1天龄大鼠四肢长骨，机械分离法培养破骨细胞，于含破骨细胞6孔培养板中加入$10^{-10}$～$10^{-18}$ mol/L eCT，37℃孵育30分钟，固定，滴加兔抗人CT抗体和驴抗兔抗体，孵育后ABC试剂染色成棕黄色阳性反应，复染核成淡蓝色（本实验室研究资料）

接抑制作用,可降低骨吸收。笔者实验室应用激光共聚焦显微镜观察eCT对OC的抑制作用,显示细胞体织和骨架明显缩小(图21-3、图21-4)。此外,我们用1天龄大鼠机械法分离四肢长骨破骨细胞,体外培养于含骨片的24孔培养板,TRAP染色,计数培养不同时间阳性单核和多核OC,可见$1 \times 10^{-9}$ mol/L eCT可明显减少多核OC的生存数,而对单核OC无明显影响(表21-1、表21-2),表明eCT对多核OC融合和发育为成熟OC有明显抑制作用,其机制与受体通道激活、OC细胞质钙离子升高有关。

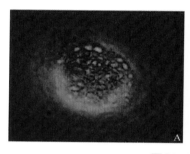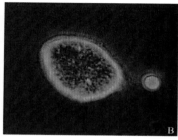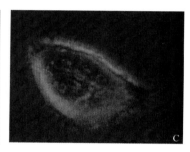

**图21-3 破骨细胞降钙素反应(细胞形态,200×)**
倒置相差显微镜观察显示降钙素作用下破骨细胞形态改变。A.加前药;B.加药后5分钟;C.加药后30分钟

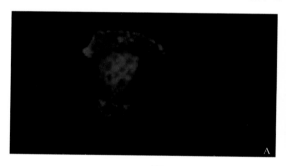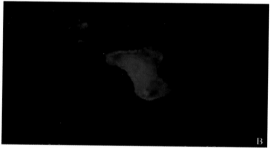

**图21-4 破骨细胞降钙素反应(细胞骨架,200×)**
激光共聚焦显微镜观察显示降钙素作用下破骨细胞F肌动蛋白的改变。A.加药前;B.加药后30分钟

降钙素药物对破骨细胞骨吸收抑制作用的结果,表现为骨吸收能力降低,在实验室可采用与破骨细胞共培养的骨片骨吸收陷窝数减少表示抑制药效指标。本实验室对培养于骨片上破骨细胞的骨陷窝计数结果表明,两种eCT制剂的骨吸收抑制率相似(图21-5),

**表21-1 eCT对多核破骨细胞的影响($\overline{X} \pm S$)**

| 组 别 | n | 细 胞 数 | | |
|---|---|---|---|---|
| | | 48小时 | 96小时 | 144小时 |
| 对 照 | 4 | 229.3 ± 39.2 | 335.0 ± 30.1 | 285.5 ± 57.7 |
| eCT | 4 | 93.5 ± 23.9** | 223.3 ± 53.4* | 207.5 ± 24.4* |

注:* $P < 0.05$;** $P < 0.01$。

表21-2　eCT对单核破骨细胞的影响($\overline{X} \pm S$)

| 组　别 | n | 细　胞　数 | | |
|---|---|---|---|---|
| | | 48小时 | 96小时 | 144小时 |
| 对　照 | 4 | 441.0 ± 67.1 | 474.0 ± 69.3 | 438.5 ± 61.2 |
| eCT | 4 | 458.3 ± 61.8 | 502.0 ± 52.9 | 399.8 ± 45.4[*] |

注：* $P < 0.05$；** $P < 0.01$。

$10^{-12}$ mmol/L的抑制率约30%，浓度增加至$10^{-10}$ mmol/L的抑制率为70%左右。可见，适当剂量的eCT对破骨细胞的骨吸收抑制作用颇为缓和，应用于老年骨质疏松症治疗中适当控制骨吸收是合适的。

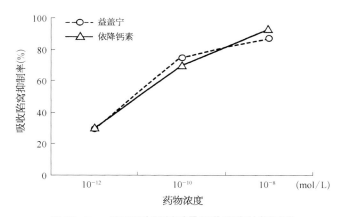

图21-5　eCT两种制剂对骨吸收陷窝的抑制率

（二）成骨细胞药效

　　成骨细胞是骨形成细胞，合成分泌类骨质和骨钙素、碱性磷酸酶、胰岛素样生长因子等骨形成因子，对获得充足骨量和良好的骨结构，有效发挥骨的生物代谢功能和机械力学功能，对破骨细胞骨吸收陷窝的填补、骨基质微损伤的修复、骨折的治疗和康复，以及骨质疏松症的防治、预防骨折等均甚为重要。为此，我们应重视对提高成骨细胞骨形成功能有效药物的研究。近几年来，降钙素药物的成骨细胞骨形成促进药效得到重视，并已广泛应用于老年骨质疏松症等代谢性骨病的治疗。本实验室取新生（< 24小时）大鼠头盖骨应用酶消化法体外培养成骨细胞，以MTT法检测成骨细胞增殖能力、对硝基苯磷酸盐法（PNPP法）检测ALP活性、茜素红（ARS）染色计数矿化结节检测体外矿化能力作为骨形成药效指标，观察了sCT对成骨细胞骨形成功能的药效（表21-3）。结果显示，sCT具有明显促进体外培养成骨细胞增殖、分化和矿化等骨形成功能。此外，CT还可抑制成骨细胞和骨细胞凋亡，延长骨形成细胞的生存能力。

表21-3　sCT对成骨细胞骨形成药效指标的检测结果($\bar{X} \pm S$)

| 组　　别 | 增殖（A570），$n=6$ | ALP活性（U/mg蛋白），$n=6$ | 矿化结节（个/视野），$n=4$ |
|---|---|---|---|
| sCT-OB（$10^{-10}$ g/ml） | $0.523 \pm 0.158$* | $0.104 \pm 0.012$** | $5.75 \pm 0.957$* |
| 对　照 | $0.347 \pm 0.035$ | $0.081 \pm 0.004$ | $1.50 \pm 1.0$ |

注：* $P < 0.05$；** $P < 0.01$。

## 二、降钙素药物对老年骨质疏松症的治疗作用

老年骨质疏松症是一种低转换骨重建病理的代谢性骨病，主要由成骨细胞骨形成功能衰退引起，因而其治疗应着力于促进成骨细胞骨形成功能。如对低转换骨重建骨质疏松的老年人长时间应用骨吸收强力抑制药物，则可由于破骨细胞和成骨细胞功能的耦联机制，成骨细胞的骨形成功能将同时被抑制，骨基质的矿化状态也会减弱，引起衰老状态的骨基质中较多的微损伤（微小裂隙、微小骨折等）若得不到及时修复，累积的微损伤使骨质量降低、骨强度下降，可造成老年人易发骨折的严重后果。对此，黄公怡教授在《骨质疏松症新进展》（徐苓主编，2008）中特别指出：抗骨重建吸收药物大剂量或长时间使用会导致骨更新过分抑制，使陈旧骨内骨疲劳乃至微骨折等微损伤积累和加剧，同时使骨基质矿化期延长，结果造成骨脆性增强、骨物理强度降低、骨折危险性增高。据王瑞等研究表明，阿仑膦酸盐可显著抑制老年短尾猴椎体骨松质骨重建，引起骨微损伤聚积。此研究结果提示，老年人过多或过久应用高效骨吸收抑制剂可导致骨质量的降低。其他文献也有类似观点报道。可见，给予老年人过多骨吸收抑制剂治疗将会使已处于低下状态的骨重建能力进一步被抑制，加剧损害骨质量。因此，提高老年人骨质量的关键在于促进骨重建功能和骨基质矿化能力，使骨基质中的微损伤得以及时修复，改善骨结构。降钙素药物不仅有适度抑制破骨细胞骨吸收作用，并有明显增加骨形成细胞数量和提高骨形成功能的作用，因而是一种增加骨质量的有效药物。本实验室上述一项研究（表21-3）表明，$10^{-10}$ g/L sCT对体外培养成骨细胞有明显促进增殖（MTT↑50.0%，$P < 0.05$）、分化（ALP↑28.0%，$P < 0.01$）和矿化（矿化结节↑28.6%，$P < 0.001$）等作用，对骨转换降低的老年骨质疏松症可起到明显促进骨重建功效。临床研究表明，sCT和eCT对于促进老年骨质疏松性骨折愈合和降低老年人骨折发生率均有明显疗效。Chesnut应用鲑鱼降钙素鼻喷剂（NSCT）对绝经后骨质疏松症妇女进行2年的前瞻性研究（QUEST试验，2000），以二维和μCT三维技术检测骨结构，结果显示桡骨远端和股骨颈近端骨小梁微结构显著改善，而对照组显著恶化，两组在BV/TV、骨小梁数量和小梁间隙等有显著差异（$P < 0.03$、$P < 0.001$、$P < 0.001$），表明NSCT有益于骨小梁微结构维护、骨结构改善。Yoichiro Ishida（2004）对一项50～75岁绝经后妇女应用eCT 2年治疗研究结果显示，

降低脊柱骨折发生率达59%，而其骨密度提高却较少，说明鳗鱼降钙素降低骨折发生率的作用主要与提高骨质量有关。日本学者泽丰畅对卵巢切除（OVX）大鼠给予eCT，结果表明鳗鱼降钙素对骨强度可起明显保护作用（图21-6）。王瑞的研究结果也表明，与阿仑膦酸盐不同，鳗鱼降钙素不引起短尾猴椎体骨松质骨微损伤的聚积，说明益盖宁对改善老年人骨质量的防治作用是明显的。

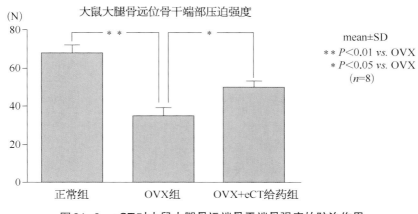

图21-6　eCT对大鼠大腿骨远端骨干端骨强度的防治作用
eCT 15 U/kg，每周3次，126周皮内注射

据报道，人体每日CT的分泌量为50～250 μg，相当于10～50 U，血液中有免疫活性的内源性CT水平在30～90 pg/ml。研究表明，健康人血液中降钙素的含量与性别、年龄和生理状态等有关。女性较男性低，孕妇、哺乳期妇女和青少年较高；绝经后妇女低于绝经前；绝经后骨质疏松症妇女低于绝经后健康妇女。研究显示，绝经后骨质疏松症妇女和老年人的血清降钙素基础值和对钙激发的反应能力均表现降低（表21-4、图21-7）。绝经后骨质疏松症降钙素的降低可能与雌激素缺乏有关，老年人的降钙素降低可能与VD缺乏有关。可见，绝经后骨质疏松症患者和老年人的内源性降钙素分泌不足是其骨质疏松症的病理机制之一，因此，降钙素药物对骨质疏松症治疗有临床意义。

表21-4　不同年龄女性血清中降钙素含量改变（$\overline{X} \pm S$）

| 组　　别 | $n$ | 年龄（Y） | 血清中降钙素含量（pg/ml,$\overline{X} \pm S$） | | |
| --- | --- | --- | --- | --- | --- |
| | | | Basal | Peak | AUC* |
| 绝经前健康女性 | 18 | 44.6 ± 2.9 | 17.8 ± 5.7 | 45.6 ± 7.8 | 62.3 ± 17.9 |
| 绝经后健康女性 | 20 | 59.0 ± 5.1 | 14.7 ± 4.8 | 38.7 ± 7.4 | 58.2 ± 20.8 |
| 绝经后OP女性 | 21 | 61.9 ± 6.4 | 9.9 ± 3.5** | 19.4 ± 7.5** | 33.4 ± 8.9** |

注：① * AUC：药时曲线下面积（area under the curve），10分钟静脉滴注Ca²⁺（3 mg/kg）。② 与绝经前和绝经后健康女性比较，** $P < 0.001$。

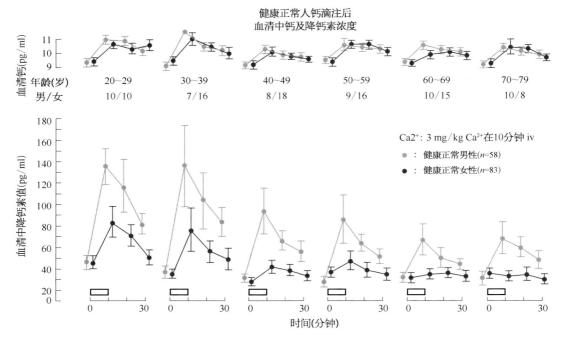

图21-7 不同年龄组健康正常人钙滴注后血清中钙及降钙素浓度

## 三、总结与展望

综上所述,血液中的降钙素水平降低是老年人易发骨质疏松症,并影响骨质量、致骨折危险性增高的重要原因之一。骨质量是骨强度的重要(主要)因素,2001年美国NIH以"骨强度下降、骨折风险性增加"作为骨质疏松症的特征而突出了骨质量的重要性。老年人由于骨组织结构衰老退行性变、疲劳、损伤和骨重建功能低下、VD缺乏等多种因素,导致骨基质微损伤(骨小梁变细、断裂、穿孔、微裂隙、连结缺失等)聚积,使骨质量明显下降。因此,关注老年人的骨质量健康是防治老年骨质疏松症的关键措施。鲑鱼降钙素和鳗鱼降钙素是目前临床较为有效防治骨质疏松症和骨质疏松性骨折的肽类药物,并有明显控制骨折部位疼痛、提高患者生活质量的作用。

(王洪复 于明香 朱国英)

-------- 参·考·文·献 --------

[1] Copp D H, Cameron E C, Cheney B A, et al. Evidence for calcitonin — a new hormone from the parathyroid that lowers blood calcium [J]. Endocrinology, 1962, 70: 638-649.

[2] Kumar M A, Foster G V, Macintyre I. Further evidence for calcitonin, a rapid-acting hormone which lowers plasma-calcium [J]. Lancet, 1936, 2(7306): 480-482.

[3] Sieber P, Brugger M, Kamber B, et al. Human calcitonin. IV. Synthesis of calcitonin M [J]. Helv Chim Acta, 1968, 51(8): 2057-2061.

[4] Carret J E, Tamir H, Hifor O, et al. Calcitonin-secreting cells of the thyroid express an extracellur calcium receptor gene [J].

Endocrinology, 1995, 136: 5202−5211.

［5］ Austin L A, Heath H Ⅲ. Calcitonin physiology and pathophysiology［J］. New Eng J Med, 1981, 304: 269−278.

［6］ Nicholson G C, Moseley J M, Sexton P M, et al. Abundant calcitonin receptors in isolated rat osteoclasts. Biochemical and autoradiographic characterization［J］. J Cli Invesy, 1986, 78(2): 355−360.

［7］ 邓华运,于明香,陈可靖,等.培养破骨细胞降钙素受体的免疫组化分析［J］.上海医科大学学报,1997, 24(2): 139−140.

［8］ Zaidi M, Datta H, Moongaert B, et al. Evidence that the action of calcitonin on rat osteoporosis is mediated by two G proteins acting via separate post-receptor pathways［J］. J Endorcrinol, 1990, 126: 473−481.

［9］ Purdue B W, Tilakaratue N, Sexton P M. Molecular pharmacology of the calcitonin receptor［J］. Receptors Channels, 2002, 8: 243−255.

［10］ Chambers T J, Magns C J. Calcitonin alters behaviour of isolated osteoclasts［J］. Pathol, 1982, 136(1): 27−39.

［11］ 王洪复.骨细胞图谱与骨细胞体外培养技术［M］.上海:上海科学技术出版社,2001.

［12］ 王洪复.骨质疏松症药效研究技术和方法［M］.北京:人民卫生出版社,2009, 37.

［13］ 朱建民,方洁,陈新刚,等.降钙素对体外培养成骨细胞的影响［J］.中国骨质疏松杂志,2001, 7(2): 147−148, 122.

［14］ 徐苓.骨质疏松新进展［M］.上海:上海科学技术出版社,2008, 31−35.

［15］ 王瑞,曹永平,刘恒,等.骨吸收抑制剂对老年短尾猴椎体松质骨微损伤和骨重建的影响［J］.中华骨质疏松和骨矿盐疾病杂志,2013, 6(4): 320−325.

［16］ Green J O, Diab T, Allen M R, et al. Three years of alendronate treatment does not continue to decrease microstructural stresses and strains associated with trabecular mirodamage initiation beyond those at 1 year［J］. Osteoporosis Int, 2012, 23: 2313−2320.

［17］ Down R W Sr, Bell N H, Ettinger M P, et al. Comparison of alendronate and instranasal calcitonin for treatment of osteoporosis in postmenopusal women［J］. J Clin Endocrinol Metab, 2000, 85(5): 1783−1788.

［18］ Wallach S, Farley J, Baylink D, et al. Effects of calcitonin on bone quality and function［J］. Calcif Tissue Int, 1993, 52: 335−339.

［19］ Hizmetli S, Elden H, Kaptanoglu E, et al. The effect of different doses of calcitonin on bone mineral density and fracture risk in postmenopasul osteoporosis［J］. Int J Clin Pract, 1998, 52(7): 453−455.

［20］ Kanis J A, McCloskey E V. Effect of calcitonin on vertebral and other fractures［J］. QJM, 1999, 92(3): 143−149.

［21］ Body J J. Calcitonin for the long-term prevention and treatment of postmenopausal osteoporosis［J］. Bone, 2002, 30: 75s−79s.

［22］ Chesnut CH 3rd, Silverman S, Andriano K, et al. A randomized trial of nasalspray salmon calcitonin in postmenopausal women with eatablished osteoporosis: the prevent recurrence of osteoporosis fractures study［J］. PROOF Study Group. Am J Med, 2000, 109: 267−276.

［23］ Yoichiro I, Shinya K. Comparative efficacy of hormone replacement therapy, etidronate, calcitonin, alfacalcidol, and vitamin K in postmenopausal women with osteoporosis: The Yamaguchi Osteoporosis Prevention Study［J］. Am J Med, 2004, 117(8): 549−555.

［24］ 泽丰畅.eCT对卵巢摘除大鼠骨骼的防治作用［J］.日本骨形态计测学会杂志,2000, 10(1): S52.

［25］ 邱明才,戴晨琳.代谢性骨病学［M］.北京:人民卫生出版社,2012, 422−429.

［26］ Meng X W, Zhan Z W, Zhou X Y, et al. The changes of the calcitonin reserve function in patients with primary osteoporosis［J］. Osteoporosis Int 6 (supt, Psu)076, 1996.

［27］ Deftos L J, Weisman M H, Williams G W, et al. Influence of age and sex on plasma calcitonin in human beings［J］. N Engl J Med, 1980, 302(24): 1351−1353.

［28］ Tiegs R, Body J, Barta J, et al. Secretion and metabolism of monomeric human calcitonin: effects of age, sex, and thyroid damage［J］. J Bone Miner Res, 1986, 1: 339−349.

［29］ Tiegs R D, Body J J, Wahner, H W, et al. Calcitonin secretion in postmenopausal osteoporosis［J］. N Engl J Med, 1985, 312: 1097−1100.

［30］ NIH. Consensus Development Panel on Osteopolosis Prevention, Diagnosis, and Therapy. Osteopolosis Prevention, Diagnosis, and Therapy［J］.JAMA, 2001, 283(6): 785−795.

# 第 22 章
## 维生素 D 骨形成促进作用与在老年骨质疏松症治疗中的应用

　　维生素 D（vitamin D, VD）最初是由一种抗佝偻病的鱼肝油成分而被认识，于 1922 年由 McCollum 命名。不久，德国有机化学家 Adol Windaus 发现存在于皮肤中的 7-脱氢胆固醇（7-dehydrocholesterol）是合成维生素 $D_3$（$VD_3$）的前体，并确定了 $VD_3$ 的化学结构，由于他在类固醇结构及其与维生素 D 相关研究中的贡献，获 1928 年诺贝尔化学奖。$VD_3$ 是一种开环类固醇激素的激素原（prohomone），即 D-激素原。皮肤中的 7-脱氢胆固醇经日光紫外线（270 ～ 300 nm）照射形成前 $VD_3$，再经皮肤热效应转化为 $VD_3$（胆钙三醇，cholecalciferol）（图 22-1），此内源性皮肤合成的 $VD_3$ 是人体 VD 的主要来源（约占 90%）。另约 10% 为外源性，来源于动物肝、乳、蛋黄、鱼肝油、青鱼等食物来源的 $VD_3$ 和植物来源的 $VD_2$（麦角骨化醇，ergocalciferol），也可少量补充人体的 VD。发现 VD 后的近百年来，在 VD 体内代谢、生理作用与机制、临床防治 VD 缺乏的相关疾病疗效等诸多方面研究均取得了突破性成果，我国刘士豪、朱宪彝教授在钙磷代谢与肾性骨营养不良（renal osteodystrophy，于 1942 年命名）的研究中做出了重要贡献。

　　由皮肤合成和食物吸收的 $VD_3$ 和 $VD_2$ 不具生物活性，需经肝 25-羟化酶羟化为 25（OH）D，再经肾 $1\alpha$-羟化酶羟化形成 $1,25(OH)_2D_3$（D-激素，$D_2$ 和 $D_3$ 在体内的代谢和生物效应相同）才具有生物活性（图 22-2）。D-激素与靶器官的细胞核受体（VDR）结合产生生物效应。VD 的靶器官主要是肠、骨和肾，已发现甲状旁腺、脑、胰腺、肌肉、骨细胞、淋巴细胞、皮肤毛囊细胞等肾外组织细胞也含有 VDR，这些组织细胞也存在 $1\alpha$-羟化酶，可在局部合成 $1,25(OH)_2D_3$，因而 VD 可在许多器官组织中发挥生理作用。VD 的主要生理作用是调节钙磷代谢，并是骨代谢的重要调节激素之一，对骨形成有明显促进作用。临床主要应用于骨质疏松症和

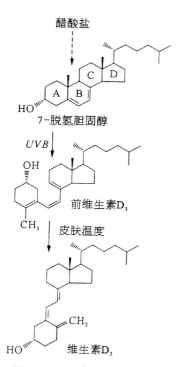

图 22-1　皮肤合成维生素 $D_3$

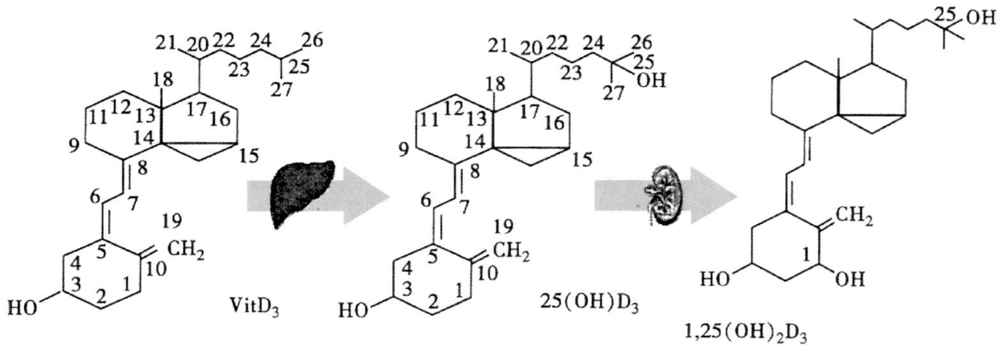

图22-2 维生素$D_3$经肝、肾转化为$1,25(OH)_2D_3$

肌力减退症、佝偻病、骨质软化症等VD缺乏症的防治。

　　老年人由于VD皮肤合成及摄取不足、活性转化功能下降和靶器官效应减弱等原因,可出现明显的VD缺乏、活性水平不足和生物学效应降低,因而影响骨代谢和有关的生理功能。据报道,我国老年人中VD不足或缺乏高达80%～90%,而VD不足或缺乏是老年骨质疏松症及其骨折并发症的重要危险因素。目前,应用$VD_3$和VD相关药物防治骨质疏松症和VD缺乏症已引起人们的广泛重视,本章着重论述VD的骨形成促进作用及在老年骨质疏松症治疗中的应用,以进一步拓展VD的临床应用。

## 一、VD骨形成促进作用

　　VD活性代谢产物$1,25(OH)_2D_3$对骨髓间充质干细胞(MSC)有促进向成骨细胞诱导分化的作用。Cheng SL等学者的早期研究即表明,体外培养人或动物的MSC在诱导液诱导向成骨细胞分化中,加入$1,25(OH)_2D_3$能刺激合成和分泌骨钙素。Beresford JN进一步证明,只有在$1,25(OH)_2D_3$存在时才能检测到骨钙素表达。这些结果说明$1,25(OH)_2D_3$在骨髓间充质干细胞分化发育为成熟成骨细胞的自分泌和旁分泌调节过程中发挥重要作用,可称为骨源性成骨作用。

　　成骨细胞有丰富的VDR,$1,25(OH)_2D_3$与成骨细胞VDR结合,通过基因和非基因途径发挥生物学作用(图22-3),促进成骨细胞增殖和TGF-β、IGF-1、BGP、ALP等骨形成因子及Ⅰ型胶原、骨基质蛋白的合成分泌,促进类骨质矿化(图22-4)。

　　VD具有明显的骨形成促进作用,不仅增加骨形成细胞的数量和功能,还能提高骨基质矿化和修复骨基质中的微损伤,由此提高老年人的骨质量和抗骨折能力。$1,25(OH)_2D_3$还可上调成骨细胞合成RANKL和OPG,前者促进破骨细胞分化成熟,增加骨吸收功能,而后者抑制破骨细胞骨吸收功能,调控骨重建生理平衡。此外,$1,25(OH)_2D_3$可直接和间接抑制甲状旁腺素(PTH)的合成和分泌,下调骨吸收。因此,活性VD对骨代谢调节的综合效应为一定程度上调骨重建功能。VD骨形成功效的这一特点,对低转换的老年骨质疏松症

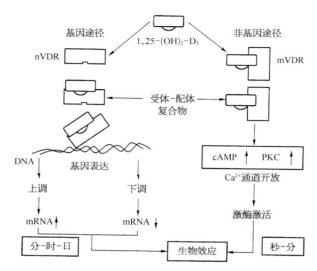

图22-3 1,25(OH)₂D₃的基因与非基因途径作用机制

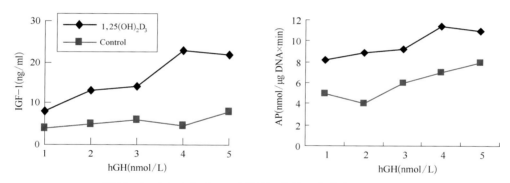

图22-4 1,25(OH)₂D₃对成骨细胞骨形成功能的上调作用

防治骨重建功能低下、骨矿化不良或骨质软化等,改善骨结构和骨质量、减少骨折风险具有重要意义。本实验室建立OVX大鼠骨质疏松模型,给予1α(OH)D₃治疗3个月后可见,1α(OH)D₃可显著提高OVX大鼠骨密度、增加骨强度,因而促进骨形成和提高骨质量(表22-1)。

表22-1 1α(OH)D₃治疗OVX大鼠3个月后股骨骨密度和骨强度($\bar{X} \pm S$)

| 分 组 | $n$ | 股骨BMD(g/cm³) | 股骨三点弯最大载荷(N) |
|---|---|---|---|
| Sham | 12 | 1.45 ± 0.05 | 194.3 ± 16.0 |
| OVX | 13 | 1.29 ± 0.05 | 174.5 ± 14.7 |
| 1α(OH)D₃ | 14 | 1.39 ± 0.06 | 187.8 ± 17.8 |

注:大鼠OVX 3个月后检测,骨质疏松模型建立后给予1α(OH)D₃(每天0.1 μg/kg),每周6次,共3个月。检测股骨体积BMD和三点弯最大载荷。

## 二、VD在老年骨质疏松症治疗中的应用

VD的体内活性代谢物$1,25(OH)_2D_3$是具有多功能生物效应的一种生理健康调节剂，该类药物是应用于VD缺乏症防治的一种活性制剂，除对老年骨质疏松和骨质软化、肌力减退等VD缺乏症防治有效外，对继发性甲状旁腺机能亢进症、心脑血管病、代谢性疾病、提高免疫功能、降低肿瘤发生率和防治老年人衰弱综合征等有很好效果。

临床评估VD缺乏需依据血液中VD肝25-羟化酶代谢物25(OH)D的检测值判断。25(OH)D在体内的半衰期长达20～50天，是VD在血液循环中的主要存在形式，临床以血25(OH)D检测值作为评判VD营养水平的主要指标。关于由血25(OH)D检测值判断VD不足/缺乏的标准，国内外专家的共识如（表22-2）。老年人由于肾$1\alpha$-羟化酶活性下降，血25(OH)D值（营养水平）与$1,25(OH)_2D_3$值（活性水平）不尽相关，前者可充足或增高，而后者则可不足或缺乏，并随年龄增高而降低更为明显。本实验室朱国英等对绝经后妇女骨丢失与$1,25(OH)_2D_3$的相关性研究表明，57例（年龄61岁±5岁）骨质疏松女性血25(OH)D平均为（31±14）ng/ml（充足），而$1,25(OH)_2D_3$平均值为（18±6）pg/ml（缺乏）。因此，除检测VD营养水平外，检测VD的活性水平对判断VD缺乏状态和设计合理的治疗方案也很重要。目前临床尚无关于VD活性水平的充分检测资料和判断活性状态的专家共识，值得今后关注和研究。文献对上海市22名30～39岁健康女性血$1,25(OH)_2D_3$的检测值平均为（36.1±9.5）pg/ml。Brandi L等报道的国外健康成人血清$1,25(OH)_2D_3$平均值为（37.7±11.2）pg/ml。这些资料或许可供VD活性水平充足状态的参考。

表22-2　VD状态与血清水平

| VD状态 | 充足 | 不足 | 轻度缺乏 | 中度缺乏 | 重度缺乏 |
|---|---|---|---|---|---|
| 25(OH)D(ng/ml) | ≥30 | <30～≥20 | <20～≥10 | <10～≥5 | <5 |

注：1 nmol/L = 0.4 ng/ml。

临床用于治疗老年骨质疏松症的VD制剂主要有：普通维生素$D_3/D_2$（$VD_3/VD_2$）、$1\alpha(OH)D_3$、$1,25(OH)_2D_3$等，对其在临床治疗老年骨质疏松症的应用，分别简要讨论如下。

（一）普通维生素$D_3/D_2$（$VD_3/VD_2$）

$VD_3/VD_2$是一种营养制剂，在体内经肝细胞25-羟化酶（存在于微粒体、线粒体）转变成25(OH)D，再由肾小管上皮细胞转变为$1,25(OH)_2D_3$，提高血活性水平。经肝脏形成的25(OH)D经由血液循环可达脑、胰、肌肉、骨细胞、淋巴细胞、皮肤毛囊细胞等肾外许多组织细胞，由其$1\alpha$-羟化酶合成$1,25(OH)_2D_3$，对局部组织器官起调节作用。组织细胞的这一机制对局部器官功能的维护、提高免疫功能、降低肿瘤发生风险和防治VD缺乏症等甚为重要。一些肿瘤组织中也存在VDR，VD在抑制肿瘤血管生成、肿瘤细胞增殖和转移中

发挥作用。因此，老年人为防治骨质疏松、肌力减退和提高骨质量，预防骨折发生的同时，需重视 VD₃/VD₂ 的摄取，以提高血液 VD 营养水平，对提高和维护健康体质，降低肿瘤发生风险有意义。目前常用量为 1 000 ~ 2 000 U/d，午餐后口服，午餐中的一定油脂有利于 VD 的吸收。以往应用低剂量（400 ~ 800 U/d）对纠正 VD 缺乏症不尽理想，有研究表明，对 50 名绝经后 VD 缺乏的妇女，每天口服 800 U VD₃ 和钙尔奇 D 1 片，治疗 3 个月后其血清 25（OH）D 由治疗前的（16.0 ± 5.0）ng/ml 增加至（20.02 ± 4.5）ng/ml，其中有 49% 仍低于 20 ng/ml。可见口服 800 U/d VD 尚不足以纠正 VD 缺乏状态。近年来不少文献报道，应用更高剂量的 VD 制剂可更有效提高 VD 营养水平、防治 VD 缺乏症。2010 年国际骨质疏松基金会建议，对严重 VD 缺乏者需补充更大剂量 VD。2011 年美国内分泌协会临床实践指南推荐，对 VD 缺乏者连续 8 周、每周给予 50 000 U 或每天 6 000 U VD₂/D₃ 治疗，使血 25（OH）D 达到 30 ng/ml 以上。已有临床关于大剂量 VD₃ 肌内注射有效纠正 VD 缺乏症的报道，也有报道大剂量 VD₃ 口服可提高血 25（OH）D 水平和纠正 VD 缺乏症，北京宁志伟等给予 62 例 VD 缺乏患者单次口服 60 万 U VD₃，可快速纠正 VD 缺乏，并维持血清 25（OH）D 在理想水平持续 3 个月。

依据以上报道经验，笔者对有明显 VD 缺乏症的门诊患者，应用高剂量 VD₃ 注射剂肌内注射治疗 46 例（4 例 40 ~ 58 岁，其余 ≥ 60 岁），取得满意疗效。依据血 25（OH）D 检测值不足/缺乏的程度，每 2 周或每月注射一次，随访血 25（OH）D 水平和钙、磷、ALP、PTH 等生化指标。46 例 VD 不足/缺乏患者，治疗前血 25（OH）D 平均值为（18.37 ± 5.22）ng/ml，治疗后增高为（42.58 ± 9.38）ng/ml（$P < 0.01$），有 44 例治疗后血 25（OH）D 水平增加至充足水平，有效率达 95.7%（表 22-3）。VD 缺乏症症状得到较大程度的改善，如骨关节和肌肉酸痛明显好转、肌力增加、走路较前有力和手足痉挛明显减轻或消失等，生活质量普遍提高。治疗前后患者的血钙、磷等均在正常范围，无其他不良反应。

表 22-3　维生素 D₃ 注射剂对维生素 D 不足/缺乏患者的治疗结果

| 组　别 | 例　数 | 血 25（OH）D 检测值（ng/ml） | | 治　疗　效　果 | |
| | | 治疗前 | 治疗后 | 有效例数 | 有效率 |
| 不　足 | 15 | 24.43 ± 2.61 | 40.15 ± 9.17** | 14 | 93.3% |
| 缺　乏 | 31 | 15.44 ± 3.25 | 43.76 ± 9.39** | 30 | 96.8% |
| 合　计 | 46 | 18.37 ± 5.22 | 42.58 ± 9.38** | 44 | 95.7 |

注：① 治疗后血 25（OH）D ≥ 30 ng/ml 为治疗有效。② 治疗后检测值为末次注射后的检测值。③ 治疗后检测值与治疗前检测值相比，* $P < 0.05$，** $P < 0.01$。

（二）1α（OH）D₃

1α（OH）D₃ 是 1,25（OH）₂D₃ 的一种前体口服药物，进入体内到肝组织由肝细胞 25-

羟化酶转化为 1,25(OH)$_2$D$_3$，提高血 VD 活性水平，发挥骨代谢调节和骨形成促进作用。由于老年人肾功能低下导致 25(OH)D$_3$ 转化为 1,25(OH)$_2$D$_3$ 的功能减弱，可造成血液中的活性水平不足或缺乏，高龄老人的缺乏尤为明显，易发骨质疏松和骨质软化等 VD 缺乏症，因而需重视和关注老年人的 VD 活性水平低下的纠正。Brandil 等报道，6 例健康志愿者一次口服 1,25(OH)$_2$D$_3$ 和 2 周后一次口服 4 μg 1α(OH)D$_3$ 后，血浆 1,25(OH)$_2$D$_3$ 分别升高 (223.2 ± 31.3) pg/ml 和 (70.9 ± 23.4) pg/ml（表 22-4）。该研究还表明，口服 1,25(OH)$_2$D$_3$ 和 1α(OH)D$_3$ 后，血浆 PTH 水平分别下降 30.8% ± 8% 和 35% ± 4%，与基础值比较差异有统计学意义 ($P < 0.05$)。两者对健康志愿者血浆 Ca$^{2+}$ 均无影响。

表 22-4 口服 1,25(OH)$_2$D$_3$ 和 1α(OH)D$_3$ 疗效比较

| | 1,25(OH)$_2$D$_3$ | 1α(OH)D$_3$ | $P$ 值 |
|---|---|---|---|
| 1,25(OH)$_2$D$_3$ 峰值（pg/ml） | 223.2 ± 31.3 | 70.9 ± 23.4 | < 0.05 |
| 达峰值时间（小时） | 2.3 ± 0.4 | 6.5 ± 1.5 | < 0.05 |
| 半衰期（小时） | 28.2 ± 3.5 | 47.1 ± 4.0 | |

注：① 志愿者为女性，年龄 40.25 ± 5.5 岁，体重 59.5 ± 2.14 kg；② 口服 1,25(OH)$_2$D$_3$、1α(OH)D$_3$ 时间相隔 2 周；③ 血浆 1,25(OH)$_2$D$_3$ 基础值 37.7 ± 11.2 pg/ml。

由上述研究可见，与 1,25(OH)$_2$D$_3$ 比较，口服 1α(OH)D$_3$ 在体内转换为 1,25(OH)$_2$D$_3$ 的时间较缓慢，峰值较低，半衰期长，对 PTH 的抑制作用与 1,25(OH)$_2$D$_3$ 的作用相似，无血钙增高反应，因而安全有效，对于需长期应用活性 D$_3$ 的老年患者，1α(OH)D$_3$ 可保持血充足的 VD 活性水平在较长时间，应是一种合理的优选药物。

老年人在服用 1α(OH)D$_3$ 后，血 VD 活性水平可有一定提高，但其营养水平可能仍处于不足或缺乏状态，而老年人的 VD 营养水平低下可导致体内许多组织细胞的功能受到影响。因此，在服用 1α(OH)D$_3$ 的同时，可联合应用普通 VD$_3$/VD$_2$ 治疗，以使患者血液中的 VD 营养水平保持在充足水平，对老年人生活质量的提高会有较好作用。

（三）1,25(OH)$_2$D$_3$

1,25(OH)$_2$D$_3$ 口服吸收后不需转换，可直接与靶器官细胞 VDR 结合发挥骨代谢调节和骨形成促进作用。由表 22-4 可见，口服 1,25(OH)$_2$D$_3$ 后在血液中的半衰期短、峰值高、达到峰值的时间短，因而起效快、活性效应明显是其特出优点，对治疗肾羟化合成能力较低、VD 缺乏和其症状明显的老年人及肾功能损害的肾病患者较为适合，可较快提高血 VD 活性水平，纠正 VD 缺乏症的疗效明显。视病情程度，可口服 0.5 μg/d 或更高剂量。如长期较高剂量应用，由于长时间处于高水平的 VD 活性状态，可致血钙增高等不良反应，需注意检测血钙值。老年人如需长时间应用，以较低剂量为妥（如 0.25 μg/d），可控制活性 VD 在合理水平，并可避免血钙增高，发挥安全有效作用。

## 三、总结与展望

VD不足/缺乏是老年人易发骨质疏松和骨质软化,并导致骨折等严重后果的主要原因之一。补充VD是老年人防治骨质疏松症和VD缺乏症的有效措施。而且VD的生理功效广泛,与全身健康密切相关,因而应用VD防治老年人VD不足/缺乏的相关疾病和提高生活质量至关重要。由表22-5可见,普通维生素$D_3$、$1\alpha(OH)D_3$和$1,25(OH)_2D_3$的生物学特点各有所长,我们可用其之长、避其之短,合理选择联合应用,以发挥各自生理作用,达到理想防治效果,避免不良反应。

表22-5 3种VD制剂的生物学特点

| | 活性转化 | 半衰期 | 特 点 |
|---|---|---|---|
| $VD_3$ | 经肝、肾二步转化 | 数日～36日 | 活性弱、作用慢、时间长、预防好、安全 |
| $1\alpha(OH)D_3$ | 经肝一步转化 | 17.6小时 | 活性较弱、血浆浓度稳定增长、作用持续长、防治效果好、安全 |
| $1,25(OH)_2D_3$ | 不需转化 | 4～6小时 | 活性高、起效快、疗效好 |

(王洪复 朱国英 盛 辉 陈军祥)

**参·考·文·献**

[ 1 ] McCollnm E V, Simmonds N, Becker J E, et al. An experimental demonstration of the existence of a vitamin which promotes calcium deposition[J]. J Biol Chem, 1922, 53: 293–107.

[ 2 ] 邱明才,戴晨琳.代谢性骨病学[M].北京: 人民卫生出版社,2012: 19–30.

[ 3 ] 周学赢,夏维波.维生素D到底是什么? [J].中华骨质疏松和骨矿盐疾病杂志,2015, 8(1): 90–92.

[ 4 ] Holic M F. Vitamin D Deficiency[J]. N Engl Med, 2007, 357: 266–281.

[ 5 ] 朱汉民,程群,甘浩民,等.上海地区人群维生素D状态研究[J].中华骨质疏松和骨矿盐疾病杂志,2010, 3: 157–163.

[ 6 ] 夏维波,苏华,周学.维生素D缺乏与骨质疏松[J].中华骨质疏松和骨矿盐疾病杂志,2009, 2(3): 145–154.

[ 7 ] Lu L, Yu Z, Pan A, et al. Plasma 25–hydroxyvitamin D concentration and metabolic syndrome among middle — aged and elderly Chinese individuals[J]. Diabetes Care, 2009, 32: 1278–1283.

[ 8 ] 陈浩,冯飞,朱富强,等.老年骨折患者25–羟维生素D和甲状旁腺素与骨质疏松程度的相关性[J].中华骨质疏松和骨矿盐疾病杂志,2013, 6(1): 20–27.

[ 9 ] 洪维,朱汉民,程群,等.血清维生素D水平与骨代谢状态的相关性: 附1 389例观察[J].中华骨质疏松和骨矿盐疾病杂志,2011, 4(4): 224–230.

[10] Cheng S L, Yang J W, Rifas L, et al. Differentiation of human bone marrow osteogenic stromal cells in vitro: induction of the osteoblast phenotype by dexamethasone[J]. Endocrinology, 1994, 134(1): 277–286.

[11] Ogston N, Harrison A J, Cheung H F, et al. Dexamethasone and retinoic acid differentially regulate growth and differentiation in an immortalised human clonal bone marrow stromal cell line with osteoblastic characteristics[J]. Steroids, 2002, 67(11): 895–906.

[12] Rickard D J, Sullivan T A, Shenker B J, et al. Induction of osteoblast differentiation in rat bone marrow stromal cell cultures by dexamethasone and BMP–2[J]. DEV BIO, 1994, 161(1): 218–228.

[13] Beresford J N, Joyner C J, Devlin C, et al. The effects of dexamethasone and 1,25–dihydroxyvitamin D3 on osteogenic differentiation of human marrow stromal cells in vitro[J]. Arch Oral Bio, 1994, 39(11): 941–947.

[14] 陈家伦.临床内分泌学[M].上海: 上海科学技术出版社,2011, 1449–1457.

[15] Chenu C, Valentin-Opran A, Chavassleux P, et al. Insulin like growth factor I hormonal regulation by growth hormone and by

1,25(OH)$_2$D$_3$ and activity on human osteoblast-like cells in short-term cultures[J]. Bone, 1990, 11(2): 81-86.

［16］ 王洪复.骨质疏松症药效研究方法与技术[M].北京：人民卫生出版社,2009, 9: 52.

［17］ 徐苓.骨质疏松症新进展[M].上海：上海科学技术出版社,2008, 8: 180.

［18］ 夏维波.老年人肌少症的诊断与防治[J].老年医学与保健,2015, 21(1): 6-9.

［19］ 秦少博,王春,李萍.血清25-羟维生素D与左心室舒张功能[J].中华老年医学杂志,2015, 34(5): 574-577.

［20］ 唐松涛,章秋,唐海沁,等.补充维生素D对预防跌倒的meta分析[J].中华骨质疏松和骨矿盐疾病杂志,2013, 6(1): 65-69.

［21］ 宁晓暄,欧阳敏,Leng Sean X.老年人衰弱综合征的发病病机制和评估及管理[J].中华老年医学杂志,2015, 34(12): 1282-1285.

［22］ 刘岁丰,蹇在金.衰弱：一种重要的老年综合征[J].中华老年医学杂志,2015, 34(12): 1286-1288.

［23］ 朱国英,王洪复,徐培康,等.绝经后妇女骨丢失与1,25-二羟维生素D的相关性研究[J].中华医学杂志,2001, 81(23): 1443-1446.

［24］ 朱国英.绝经后骨质疏松症及其骨折的易发因素流行病学研究[D].博士研究生论文,上海医科大学,2000, 12.

［25］ Brandi L, Egfjord M Olgaard K. Pharmacokinetics of 1,25(OH)$_2$D$_3$ and 1α(OH)D$_3$ in normal and uraemic man[J]. Nephrol Dial Transplant, 2002, 17(5): 829-840.

［26］ Zhang H, Huang Q R, Gu Jm, et al. Comparison of the effects of cholecalciferol and calcitriol on calcium metabolism and bone turnover in Chinese postmenopausal women with vitamin D insufficiency[J]. Acta Pharmacol Sin, 2012, 33(4): 490-495.

［27］ Dawson-Hughes B, Mithal A, Bonjour J P, et al. IOF position statement: vitamin D recommendations for older adults[J]. Osteoporosis Int, 2010, 21(7): 1151-1154.

［28］ Holic M F, Binkley N C, Bischoff-Ferrari H A, et al. Evaluation, treetment, and prevention of vitamin D deficiency: an Endocrine Society clinical practice guideline[J]. J Clin Endocrinol Metab, 2011, 96(7): 1911-1930.

［29］ Diamond T H, Ho K W, Rohl P C, et al. Annual intramuscular injection of a megadose of cholecalciferol for treatment of vitamin Ddeficiency: efficacy and safety data[J]. Med J Aust, 2005, 183: 10-12.

［30］ Soliman A T, Adel A, Wagdy M, et al. Manifestations of severe vitamin D deficiency in adolescents: effects of intramuscular injection of a megadose of cholecalciferol[J]. J Trop Pediatr, 2011, 57: 303-306.

［31］ Einarsdottir K, Preen D B, Clay T D, et al. Effect of a single "megadose" intramuscular vitamin D(600,000 IU) injection on vitamin D concentrations and bone mineral density following biliopancreatic diversion surgery[J]. Obes Surg, 2010, 20: 732-737.

［32］ Malham M, Peter Jorgensen S, Lauridsen A L, et al. The effect of a single oral megadose of vitamin D provided as either ergocalciferol (D$_2$) or cholecalciferol (D$_3$) in alcoholic liver cirrhosis[J]. Eur J Gastroenterol Hepatol, 2012, 24: 172-178.

［33］ 宁志伟,苗莉,刘佳,等.60万单位维生素D$_3$单次口服治疗维生素D缺乏[J].中华骨质疏松和骨矿盐疾病杂志,2014, 7(4): 320-324.

# 第 23 章
# 放疗后骨丢失的病理生理及其细胞机制研究

癌症与骨健康密切相关。除了肿瘤骨转移时出现的骨骼相关事件,癌症治疗也可引起骨丢失(cancer treatment-induced bone loss, CTIBL),导致非肿瘤性骨疼痛、骨萎缩和易于发生骨折。由于癌症治疗后骨丢失及其骨折常表现为难愈合或不愈合,可导致较高的死亡率和致残率,在极端情况下还可能由于骨骼损伤的不可修复而使患者完全丧失活动能力,严重影响患者的生存质量。放射治疗(radiotherapy, RT)是癌症治疗的一种有效和不可缺少的方法,超过50%癌症患者在疾病某阶段需采用单独放疗,或与化疗、手术等联合放疗,治疗靶区辐射剂量可达到50～90 Gy,靶区周围正常组织包括骨骼同样也会吸收电离辐射。放射治疗可导致受照区域甚至远处未受照区域骨骼出现骨重建失衡、引起骨丢失,并可能因骨基质崩解、活性因子释放而加剧癌症复发和骨转移的危险。

## 一、临床流行病学概况

癌症放射治疗会引起骨丢失,出现病理性骨折、骨萎缩和骨坏死等并发症。而且,除了直接受照的靶组织或邻近组织,远离靶区的未受照骨骼也可能发生骨量丢失,表现为远端效应(abscopal effect)。放射治疗致骨丢失的速率和严重程度要远大于绝经和糖皮质激素过度使用所导致的骨质疏松症。人群流行病学研究表明,乳腺癌患者放疗后1年肋骨骨折的发生率可达1.8%～19%,而未受照的股骨骨折发生率也明显增加;此外,因骨盆肿瘤接受放疗的绝经后妇女发生髋部骨折的危险性较非放疗患者增加65%～216%,危险比分别为1.66、1.65和3.16;而前列腺癌患者放疗后髋部骨折的发生率增加76%。放疗后骨丢失(radiotherapy-induced bone loss)已成为限制临床实施有效治疗剂量和影响患者生存质量及预后的一个重要因素。

## 二、放疗引起骨病理生理改变

动物实验证明,照后早期即可出现受照局域的骨重建失衡、骨质丢失、小梁连接性下降等骨结构损伤,甚至表现为骨丢失的远端效应和全身性效应。为了有效防治放疗后骨丢失,须了解辐射诱导骨丢失的病理生理过程和骨代谢失衡的细胞机制。众所周知,骨重建的动态平衡是由成骨细胞介导的骨形成和破骨细胞介导的骨吸收功能来共同维持的，任何一方功能的抑制或亢进，均可导致骨重建的异常。但目前关于电离辐射对骨重建影响的作用方式、靶点和病理机制等尚不明确，制约了放射性骨质疏松症及其骨折的有效预防和治疗。

研究提示放疗后骨丢失表现为小梁骨吸收加剧、细胞密度下降、骨密度改变、间充质前体细胞耗竭。骨骼在传统理论上属于放射不敏感组织，但近年研究揭示了骨组织不同细胞对辐射敏感性有很大差异。其中，成骨细胞对辐射具有一定抗性，但破骨细胞（osteoclast, OC）和骨细胞（osteocyte, OCY）对电离辐射反应却较敏感和快速。此外，破骨细胞与成骨细胞存在耦联，可通过细胞-细胞接触反应、细胞因子分泌和外泌体microRNA分泌等调节成骨细胞功能。研究发现，破骨细胞外泌体高表达miR-214，依赖于ephrinA2-EphA2信号途径负调节ATF4而抑制成骨效应。因此，对辐射敏感、并对成骨细胞可耦联调控的破骨细胞生成和功能改变及其调控机制研究应受到格外关注，有助于研发新的药物靶点。

## 三、放疗后骨丢失的细胞机制

骨重建受成骨细胞（osteoblast, OB）和破骨细胞（osteoclast, OC）平衡所调节。功能性OB丧失是辐射诱导骨损伤的机制之一，但由于成骨细胞对辐射具有一定抗性，而与骨重建密切相关的另一类细胞-破骨细胞对电离辐射较为敏感，在照后早期即可出现破骨细胞的过度活跃并诱发骨重建异常，导致骨量和骨结构的快速崩溃。同时，由于崩解的骨基质可释放一些活性因子如TGF-β、IGF、FGF、PDGF等，而活化的OC可释放蛋白水解酶如cathepsin-K和MMP-9等，进一步促进局部骨组织血管生成、癌细胞侵袭和移植，增加肿瘤复发和骨转移风险。此外，破骨细胞和其前体还对骨形成、造血和血管生成有重要调节作用。

（一）成骨细胞机制

电离辐射对成骨细胞和骨细胞的作用已比较明确，可引起细胞数量减少、细胞周期阻滞、细胞分化能力下降、对凋亡信号的敏感性增加，也可能是骨髓间充质干细胞（bone mesenchymal stem cell, BMSC）向脂肪细胞分化增加导致髓腔脂肪化。由于成熟成骨细胞的寿命极短，半衰期仅为2～4周，需要从BMSC及其后代——骨母细胞持续补充，照射后骨髓细胞的衰竭也会导致成骨细胞下降。采用小动物辐射研究平台（SARRP）进行的研究表明，局部放疗可引起成骨细胞和骨细胞凋亡、导致骨形成抑制，而注射促合成代谢药特立帕特（teriparatide, rhPTH1-34），对局部受照引起的小梁骨丢失有一定保护作用。进一步研究证明，rhPTH1-34可通过非同源末端连接（non-homologous end-joining, NHEJ）通路加速DNA双链断裂（DSB）修复，阻断辐射诱导的成骨细胞凋亡。但持续时间更长的一项研究却表明，PTH仅在治疗期间是有效的，而一旦停药即刻出现骨量下降，推测单独使用PTH治疗不足以预防放疗远后期骨丢失,需重点关注与骨重建相关的破骨细胞。

(二)破骨细胞机制

近年关于照射后破骨细胞生成和功能改变的研究提出了新概念:认为辐射对破骨细胞影响是双向调控效应:照后早期出现OC一过性活跃,此后表现为OC持续耗竭。缺少OC参与的骨重建失衡会导致骨微损伤累积、基质脆性增加、小梁强度下降。而由于受照后OC双向调控及时序的不确定,给临床干预措施和治疗方案的实施带来了困难。目前临床上常使用双膦酸盐等抗骨吸收药物缓解放疗患者的骨疼痛,但其临床和动物实验的有效性证据并不明确,甚至可能因骨吸收的持续抑制而加剧放疗后骨丢失及其骨折危险。因此,在放射治疗技术迅猛发展且应用广泛的当下,更加深入地探讨放射治疗影响骨重建机理和破骨细胞生成调控,将有助于通过对放疗后破骨细胞活性的实时监控及适时干预修复骨重建失衡、减少放疗后骨丢失及骨折风险、有效缓解骨疼痛、预防骨肿瘤复发和肿瘤骨转移,可为放射治疗致骨损伤并发症的诊断和治疗策略提供一个新的研究思路。

关于照射后破骨细胞生成和功能改变,近年的主要研究结论支持辐射对破骨细胞影响是双向调控效应:照后早期出现破骨细胞的一过性增加,此后则可能由于破骨细胞前体死亡而表现为OC持续耗竭。而对辐射相对抗性的成骨细胞在照后仍维持一定作用甚至出现代偿性增加,导致皮质增厚。由于骨重建过程缺少破骨细胞参与,导致骨微损伤累积、骨基质脆性增加、小梁骨强度下降,是照后骨脆性增加的主要原因。

目前,关于照射后破骨细胞生成和功能改变及其调控机理并不确切。大剂量全身照射尤其后期的OC持续耗竭是由于骨髓细胞池破骨细胞前体衰竭。但照射早期可出现一过性的OC数量和活性增高并诱发异常骨重建,而此时骨髓细胞是下降甚或衰竭的;此外,由骨髓池中的前体细胞分化为破骨细胞,从发生时间序列上来推测也是不够的。而如果是从外周血或脂肪组织等快速募集则能解释这一现象。众所周知,由于电离辐射对分裂旺盛期的细胞如骨髓细胞是敏感的,而对分裂沉默期细胞如外周血单核细胞则相对敏感性较低。因此,受照后早期出现OC的一过性增加,是否由于外周血和脂肪组织中前体细胞快速募集的一种代偿性反应机制? 这一调控途径如能得到确认和证实,则可望为放疗后骨重建失衡、骨丢失及其骨折提供新的治疗靶。

破骨细胞生成(osteoclastogenesis)过程包括募集(recruitment)、增殖(proliferation)、分化(differentiation)和融合(fusion),而电离辐射对破骨细胞生成的影响主要是通过某一个还是全过程调控有待研究。破骨细胞生成受到多种细胞共同调控,而越来越多的证据也表明骨髓微环境中的骨调节因子(bone modifying agents, BMA)可直接影响癌症转移和肿瘤治疗相关性骨丢失(cancer treatment induced bone loss, CTIBL)的发生。体外实验证明,照射可引起破骨细胞前体RAW 264.7分化为破骨细胞数量增加、骨吸收活性增强;而当RAW 264.7与骨细胞样细胞MLO-Y4或骨髓细胞共培养时,辐射对破骨细胞生成的促进作用明显增强,生成OC数量增加6倍,提示来自骨细胞和骨髓干细胞的信号因子可影响破骨细胞性骨吸收。由于骨髓是与骨重建有密切关系的多种细胞包括成骨细胞、内皮细胞、破骨细胞和脂肪细胞的前体细胞池,电离辐射引起直接受照区域骨髓细胞池衰竭和非受照区域骨髓细胞的动员,可能是照射后启动细胞反应和影响CTIBL转归的重要因素。此外,电离辐射作用于骨骼组织后,可由于骨骼组织的抗氧化和抗炎性反应提高骨骼的氧化应激、ROS增加,上调骨髓细胞促破骨生成基因 *Rankl*、*Mcp*、*TNF*、*IL-6*、*Nfe2l2* 等表达,增加OC数量和活性,导致骨重建失衡。

破骨细胞分化调控机制已比较清楚,但在辐照等应激状态时,OC及前体如何从骨髓或外周血募集至骨吸收部位还不清楚。模拟体部立体定向放射治疗(stereotactic body radiotherapy, SBRT)动物研究证明,照射可引起干细胞来源的SDF-1α释放,配体可与趋化因子受体4(CXCR4)结合而促使细胞募集,使用靶向药物进行阻断则可干扰细胞募集。此外,电离辐射可刺激血管内皮CX3CL1高表达,促进CX3CR1$^+$/CD11b$^+$,启动破骨前体细胞归巢至骨重建表面(OC分化的特定场所)。干细胞来源的因子SDF-1/CX3CL12和它的G-蛋白-耦合受体CXCR4等可调节募集过程。由此假设:辐射诱导炎症反应时,单核/巨噬细胞可产生炎性因子IL-1β等,刺激干细胞包括EPCs在局部分泌SDF-1和C/EBPβ,导致单核细胞迁移和浸润,OC前体及相关单核巨噬细胞募集。探讨电离辐射如何引发募集和融合过程,调控破骨细胞生成及其骨吸收功能,可为寻找新的分子靶点以治疗放疗后骨丢失等骨吸收性疾病提供依据。

## 四、放疗后骨丢失动物模型

肿瘤放射治疗的一个重要问题是剂量和分割模式选择。合适的剂量分割模式和束靶向是目前临床控制放疗早期和晚期反应、防治癌症治疗相关骨丢失的有效手段。电离辐射会对骨组织产生有害效应,而照射方式(单次照射和分次照射)、照射剂量(总剂量和分次剂量)、照射部位(全身照射和局部照射)等均会影响放疗后骨丢失的病理过程。研究面临的一个重要问题是合适照射模式尤其是分割剂量和方式的选择。

分割模式可影响辐射的近期和远期生物效应。临床上除了常规分割照射模式(典型剂量为60 Gy,1.8～2 Gy/次,每周5次,共10～30次)外,体部立体定向放射治疗(stereotactic body radiosurgery, SBRT,典型剂量为45～60 Gy,3～15次,隔天照射。4～20 Gy/次,隔天照射)由于疗程短,分次剂量大,可增加肿瘤部位剂量沉积、使正常组织的照射最小化,已越来越多地应用于肺小细胞癌等疾病。美国放射肿瘤学会(ASTRO)最近更新发布了一项临床指南,强调了姑息放疗治疗疼痛性骨转移的安全性和有效性。指南维持了原先推荐的4种治疗未放疗病灶的外照射方案,即:单次大剂量8 Gy/f、20 Gy/5f、24 Gy/6f和30 Gy/10f四种方案。而在照射总剂量的选择上,由于临床妇科肿瘤的常规放疗靶区总剂量可达60 Gy,BED2.8可达102.9 Gy;乳腺癌骨转移的BED2.8可达48.6～62.1 Gy。而目前研究所使用的动物模型常采用2 Gy单次照射,仅为临床放疗常规分割剂量和宇航员空间飞行剂量,远低于临床放疗总剂量。此外，照射部位的选择也会影响辐射效应。临床上对于一些血液肿瘤如白血病和淋巴瘤，是采用适当剂量的全身照射。但对于实体肿瘤的治疗均采用局部放疗。以往动物研究常采用全身或身体大部分受照。由于全身受照会引起系统性炎性反应，并导致性腺机能减退，使骨损伤相关实验数据的解释复杂化。目前较多采用的啮齿类动物单侧或双侧下肢局部照射模型，受照部位包含整个下肢（股骨、胫骨和足部），代表了全身骨骼总量的约20%，也相当于临床上骨盆受照区域的总骨骼比例，使其更适于开展放疗后骨丢失的在体研究。而单侧后肢受照模型的建立，使对侧未受照后肢可用于观察远端效应。

此外，在实验动物年龄的选择上，目前研究常采用小鼠或大鼠模型，并应选择性成熟和骨骼成熟但尚未开始骨丢失的时期，以避免性腺功能等混杂因素的可能影响。例如，对于SD大鼠可选择10～12周龄（骨峰期）。建立能真实模拟临床局部分割放疗的照射模式，对于在整体水平探讨辐射对骨结构和骨骼细胞等体内生物学过程尤为重要。而在放疗后骨丢失病因机制研究中，动物水平在体研究可在骨组织上直接观察细胞水平的变化。

## 五、总结与展望

鉴于以上国内外研究现状和分析，目前总体研究观点认为癌症放疗引起的骨丢失是基于破骨细胞生成和功能改变，导致照射野内和照射野外骨组织发生骨重建失衡。未来应重点探讨破骨细胞生成和功能改变在放疗后骨丢失效应中的病理机制，以及受照成骨细胞、内皮细胞等多种骨髓同源细胞对破骨细胞募集和破骨细胞生成的调控及其信号通路，探讨靶向抑制破骨细胞生成以及作为放疗后骨丢失防治新手段的潜在可行性，有望加深对放疗后骨丢失机理和破骨细胞生成改变及时序性的认识，有助于为放疗后骨丢失防治新策略研究拓展思路，并可为临床放疗剂量的有效实施松绑，对于防治癌症治疗引起骨丢失和病理性骨折、缓解骨骼疼痛、降低肿瘤复发和骨转移风险、调节钙磷平衡，具有重要科学意义和潜在应用价值。

（朱国英）

-------- 参·考·文·献 --------

［1］ D'Oronzo S, Stucci S, Tucci M, et al. Cancer treatment-induced bone loss (CTIBL): pathogenesis and clinical implications［J］. Cancer Treat Rev, 2015, 41 (9): 798−808.

［2］ Body J J, Terpos E, Tombal B, et al. Bone health in the elderly cancer patient: a SIOG position paper［J］. Cancer Treat Rev, 2016, 51: 46−53.

［3］ Willey J S, Lloyd S A J, Nelson G A, et al. Ionizing radiation and bone loss: space exploration and clinical therapy applications［J］. Clin Rev Bone Miner Metab, 2011, 9(1): 54−62.

［4］ Sparks R B, Crowe E A, Wong F C, et al. Radiation dose distribution in normal tissue adjacent to tumors containing $^{131}$I or $^{90}$Y: the potential for toxicity［J］. J Nuclear Med, 2002, 43(8): 1110−1114.

［5］ Overgaard M. Spontaneous radiation-induced rib fractures in breast cancer patients treated with postmastectomy irradiation. A clinical radiobiological analysis of the influence of fraction size and dose-response relationships on late bone damage［J］. Acta Oncol, 1988, 27: 117−122.

[ 6 ]　Pierce S M, Recht A, Lingos T, et al. Lone-term radiation complications following conservative surgery (CS) and radiation therapy (RT) in patients with early stage breast cancer[ J ]. Int J Radiat Oncol Biol Phys, 1992, 23: 915−923.

[ 7 ]　Baxter N N, Habermann E B, Tepper J E, et al. Risk of pelvic fractures in older women following pelvic irradiation[ J ]. JAMA, 2005, 294(20): 2587−2593.

[ 8 ]　Elliott S P, Jarosek S L, Alanee S R, et al. Three-dimensional external beam radiotherapy for prostate cancer increases the risk of hip fracture[ J ]. Cancer, 2011, 117: 4557−4565.

[ 9 ]　Igdem S, Alco G, Ercan T, et al. Insufficiency fractures after pelvic radiotherapy in patients with prostate cancer[ J ]. Int J Radiat Oncol Bio Phys, 2010, 77: 818−823.

[ 10 ]　Wright L E, Buijs J T, Kim H S, et al. Single-Limb Irradiation Induces Local and Systemic Bone Loss in a Murine Model[ J ]. J Bone Miner Res, 2015, 30(7): 1268−1279.

[ 11 ]　Michel G, Blery P, Pilet P, et al. Micro-CT Analysis of Radiation-Induced Osteopenia and Bone Hypovascularization in Rat[ J ]. Calcif Tissue Int, 2015, 97: 62−68.

[ 12 ]　Oest M E, Mann K A, Zimmerman N D, et al. Parathyroid Hormone (1−34) Transiently Protects Against Radiation-Induced Bone Fragility[ J ]. Calcif Tissue Int, 2016, 98: 619−630.

[ 13 ]　Oest M E, Franken V, Kuchera T, et al. Long-Term Loss of Osteoclasts and Unopposed Cortical Mineral Apposition Following Limited Field Irradiation[ J ]. J Orthop Res, 2015, 33(3): 334−342.

[ 14 ]　Kusumbe A P, Adams R H. Osteoclast progenitors promote bone vascularization and osteogenesis[ J ]. Nature Medicine, 2014, 20(11): 1238.

[ 15 ]　Willeya J S, Lloyda S A J, Robbinsb M E, et al. Early Increase in Osteoclast Number in Mice after Whole-Body Irradiation with 2 Gy X Rays[ J ]. Radiat Res, 2008, 170(3): 388−392.

[ 16 ]　Alwood J S, Shahnazari M, Chicana B, et al. Ionizing Radiation Stimulates Expression of Pro-Osteoclastogenic Genes in Marrow and Skeletal Tissue[ J ]. J Interferon & Cytokine Res, 2015, 35(6): 480−487.

[ 17 ]　Chandra A, Lin T, Young T, et al. Suppression of Sclerostin Alleviates Radiation-Induced Bone Loss by Protecting Bone-Forming Cells and Their Progenitors Through Distinct Mechanisms[ J ]. J Bone and Miner Res, 2017, 32(2): 360−372.

[ 18 ]　Green D E, Adler B J, Chan M E, et al. Devastation of adult stem cell pools by irradiation precedes collapse of trabecular bone quality and quantity[ J ]. J Bone Miner Res, 2012, 27(4): 749−759.

[ 19 ]　Xie H, Cui Z, WangL, et al. PDGF−BB secreted by preosteoclasts induces angiogenesis during coupling with osteogenesis[ J ]. Nat. Med, 2014, 20(11): 1270−1278.

[ 20 ]　Sun W J, Zhao C Y, Li Y H, et al. Osteoclast-derived microRNA-containing exosomes selectively inhibit osteoblast activity[ J ]. Cell Discovery, 2016, 2: 16015.

[ 21 ]　Fu S L, Pang H, Xu J Z, et al. C/EBPb Mediates Osteoclast Recruitment by Regulating Endothelial Progenitor Cell Expression of SDF−1a[ J ]. PLOS ONE, 2014, 9(3): e91217.

[ 22 ]　Chandra A, Lin T, Tribble M B, et al. PTH1−34 alleviates radiotherapy-induced local bone loss by improving osteoblast and osteocyte survival[ J ]. Bone, 2014, 67: 33−40.

[ 23 ]　Wang Y, Zhu G Y, Wang J P, et al. Irradiation Alters the Differentiation Potential of Bone Marrow Mesenchymal Stem Cells[ J ]. Molecular Medicine Reports, 2016, 13: 213−223.

[ 24 ]　Wong J, Armour E, Kazanzides P, et al. A high resolution small animal radiation research platform (SARRP) with x−ray tomographic guidance capabilities[ J ]. Int J Radiat Oncol Biol Phys, 2008, 71(5): 1591−1599.

[ 25 ]　Chandral A, Lanl S, Zhu J, et al. PTH prevents the adverse effects of focal radiation on bone architecture in young rats[ J ]. Bone, 2013, 55(2): 449−457.

[ 26 ]　Turnera R T, Iwanieca U T, Wonga C P, et al. Acute Exposure to High Dose γ−Radiation Results in Transient Activation of Bone Lining Cells[ J ]. Bone, 2013, 57(1): 164−173.

[ 27 ]　Jia D, Gaddy D, Suva L J, et al. Rapid loss of bone mass and strength in mice after abdominal irradiation[ J ]. Radiat Res, 2011, 176(5): 624−635.

[ 28 ]　Wernle J D, Damron T A, Allen M J, et al. Local irradiation alters bone morphology and increases bone fragility in a mouse model[ J ] Journal of Biomechanics, 2010, 43: 2738−2746.

[ 29 ]　Ranaa T, Schultza M A, Freemana M L, et al. Loss of Nrf2 accelerates ionizing radiation-induced bone loss by upregulating RANKL [ J ]. Free Radic Biol Med, 2012, 53(12): 30.

[ 30 ]　Hui S K, Fairchild G R, Kidder L S, et al. The Influence of Therapeutic Radiation on the Patterns of Bone Remodeling in Ovary-Intact and Ovariectomized Mice[ J ]. Calcif Tissue Int, 2013, 92(4): 372−384.

［31］ Lutz S, Balboni T, Jones J, et al. Palliative radiation therapy for bone metastases: Update of an ASTRO Evidence-Based Guideline ［J］. Pract Radiat Oncol, 2017, 7(1): 4−12.

［32］ WANG L, BANU J, McMAHAN C A, et al. Male Rodent Model of Age-related Bone Loss in Men［J］. Bone, 2001, 29(2): 141−148.

［33］ Green D E, Adler B J, Chan M E, et al. Devastation of Adult Stem Cell Pools by Irradiation Precedes Collapse of Trabecular Bone Quality and Quantity［J］. J Bone Min Res, 2012, 27( 4): 749−759.

［34］ Gierloff M, Reutemann M, Gu A, et al. Effects of zoledronate on the radiation-induced collagen breakdown: a prospective randomized clinical trial［J］. Clin Transl Oncol, 2015, 17: 454−461.

［35］ Keenawinna L, Oest M E, Mann K A, et al. Zoledronic acid prevents loss of trabecular bone after focal irradiation in mice［J］. Radiat Res, 2013, 180(1): 89−99.

［36］ Willey J S, Livingston E W, Robbins M E, et al. Risedronate prevents early radiation-induced osteoporosis in mice at multiple skeletal locations［J］. Bone, 2010, 46: 101−111.

［37］ Schreurs1 A S, Fardl Y S, Shahnazaril M, et al. Dried plum diet protects from bone loss caused by ionizing radiation［J］. Scientific Reports, 2016, 6: 21343.

［38］ Wang H, Cui Y, Zaorsky N G, et al. Mesenchymal stem cells generate pericytes to promote tumor recurrence via vasculogenesis after stereotactic body radiation therapy［J］. Cancer Letters, 2016, 375: 349−359.

［39］ Han K H, Ryua J W, Limb K E, et al. Vascular expression of the chemokine CX3CL1 promotes osteoclast recruitment and exacerbates bone resorption in an irradiated murine model［J］. Bone , 2014, 61: 91−101.

［40］ Swift J M, Smitha J T, Kianga J G. Hemorrhage Trauma Increases Radiation-Induced Trabecular Bone Loss and Marrow Cell Depletion in Mice［J］. Radiat Res, 2015, 183: 578−583.

［41］ Swift J M, Swift S N, Smith J T, et al. Skin wound trauma, following high-dose radiation exposure, amplifies and prolongs skeletal tissue loss［J］. Bone, 2015, 81: 487−494.

# 第24章
# 骨形态计量学方法与研究进展

骨组织形态计量学（bone histomorphometry）是于20世纪60年代初，由科学家Harold Frost提出的一种能够定量化评价骨的微结构与骨量的方法。由于形态计量学采用的标本无须脱钙，通过活体荧光标记及硬组织切片包埋可更好的保留骨组织细微结构。直到今天，骨组织形态计量学仍然是评价骨代谢及矿化的金标准。

具体来说，骨组织形态计量学所需标本只需脱水无须脱钙，经过甲基丙烯酸甲酯包埋，再使用硬组织切片机切片包埋后，即可进行形态计量学定量测定，可同时检测静态参数和动态参数。如可以反映骨组织结构变化的骨小梁表面积、骨面积密度、骨小梁间距、骨小梁厚度、骨皮质厚度等，可反映类骨质的平均类骨质表面、平均类骨质宽度、平均类骨质面积、平均骨壁厚等。另一方面，在不同时间点采用活体四环素、钙黄绿素双标，可观测动态的骨重建过程。可以通过计算两次标记的荧光线间距离等，间接获得骨矿化沉积率、矿化延迟时间等骨动力学指标，反映出骨形成的信息。动态和静态参数的结合可反映骨转换和骨重建的变化。

## 一、骨组织标本准备

（一）标本荧光标记

1. **骨组织活检标本**　对于人体髂嵴活检来说，美国骨骼及矿物质研究协会（ASBMR）建议使用Bordier/Rochester类型的环钻，内部直径至少7.5 mm（儿童5 mm）。使用更小孔径的环钻且垂直而非水平活检同样可以获取有效的定性和定量信息，但是如此一来可以得到可靠数值的变量数目更加受到限制。最小可接受的组织采样面积是30 mm$^2$，最小可接受的骨周长是60 mm。建议至少从两处区域取样，最好是在髓质一半处开始取样、间隔大约300 mm的3个区域分别取样。髓质宽度较短时可能需要额外采样以达到最低可接受组织面积和骨周长的要求。若要进行骨组织动态计量观测，在征得患者同意的条件下，骨活检前19天开始服用盐酸四环素（250 mg/次），每天4次，连续服用2天。10天后再服用2天，5天后进行活检。

2. **动物标本标记与取材**　小动物（鼠、兔等）处死前10天腹腔注射1%盐酸四环素

(20 mg/kg)。7天后,再次腹腔注射1%钙黄绿素,3天后进行动物取材。对于大型动物(羊、猪等),所有实验动物于取材前21天给予四环素标记(20 mg/kg, iv)连续2天,取材前7天钙黄绿素标记(15 mg/kg, iv)连续2天;两次标记时间间隔12天,第2次标记后5天处死所有动物。

(二)标本固定与脱水

标本取材后若不立即处理,可先用生理盐水纱布包裹标本后低温保存(长期储存于−70℃,短期储存于−20℃冰箱)。标本室温解冻后应立即进行固定和脱水处理。固定一般用70%乙醇或10%中性多聚甲醛(多聚甲醛固定标本在包埋前需要进行24小时流水冲洗)。标本固定后即可进行常规酒精梯度脱水处理。脱水顺序为70%乙醇2天—80%乙醇2天—90%乙醇2天—100%乙醇2天。

(三)标本浸润和包埋

1. **包埋剂的准备** 未提纯甲基丙烯酸(methyl methacrylate, MMA)500 ml加等量6%氢氧化钾溶液充分振荡混匀5分钟,静置10分钟,分为上层MMA和下层水相,重复上述步骤共3次。等量蒸馏水洗3次后,加无水硫酸铜62.5 g吸水24小时后过滤。纯化后的MMA放入4℃冰箱中保存备用。

2. **标本包埋** 70%乙醇内固定3天,然后用特殊骨染料(osteochrome villanuva bone stain, Polysciences, InC. USA)染色2周,梯度乙醇脱水(70%、80%、90%、95%、100%)各24小时。甲苯透明4小时后,分别放入纯化的MMA浸透24小时后,拿出再次加入纯化的MMA浸透24小时,以去除甲苯。最后再将标本放入纯化的MMA中,放入真空干燥器内2小时,再置4℃冰箱中1周,使MMA充分浸透标本,再将已硬化的合适大小甲基丙烯酸甲酯放入包埋液中,使其在室温下完全聚合。

(四)组织切片和染色

组织包埋后使用硬组织切片机制成30 μm厚的切片。切片进行染色的目的是区分钙化骨与类骨质并获取更多的形态学信息。常用的染色方法有甲苯胺蓝染色、Golden-trichome染色、Von Kossa染色等。另外可以根据研究的需要进行其他特殊染色。其中大块组织碱性品红染色用于观察纤维素损伤,染色需要在包埋前进行。

## 二、骨组织形态计量分析

1987年,ASBMR提出统一的测量指标命名方法,并在2012年进行了更新,从而使命名系统化,现已被广泛接受。表24-1为二维测量值缩略词。

表24-1 骨组织形态测量学的主要测量值

| 面 积 | | 长 度 | | 距 离 | |
|---|---|---|---|---|---|
| 骨面积 | B.Ar | 骨接触面 | B.Bd | 皮质厚度 | Ct.Wi |

（续表）

| 面　　积 | | 长　　度 | | 距　　离 | |
|---|---|---|---|---|---|
| 类骨质面积 | O.Ar | 骨表面 | B.Pm | 壁　厚 | W.Wi |
| 矿化面积 | Md.Ar | 类骨质表面 | O.Pm | 矿化厚度 | Md.Wi |
| 空隙面积 | Vd.Ar | 侵蚀表面 | E.Pm | 类骨厚度 | O.Wi |
| 髓质面积 | Ma.Ar | 静态表面 | Q.Pm | 标记厚度 | L.Wi |
| 纤维化面积小管面积 | Fb.Ar | 矿化表面 | Md.Pm | 骨小梁厚度 | Tb.Wi |
| 细胞面积 | Ca.Ar | 成骨细胞表面 | Ob.Pm | 间隙厚度 | It.Wi |
| 细胞质面积 | Ce.A | 单一标记表面 | sL.Pm | | |
| 核面积 | Nc.Ar | 双标记表面 | dL.Pm | | |
| | | 破骨细胞表面 | Oc.Pm | | |
| | | 逆转表面 | Rv.Pm | | |

延伸指标可以是静态的或是动态的（表24-2）。许多计算是基于合理但非严格成立的假设，可根据研究目的选定使用全部、部分或不使用下列指标。

表24-2　骨组织形态测量学延伸指标

| 指　标　类　型 | 参　数　名　称 | 缩　略　词 | 公　式 |
|---|---|---|---|
| 静态指标 | 骨小梁数量 | Tb.N | （BV/TV）/Tb.Th |
| | 骨小梁间隔 | Tb.Sp | （1/Tb.N）−Tb.Th |
| | 骨小梁宽度 | Tb.Wi | （BV/TV）/Tb.N |
| 动态指标 | 矿化表面 | MS | （dLS+sLS/2）/BS |
| | 矿化沉积率 | MAR | Ir.L.Th/Ir.L.t |
| | 校正沉积率 | Aj.AR | MAR（MS/OS） |
| | 类骨质沉积率 | OAR | same |
| | 骨矿形成率 | MFR | MAR（MS/BS） |
| | 骨形成率 | BFR | same |
| | 骨吸收率 | BRs.R | see text |
| | 矿化延迟时间 | Mlt | O.Th/Aj.AR |
| | 类骨质成熟时间 | Omt | O.Th/MAR |
| | 形成时期 | FP | W.Th/Aj.AR |

（续表）

| 指标类型 | 参数名称 | 缩略词 | 公式 |
|---|---|---|---|
| 动态指标 | 再吸收期 | Rs.P | FP*（Oc.S/OS） |
| | 逆转期 | Rv.P | FP*（ES–Oc.S）/OS |
| | 重建时期 | Rm.P | FP*（ES p OS）/OS |
| | 静态期 | QP | FP*（QS/OS） |
| | 总时期j | Tt.P | FP*（BS/OS） |
| | 激活频率 | Ac.f | （1/Tt.P） |

表24-3列出了所有组织形态测量学研究中应该在相应的恰当位置呈现和报告的测量值，连同它们的缩写和单位。注意，推荐的使用单位是基于两个长度单位（μm和mm）和两个时间单位（天数和年数），而百分数被首选为无量纲的比率。此外，区分静态和动态测量值是传统的做法，前者不需要四环素标记。

表24-3　骨松质组织主要测量值和外推指标的推荐使用术语、缩略语及单位

| 组织面积 | T.Ar | mm² | 双标记表面 | dLS/BS | % |
|---|---|---|---|---|---|
| 骨面积 | B.Ar | mm² | 单一标记表面 | sLS/BS | % |
| 骨周长 | B.Pm | μm | 矿化表面 | MS/BS | % |
| 骨体积 | BV/TV | % | 矿化表面 | MS/OS | % |
| 壁厚 | W.Th | μm | 骨矿沉积率 | MAR | μm/d |
| 类骨质表面 | OS/BS | % | 校正沉积率 | Aj.AR | μm/d |
| 类骨质体积 | OV/BV | % | 矿化延迟时间 | Mlt | D |
| 成骨细胞表面 | Ob.S/BS | % | 类骨质成熟时间 | Omt | D |
| 成骨细胞数量 | N.Ob/BS | /mm | 激活频率 | Ac.F | N/y |
| 类骨质厚度 | O.Th | μm | 皮质孔隙度 | Ct.Po | % |
| 侵蚀表面 | ES/BS | % | 皮质厚度 | Ct.Th | μm |
| 破骨细胞表面 | Oc.S/BS | % | 骨形成率 | BFR/BS | μm³/μm²/d |
| 破骨细胞数量 | N.Oc/T.A | /mm² | 骨形成率 | BFR/BV | %/y |
| 骨表面 | BS/TV | mm²/mm³ | | | |

（曲新华　于志锋　朱国英）

# 附录：专业术语英汉对照

| | |
|---|---|
| alizarin red S | 茜素红 S |
| alkaline phosphatase | 碱性磷酸酶 |
| alkaline phosphatase staining | 碱性磷酸酶染色 |
| amino cross-linked N-telopeptides of type Ⅰ collagen, NTX | Ⅰ型胶原交联氨基端肽 |
| anabolic agents | 骨形成刺激剂 |
| angiogenesis | 血管生成 |
| animal model | 动物模型 |
| annexin Ⅴ | 膜联蛋白 Ⅴ |
| antiresorptive drugs | 骨吸收抑制剂 |
| apoptosis | 凋亡 |
| basal region | 基底区 |
| basic multicellular unit, BMU | 基本多细胞单位 |
| blood vessel | 血管 |
| bone formation | 骨形成 |
| bone histomorphometry | 骨组织形态计量学 |
| bone homeostasis | 骨稳态 |
| bone marrow monocyte/macrophage, BMM | 骨髓单核-巨噬细胞 |

（续表）

| | |
|---|---|
| bone marrow stromal cell, BMSC | 骨髓间充质干细胞 |
| bone morphogenetic protein, BMP | 骨形态发生蛋白质 |
| bone resorption | 骨吸收 |
| bovine serum albumin, BSA | 牛血清白蛋白 |
| C7 cell | C7细胞 |
| calcitonin gene related peptide, CGRP | 降钙素基因相关肽 |
| calcitonin receptor, CTR | 降钙素受体 |
| calcium | 钙 |
| calcium uptake | 钙摄取 |
| calf serum, CS | 小牛血清 |
| canaliculi | 骨小管 |
| carbonic anhydrase Ⅱ, CA Ⅱ | 碳酸酐酶Ⅱ |
| carboxyterminal cross-linked C-telopeptides of type Ⅰ collagen, CTX | Ⅰ型胶原交联羧基端肽 |
| cathepsin K, CTSK | 组织蛋白酶K |
| *CLCN7*-related autosomal dominant osteopetrosis | *CLCN7*基因突变导致常染色体显性遗传骨硬化症 |
| clear zone | 亮区 |
| co-culture | 共培养 |
| collagen triple helix repeat containing 1, Cthrc 1 | 胶原蛋白三股螺旋重复蛋白1 |
| colony-forming-units fibroblastic, CFU-F | 成纤维细胞集落形成单位 |
| complement component 3a | 补体3a |
| conditioned medium | 条件培养基 |
| cytokine | 细胞因子 |
| cytoskeleton | 细胞骨架 |
| diethanolamine, DEA | 二乙醇胺 |
| dimethyl sulfoxide, DMSO | 二甲基亚砜 |
| direct contact | 直接接触 |
| E-cadherin | 上皮钙黏素 |

（续表）

| ethylenediamine tetraacetic acid, EDTA | 乙二胺四乙酸 |
|---|---|
| extracellular regulated protein kinase, ERK | 细胞外调节蛋白激酶 |
| factor associated suicide ligand, FASL | FAS 配体 |
| fetal bovine serum, FBS | 胎牛血清 |
| fewer and dispersed endoplasmic reticulum, misER | 寡内质网 |
| fibroblast growth factor, FGF | 成纤维细胞生长因子 |
| flow chamber | 平行流室 |
| fluid flow shear stress, FFSS | 流体剪切应力 |
| fluorescein isothiocyanate, FITC | 异硫氰酸荧光素 |
| fluorescence-activated cell sorting, FACS | 荧光激活细胞分选系统 |
| genetic diagnosis | 基因诊断 |
| glycoprotein38, gp38 | 糖蛋白38 |
| hepatocyte growth factor, HGF | 肝细胞生长因子 |
| HL−60 cell | HL−60 细胞 |
| *chloride channel* 7, *CLCN7* | 氯化物通道7 基因 |
| hormone | 激素 |
| hypoxia inducible factor, HIF | 低氧诱导因子 |
| insulin-like growth factor, IGF | 胰岛素样生长因子 |
| interaction | 相互调控 |
| interleukin, IL | 白介素 |
| kidney dominates bone | 肾主骨 |
| kidney tonifying | 补肾 |
| lacuna | 骨陷窝 |
| lipopolysaccharide, LPS | 脂多糖 |
| low density lipoprotein receptor related protein 5/6, LRP5/6 | 低密度脂蛋白受体相关蛋白5/6 |
| macrophage colony-stimulating factor, M−CSF | 巨噬细胞集落刺激因子 |
| magnetically-activated cell sorting, MACS | 磁激活细胞分选法 |

（续表）

| mammalian target of rapamycin complex, mTOR | 哺乳动物雷帕霉素靶复合物 |
|---|---|
| matrix metalloproteinase, MMP | 基质金属蛋白酶 |
| mesenchymal stem cell, MSC | 间充质干细胞 |
| metabolic bone disease | 代谢性骨病 |
| methyl methacrylate, MMA | 甲基丙烯酸 |
| microfluidics chip | 微流控芯片 |
| micropipette aspiration technique | 微管吸吮技术 |
| mineralization nodule | 矿化结节 |
| minimum essential medium, MEM | 最低必需培养基 |
| mitogen-activated protein kinases, MAPK | 丝裂原活化蛋白激酶 |
| monocyte | 单核细胞 |
| monocyte chemotactic protein-1, MCP-1 | 单核细胞趋化蛋白-1 |
| morphology | 形态学 |
| murine long bone osteocyte, MLO-Y4 | 小鼠骨细胞系 |
| nuclear factor of activated T cell 1, NFATc1 | 激活 T 细胞核因子 c1 |
| osteoblast | 成骨细胞 |
| osteocalcin | 骨钙素 |
| osteoclast | 破骨细胞 |
| osteoclast activity assay substrate, OAAS | 破骨细胞活性分析板 |
| osteoclast differentiation factor, ODF | 破骨细胞分化因子 |
| osteoclast progenitor, OCP | 破骨细胞前体细胞 |
| osteoclastogenesis | 破骨细胞生成 |
| osteogenesis | 成骨分化 |
| osteogenesis imperfecta, OI | 成骨不全 |
| osteoporosis | 骨质疏松症 |
| osteoprotegerin, OPG | 护骨因子 |
| parathyroid hormone, PTH | 甲状旁腺素 |
| peripheral blood mononuclear cell, PBMC | 外周血单核细胞 |

（续表）

| | |
|---|---|
| peroxisome proliferator activated receptor－γ，PPAR－γ | 过氧化物酶体增殖物激活受体－γ |
| phosphate buffered saline, PBS | 磷酸盐缓冲液 |
| platelet derived growth factor, PDGF | 血小板衍生生长因子 |
| p-nitrophenyl phosphate disodium, PNPP | 对硝基苯磷酸二钠盐 |
| podosome | 足体 |
| proangiogenic factor | 促血管生成因子 |
| proliferation | 增殖 |
| promatrix staining | 基质前体染色 |
| propidium iodide, PI | 碘化丙啶 |
| prostaglandin, PG | 前列腺素 |
| protein kinase B, PKB or Akt | 蛋白激酶B |
| RANKL/RANK/OPG axis | RANKL/RANK/OPG信号轴 |
| RAW 264.7 cell | RAW 264.7 细胞 |
| reactive oxygen species, ROS | 活性氧簇 |
| real-time cell analysis | 实时细胞分析 |
| receptor activator of nuclear factor-κB, RANK | 核因子κB受体激活蛋白 |
| receptor activator of nuclear factor-κB ligand, RANKL | 核因子κB受体激活蛋白配体 |
| renal tubular epithelial cell | 肾小管上皮细胞 |
| resorption pit | 吸收陷窝 |
| rhodamine | 罗丹明 |
| ruffled border | 皱褶缘 |
| runt-related transcription factor 2, Runx2 | Runt相关转录因子2 |
| scanning electron microscopy, SEM | 扫描电镜 |
| sclerostin | 骨硬化蛋白 |
| selective estrogen receptor modulator, SERM | 选择性雌激素受体调节剂 |
| sintered dicalcium pyrophosphate, SDCP | 双膦酸盐类似物 |
| sphingosine kinase | 鞘氨醇激酶 |

（续表）

| | |
|---|---|
| sprague dawley, SD | SD大鼠 |
| superparamagnetic iron oxide particle, SPIO | 超顺磁性氧化铁颗粒 |
| suspending technique | 悬浮技术 |
| tartrate resistant acid adenosine triphosphatase, TrATP | 抗酒石酸酸性三磷酸腺苷酶 |
| tartrate-resistant acid phosphatase, TRAP | 抗酒石酸酸性磷酸酶 |
| tissue-specific transgenic mouse | 组织特异性转基因鼠 |
| tumor necrosis factor$-\alpha$, TNF$-\alpha$ | 肿瘤坏死因子$-\alpha$ |
| tonifying kidney and nourishing essence strategy | 补肾填精法 |
| tonifying kidney herb | 补肾中药 |
| transmission electron microscopy, TEM | 透射电镜 |
| tumor necrosis factor-associated factor 6, TRAF6 | 肿瘤坏死因子受体相关因子6 |
| vacuolar-type $H^+$-ATPase, V-ATPase | 空泡型质子泵 |
| vascular endothelial growth factor, VEGF | 血管内皮生长因子 |
| vesicular region | 小泡区 |
| vimentin | 波形蛋白 |
| vitamin D | 维生素D |
| whole genome sequencing | 全基因组测序 |
| Wnt/$\beta$-catenin | Wnt/$\beta$-联蛋白 |
| 3-(4,5-dimethylthiazol-2-yl)-2,5-diphenyl tetrazolium | 四甲基偶氮唑盐（MTT） |